国家自然科学基金项目资助（82074284）
国家中医药管理局青年岐黄学者项目资助

复方苦参抗肿瘤
精准网络药理学研究

颜正华◎名誉主编

吴嘉瑞◎主编

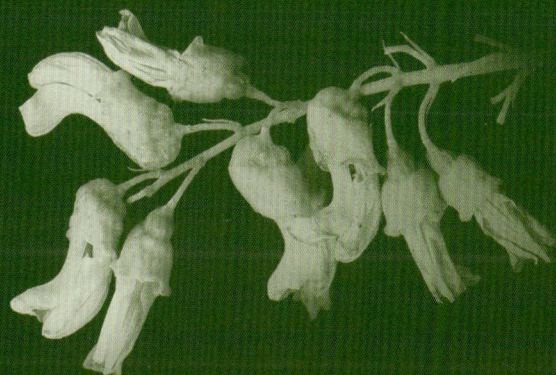

全国百佳图书出版单位
中国中医药出版社
·北 京·

图书在版编目（CIP）数据

复方苦参抗肿瘤精准网络药理学研究 / 吴嘉瑞主编 .
北京 : 中国中医药出版社 , 2024.11
ISBN 978-7-5132-9009-8

Ⅰ . R286.91

中国国家版本馆 CIP 数据核字第 202409Y10W 号

中国中医药出版社出版

北京经济技术开发区科创十三街 31 号院二区 8 号楼
邮政编码　100176
传真　010-64405721
廊坊市佳艺印务有限公司印刷
各地新华书店经销

开本 787×1092　1/16　印张 15.25　字数 323 千字
2024 年 11 月第 1 版　2024 年 11 月第 1 次印刷
书号　ISBN 978-7-5132-9009-8

定价　128.00 元
网址　www.cptcm.com

服 务 热 线　010-64405510
购 书 热 线　010-89535836
维 权 打 假　010-64405753

微信服务号　zgzyycbs
微商城网址　https://kdt.im/LIdUGr
官 方 微 博　http://e.weibo.com/cptcm
天猫旗舰店网址　https://zgzyycbs.tmall.com

如有印装质量问题请与本社出版部联系（010-64405510）

编委会

陈 序

在中西医结合的时代背景下，基于复杂生物网络理念的网络药理学技术应运而生并在中医药领域广泛应用。网络药理学融合了系统生物学、生物信息学、网络科学等学科，从系统层次和生物网络的整体角度，解析药物与人体之间的分子关联，揭示药物的多靶点、多层次、多尺度药理机制，是人工智能和大数据时代药物研究的新兴交叉学科。网络药理学契合了当下从还原论转为系统论的研究方法论革新，为在中医药复杂系统模式下阐明中药药理作用机制提供了重要技术手段，为推动中医药现代化提供了重要的理论与技术支撑。

北京中医药大学吴嘉瑞教授一直潜心从事基于大数据和人工智能的中成药临床评价与机制研究，特别在中成药网络药理学研究领域取得了显著成果。近年来，依托国家自然科学基金项目、国家中医药管理局青年岐黄学者项目、国家中医药管理局高水平重点学科项目，吴嘉瑞教授带领团队系统开展了复方苦参注射液干预胃癌、乳腺癌、鼻咽癌、肝癌、胰腺癌、食管癌的网络药理学、多组学和分子生物学实验研究，并总结凝练出以"三验证、两融合"为学术特色的中医药精准网络药理学研究模式。

本部《复方苦参抗肿瘤精准网络药理学研究》是吴嘉瑞教授在网络药理学领域高水平研究成果的集中呈现。本书的创新性主要体现在两个方面：一是理论与实践相结合。上篇阐述了网络药理学的概念、思路和方法，并论述了组学技术在中医药领域的应用和复方苦参注射液抗肿瘤的研究进展；下篇系统介绍了复方苦参注射液抗肿瘤精准网络药理学的研究实例，并呈现了单细胞测序等先进技术在中成药研究中的应用与实践。二是基础与临床并重。本书上篇综述了复方苦参注射液抗肿瘤的大量临床研究实例，全方位介绍了复方苦参注射液抗肿瘤的循证证据，并在下篇集中展示了复方苦参注射液抗肿瘤药理机制研究的最新前沿成果。

综上，本书是一部高水平学术著作。书稿付梓之际，我欣然赋序以表肯定与鼓励，希望本书为中医药网络药理学和抗肿瘤研究提供重要指导与参考，希望吴嘉瑞教授团队在中成药研究与评价领域取得新的优秀成果。

中国科学院院士 陈可冀

2024 年 8 月

周 序

伴随着人类基因组计划的实施与开展，"精准医学"理念逐渐兴起并推动了个体化医学的发展。所谓"精准医学"其本质是基因组医学（个体化医学），依据"精准医学"理念，可以通过基因诊断测试药物在不同患者身上的用药差异，可以了解药物的遗传学基础和治疗效果。中药是在中医药理论指导下认识和使用的药物，包括植物药、动物药、矿物药，其作用机制具有多成分、多靶点、多通路的特点。如何将"精准医学"理念与中医药临床实践相结合，进而应用于中药作用机制研究与新药发现是中医药"传承精华，守正创新"过程中需要回答的重要科学问题。

近年来，中医药网络药理学研究日渐兴起，其应用生物信息学、系统生物学和网络科学等技术对中药的化学成分、药理作用、靶点，以及其与疾病之间的关联进行系统研究，是"精准医学"理念与中医药研究结合的有益探索。北京中医药大学吴嘉瑞教授团队一直潜心从事中药网络药理学与多组学研究，取得了丰硕成果，并提出以"三验证、两融合"为学术特色的精准网络药理学研究模式。"三验证"，即成分验证、药效验证、机制验证；"两融合"，即多组学融合、多网络融合。精准网络药理学模式的提出为"精准医学"理念与中医药临床与基础研究的充分衔接与有机融合提供了示范，也为网络药理学研究提供了重要指导。

本部《复方苦参抗肿瘤精准网络药理学研究》是吴嘉瑞教授团队依托国家自然科学基金和国家中医药管理局青年岐黄学者项目所完成的重要学术成果。全书共分两篇、九章。上篇为理论篇，内容包括复方苦参注射液基本研究进展、网络药理学概念与方法、多组学技术在中医药中的应用等；下篇为实践篇，内容涵盖复方苦参注射液干预胃癌、乳腺癌、鼻咽癌、胰腺癌、肝癌、食管癌的网络药理学和生物学实验研究等内容。

《复方苦参抗肿瘤精准网络药理学研究》一书理论与实践并重，内容充实，架构合理，逻辑严密，学术特色突出，科技创新鲜明。书稿付梓之际，吴嘉瑞教授邀我作序，欣然赋之！希冀本书为精准医学与中医药的融合互通，为中医药网络药理学理论与实践的开拓创新，为中药抗肿瘤机制研究的深入探索做出贡献。

中国工程院院士 周宏灏
2024 年 8 月

唐　序

　　信息化在促进中医药传承创新中起重要支撑作用。大数据、人工智能等新一代信息技术迅速崛起，为中医药高质量发展营造了强大势能、创造了广阔空间。近年来，基于生物大数据与人工智能技术的中医药网络药理学研究日渐兴起并快速发展，为中医药现代化提供了更多新思路、新方法。中医药传统理论与网络药理学方法相结合，可以更好地解析中药的药效物质基础和作用机制，为深入揭示中药复杂机理提供了新的途径。

　　北京中医药大学吴嘉瑞教授长期从事中成药上市后的研究与评价，并开展了中药网络药理学研究，涉及 40 种中成药和 10 种经典方剂等。针对目前网络药理学在中药研究中运用面临的问题和未来的发展趋势，吴嘉瑞教授提出了"三验证、两融合"的研究模式，进一步突出了中药网络药理学的特点。

　　《复方苦参抗肿瘤精准网络药理学研究》一书依托国家自然科学基金项目和国家中医药管理局青年岐黄学者项目组织编写。全书计算与实验结合，理论与实践并重，基础与临床交融，在阐述复方苦参注射液抗肿瘤机制的同时，还解析了单细胞测序、ceRNA 网络分析、加权基因共表达网络分析等新技术和研究热点在中药研究中的应用。应该说是一部高水平、有特色的研究专著。希冀本书为中医药网络药理学研究的创新发展提供参考，望嘉瑞教授在中成药上市后研究与评价领域取得更多高水平成果。

2024 年 9 月

前　言

中医药理论博大精深，中医药临床实践源远流长。其中蕴含的深邃机理令人叹为观止，值得深入研究。近年来，网络药理学、生物信息学、多组学等新技术、新方法在中医药领域的应用日新月异，为中医药学"传承精华，守正创新"提供了重要路径。

笔者多年来一直潜心从事中药网络药理学与多组学研究，研究中涉及的中成药、中草药、中药单体40余种。近年来，依托国家自然科学基金项目、国家中医药管理局青年岐黄学者项目、国家中医药管理局高水平重点学科项目及企业横向合作项目，系统开展了复方苦参注射液干预胃癌、乳腺癌、鼻咽癌、肝癌、胰腺癌、食管癌的网络药理学、多组学和分子生物学实验研究。相关研究成果从分子网络和系统生物学层面探究了复方苦参注射液抗肿瘤的药效与机制，发表SCI论文20余篇（其中包括首篇中成药单细胞测序研究论文）。同时，根据多年网络药理学研究经验与体会，笔者总结凝练出以"三验证、两融合"为学术特色的中医药精准网络药理学研究模式。"三验证"，即成分验证、药效验证、机制验证；"两融合"，即多组学融合、多网络融合。在复方苦参注射液抗肿瘤机制研究中，笔者将单细胞测序、ceRNA网络、长链非编码RNA等先进研究方法和前沿研究热点融入核心研究内容，将计算预测和实验验证紧密结合，将药效评价与机制分析有机融通，充分体现了"精准网络药理学"研究模式的特色与优势。

本书分为上下两篇，共九章。上篇为理论篇，内容涉及复方苦参注射液基本研究进展、网络药理学概念与方法、转录组学、蛋白质组学和单细胞测序在中医药研究中的应用等；下篇为实践篇，内容涉及复方苦参注射液干预胃癌、乳腺癌、鼻咽癌、胰腺癌、肝癌、食管癌的网络药理学和生物学实验研究等内容。本书的特点主要有两个方面：一是本书系统全面阐述了复方苦参注射液抗肿瘤的分子机制，呈现了中成药抗肿瘤的高质量基础研究证据。二是本书从理论到实践深入阐述了网络药理学这一新兴方法的基本概念和中药抗肿瘤应用实例，并创新性地提出和诠释了"精准网络药理学"研究模式的特色与内涵。

　　《复方苦参抗肿瘤精准网络药理学研究》既是笔者多年来从事网络药理学和抗肿瘤研究重要成果的体现，也是笔者负责的中国民族医药学会大数据与人工智能分会和国家中医药发展与战略研究院大数据中心学科建设与科研协作的标志性成果。为推动中医药网络药理学和多组学研究的深入合作，2023 年笔者牵头成立了"中医药组学大数据研究联盟"。李衍达院士、陈润生院士为联盟首批"重点协作团队"授牌。本书亦是联盟协作完成的重要成果。

　　鞠躬致谢陈可冀院士、周宏灏院士、唐志书校长为本书作序。鞠躬致谢百岁国医大师颜正华教授担任本书名誉主编。特别感谢欧洲科学与艺术院院士、国家杰出青年科学基金获得者、清华大学李梢教授对本书编写给予的关心和指导。特别感谢长江学者范骁辉教授、长江学者梁琼麟教授、长江学者柴人杰教授在本书编写过程中的指导和参与。感谢编委会全体同仁的辛勤付出。

　　本书的编写受国家自然科学基金项目（82074284）和国家中医药管理局青年岐黄学者项目资助，在此向项目支持单位和项目全体参研成员致谢。

　　希冀本书为中医药网络药理学和中药抗肿瘤研究的深化拓展提供借鉴与参考。敬请各位专家同道斧正。

国家青年岐黄学者　吴嘉瑞

2024 年仲夏于北京

目　录

上篇

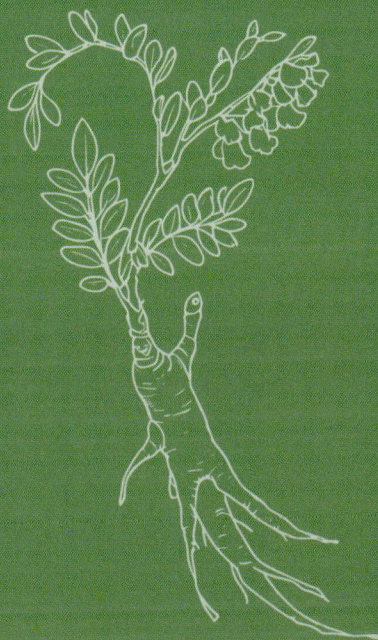

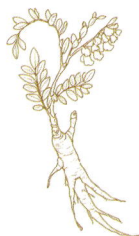

第一章
复方苦参注射液
抗肿瘤研究进展

　　复方苦参注射液又名岩舒注射液，是由苦参、白土苓制备而成的抗肿瘤类中药注射剂，具有清热利湿、凉血解毒、散结止痛之功效，是国家医保乙类药品。其组方药物包括苦参和白土苓。苦参为豆科槐属植物苦参（Sophora flavescens Ait.）的干燥根，主要含有生物碱和黄酮类化合物。白土苓为百合科肖菝葜属肖菝葜（Heterosmilacis japonica Kunth）、短柱肖菝葜（H. yunnanensis Gapnep）和华肖菝葜（H. chinensis Wang）的干燥块茎，主要含有大泽明素、苏铁素、大泽米苷、反式桂皮酸及黄酮类化合物。

　　复方苦参注射液具有抗肿瘤、镇痛等作用，常与化疗药物联合用于治疗胃癌、食管癌、乳腺癌、肺癌、直肠癌等，具有减少化疗药物不良反应、缓解癌痛、调节免疫状态、提高患者生存质量的作用。本章将系统论述复方苦参注射液在肿瘤治疗中的研究进展。

第一节　复方苦参注射液治疗胃癌的研究进展

　　胃癌是全球范围内发病率较高的恶性肿瘤，我国胃癌的发病率和致死率均高于世界水平。因胃癌早期症状与非肿瘤胃部疾病的症状难以辨别，常被患者忽视，使得胃癌的早期诊出率低，临床发现时多为进展期，甚至晚期。既往的临床与基础研究文献显示，复方苦参注射液在临床上联合化疗治疗胃癌，可以提高疗效，降低化疗药物的不良反应，是在胃癌治疗中应用较多的中药注射剂之一。

一、复方苦参注射液治疗胃癌的临床研究

1. 提高疗效和患者生存质量

FOLFOX 是临床治疗胃癌的前沿方案，根据其用药量的不同可以分成 FOLFOX4、FOLFOX6 等多种方案。多数研究表明，复方苦参注射液联合 FOLFOX4 方案可以提高化疗方案的有效性，并且在减低不良反应、提高患者生存质量方面具有显著疗效。在对复方苦参注射液的相关系统性研究中，与仅使用 FOLFOX6 的化疗组比较，联合复方苦参注射液的治疗组的总有效率提高了 10%。有学者对复方苦参注射液联合 FOLFOX 的近期疗效进行观察并对血清肿瘤标志物 CA19-9、CA72-4 和 CEA 进行测定。结果显示，与对照组比较，联合复方苦参注射液组的近期疗效有所提高且 3 种肿瘤标志物的数值均明显下降。此外，复方苦参注射液与 FOLFIRI（5-FU+ 亚叶酸钙 + 伊立替康）、SOX（替吉奥 + 奥沙利铂）、DCF（多西他赛 + 顺铂 +5-FU）、卡培他滨、POF（紫杉醇 + 奥沙利铂 + 亚叶酸钙 +5-FU）等多种化疗方案联合应用治疗胃癌的临床观察亦有文献报道，结果表明化疗联合复方苦参注射液治疗胃癌有增强疗效、提高患者生存质量的作用。有学者对患者食欲、睡眠、一般活动、体质量等进行生存质量评价，判断复方苦参注射液在胃癌术后化疗中的治疗效果，结果表明复方苦参注射液对于胃癌术后患者具有抗肿瘤、保护肝功能及提高患者生存质量的作用。

2. 治疗恶性腹腔积液

恶性腹水是胃癌晚期患者一种较为严重的并发症，可使其生存质量下降、生存期缩短。有学者对复方苦参注射液联合化疗治疗恶性腹腔积液的临床研究进行 Meta 分析，评价两者联合应用对于恶性腹水患者治疗的安全性和有效性，结果显示联合用药优于单独化疗。另有学者对复方苦参注射液联合紫杉醇脂质体治疗胃癌伴恶性腹水进行临床试验研究，结果显示复方苦参注射液联合组（总有效率 78.13%）与紫杉醇脂质体组（总有效率 54.53%）比较总有效率具有统计学差异，生存质量评分组间比较亦具有统计学差异。

3. 保护患者免疫系统

有研究采用复方苦参注射液联合 LFP+HCPT 化疗方案治疗晚期胃癌，运用流式细胞仪测定 T 细胞亚群的数量，结果显示联合复方苦参注射液治疗组的 CD3$^+$、CD4$^+$ 及 CD4$^+$/CD8$^+$ 值治疗后比治疗前及仅化疗治疗后均显著增高，而 CD8$^+$ 值下降，差异均有统计学意义。有学者通过对某医院 92 例进展期胃癌患者进行回顾性分析，发现复方苦

参注射液作为 SOX（替吉奥＋奥沙利铂）化疗方案的辅助治疗方式，不但可以提高其临床有效性，而且可以强化 T 淋巴细胞的免疫功能并降低不良反应的发生率。有学者研究发现，复方苦参注射液联用 FOLFOX 化疗组与单独化疗组比较可显著改善免疫相关指标。有学者进一步对 CD4$^+$ 的 Th1 与 Th2 亚群、CD8$^+$ 的 Tc1 与 Tc2 亚群进行分析，并采用 ELISA 法对细胞因子 TNF-α、INF-γ、IL-4、IL-10 进行测定，结果显示复方苦参注射液联用化疗组可以改善以上免疫指标水平并矫正细胞因子，这也证实了复方苦参注射液可以提高胃癌患者的免疫能力。有学者研究发现，复方苦参注射液治疗组胃癌患者术后 NK 细胞数量上升，同时白细胞下降减缓。有学者同样发现，复方苦参注射液可以通过激活 NK 细胞和阻止免疫指标下降趋势从而保护胃癌患者的免疫系统，提高其免疫能力。

4. 缓解癌痛

有学者针对胃癌终末期患者开展的随机对照试验发现，复方苦参注射液联合奥施康定给药在一个治疗周期内的疼痛缓解率高于奥施康定单独给药 10%。此外，复方苦参注射液还可以舒缓奥施康定的不良反应，如恶心呕吐、便秘及头晕乏力等。有学者采用复方苦参注射液穴位注射联合奥施康定治疗胃癌，并在中脘、胃俞穴进行刺血拔罐，与仅采用奥施康定治疗组比较，两者联合使用可有效改善患者的疼痛症状并提高其生存质量。有学者在对老年晚期胃癌患者疼痛研究中发现，复方苦参注射液联合常规止痛药物较常规止痛药组缓解疼痛效果更优，且能减少不良反应的发生。

5. 减轻化疗不良反应

化疗药物常常会引起恶心呕吐、脱发、骨髓抑制、便秘，甚至严重过敏等不良反应。有学者研究发现，复方苦参注射液联合 5-FU 治疗组可以减少患者脱发、恶心呕吐和便秘等不良反应的发生。有学者对复方苦参注射液联合 FOLFOX6 方案进行随机临床对照试验分析，研究结果显示，联合使用复方苦参注射液对外周血象和外周神经毒性等不良反应均有不同程度的改善。有学者使用复方苦参注射液联合替吉奥对年龄大于 70 岁的晚期胃癌患者进行安全性分析，发现联合组患者的乏力症状、肝功损伤发生率均显著低于对照组。

二、复方苦参注射液治疗胃癌的作用机制研究

1. 抑制肿瘤组织血管生成

多项实验证实，复方苦参注射液及其主要成分具有抑制肿瘤组织血管生成的作用。

血管内皮生长因子（VEGF）的异常表达在胃癌组织样本中极为普遍，它是一种高度特异的促血管内皮细胞生长因子，参与癌症等多种血管生成依赖性疾病的发病及进展，因此 VEGF 与胃癌的进展恶化情况紧密相关。有学者应用复方苦参注射液联合目前胃癌化疗的一线药物 5- 氟尿嘧啶（5-FU）治疗 21 天，然后通过免疫组化方法对肿瘤组织微血管密度进行检测分析，结果发现复方苦参注射液具有降低裸鼠移植瘤肿瘤组织微血管密度的作用，并且联合小剂量 5-FU 具有更明显的抑制作用。该研究者为了进一步探索复方苦参注射液联合给药组的抗肿瘤血管生成作用，同时对肿瘤组织中的相关基因表达进行检测，结果发现复方苦参注射液联合 5-FU 可以下调 VEGF、趋化因子 SDF-1 及其受体 CXCR4 的表达。有学者发现，高于 1mg/mL 浓度的氧化苦参碱对人胃癌细胞（SGC-7901）给药后，对胃癌细胞的增殖和 VEGF 的表达都有显著的抑制效果，且随着浓度的升高 VEGF 的表达呈现梯度递减，这提示 VEGF 可能是复方苦参注射液抑制胃癌血管生成的重要作用靶点。

2. 抑制肿瘤细胞增殖，促进肿瘤细胞凋亡

有学者研究发现，复方苦参注射液在体外可以遏制人胃癌细胞的增殖，降低 BCL-2 基因的表达，同时上调 BAX 基因的表达，并且促进 Caspase-3 酶原蛋白 Pro-Caspase-3 的活化，表明复方苦参注射液可以促进胃癌细胞的凋亡。有学者应用免疫组化法探究复方苦参注射液诱导胃癌细胞 SGC-7901 凋亡的相关机制，结果发现复方苦参注射液可以诱导胃癌细胞凋亡，上调 BAK 和 Caspase-3 的表达。有学者的研究显示，复方苦参注射液可能通过抑制 AKT 的磷酸化，阻断 PI3K/AKT 通路，抑制 NF-κB 进入细胞核，使得细胞周期处于停滞期，从而抑制细胞增殖。有学者采用四甲基偶氮唑盐法、透射电镜、流式细胞术、分光光度法观察复方苦参注射液对胃癌细胞系 SGC-7901 细胞的生长抑制、超微结构变化、凋亡情况，以及 Fas、FasL 蛋白的表达及 Caspase-3 活性的变化，结果显示复方苦参注射液可以激活 Fas、FasL 蛋白的表达进而上调 Caspase-3 酶活性，从而达到促进细胞凋亡的目的。

3. 抑制肿瘤细胞的侵袭和迁移

侵袭及迁移是恶性肿瘤的主要特征之一。癌细胞的侵袭和迁移给患者的生存带来极大的威胁。有学者应用包括 Transwell 细胞趋化运动等多个实验证实，复方苦参注射液在低浓度和高浓度状态下均可以明显减弱胃癌细胞的增殖、黏附和侵袭能力，且其抑制作用与浓度剂量呈正相关，因此推测其机制可能与减弱黏附分子 CD44v6 蛋白的表达有关。复方苦参注射液的主要成分苦参碱、槐定碱亦可在一定程度上抑制胃癌细胞的迁移和侵袭。有学者发现，苦参碱可以通过失活 PI3K-AKT-uPA 通路从而显著抑制胃癌细

胞的平均迁移速度。有学者发现，苦参碱可以导致血管扩张刺激磷蛋白（VASP）的二级结构发生明显变化，从而抑制胃癌细胞的迁移和黏附。有学者发现，槐定碱可以通过抑制双链 DNA 断裂修复从而导致细胞周期停滞，抑制其增殖和集落形成，增强雌激素相关受体 γ（ESRRG）的表达，促进 β-catenin 降解，从而减弱细胞迁移和侵袭。

第二节　复方苦参注射液治疗食管癌的研究进展

食管癌是我国发病率较高的消化道恶性肿瘤之一。复方苦参注射液是临床常用的食管癌治疗的中药注射剂之一。笔者前期开展的系统评价和网状 Meta 分析研究显示，复方苦参注射液无论联合化疗或放疗均为治疗食管癌的最佳中药注射剂品种之一。换言之，食管癌是复方苦参注射液的潜在优势治疗肿瘤类型。

一、复方苦参注射液治疗食管癌的临床研究

1. 复方苦参注射液联合化疗方案治疗食管癌

复方苦参注射液联合化疗方案使用具有增效减毒的特点，既可提升治疗效果，又能减少不良反应的发生。有学者对复方苦参注射液联合 TCF 化疗方案进行随机对照试验研究，结果显示与仅采用化疗方案的对照组比较，复方苦参注射液联合化疗组的总有效率为 77.4%，明显高于对照组的 31%；且与对照组比较，患者的生存质量改善率提高，不良反应发生率降低。有学者将 78 例患者随机分为两组进行复方苦参注射液联合化疗方案的疗效评价研究，在食管癌患者治疗 2 周期后对治疗效果进行统计分析，结果显示复方苦参注射液联用组的临床总有效率远高于对照组，卡氏行为状态（KPS 评分）改善率约为对照组的 2 倍，同时部分不良反应发生率与单独使用化疗方案比较亦有所改善。有学者发现，复方苦参注射液联合 DF 化疗方案或 PF 化疗方案与单独采用化疗方案比较都可以有效提高治疗的总有效率，提高患者 KPS 评分，改善患者生存质量，减少恶心呕吐等不良反应的发生。

2. 复方苦参注射液联合放疗方案治疗食管癌

研究表明，复方苦参注射液联合放疗方案治疗食管癌可起到增效减毒的作用，具有较好的临床价值。有学者对于复方苦参注射液联合放疗治疗食管癌进行了疗效评价，结果显示联合组和单放组的完全缓解（CR）率分别为 57.8% 和 41.8%，且单放组的放射性肺炎发生率较联合组高。此外，联合组的 CD4$^+$/CD8$^+$ 上升，而在对照组其比值下降，

表明复方苦参注射液可以扭转食管癌患者在接受放疗后被破坏的免疫环境，以及挽回食管癌患者受损的免疫能力。有学者对复方苦参注射液联合放疗干预 70 岁以上的老年食管癌患者的疗效进行了研究，结果显示复方苦参注射液联合组在近期疗效（治疗 1 个月）方面的有效率超过 80%，但对照组仅有 60% 左右；联合组远期疗效（1、2、3 年生存率）优于对照组，且急性放射性食管炎等不良反应的发生率也明显减少。有学者以局部伽马刀放疗为对照组，以复方苦参注射液联合放疗为治疗组进行随机对照试验研究，结果显示联合治疗组的临床总有效率约为 97%。此外，复方苦参注射液联合伽马刀治疗食管癌可明显减弱患者因放疗所致的不良反应的发生率，增强患者对放疗的耐受性。有学者在复方苦参注射液联合放疗治疗食管癌的临床研究中发现，联合治疗组在改善急性放射反应方面疗效显著。在联合治疗组中，放射性食管炎和气管炎分别出现 6 例和 8 例，而对照组分别出现了 13 例和 15 例，这表明复方苦参注射液对于遏制放疗所引起的不良反应有一定效果。另外，有学者观察到，放疗联合复方苦参注射液治疗食管癌时可降低骨髓抑制及胃肠道反应的发生率，改善患者的免疫功能和生存质量，进而提高食管癌患者对放疗的接受程度。

3. 复方苦参注射液联合同步放化疗方案治疗食管癌

有学者对复方苦参注射液联合紫杉醇方案治疗食管癌进行疗效评价，显示其近期有效率为 74.4%，无病例因不良反应而死亡，这提示复方苦参注射液联合紫杉醇有一定的临床疗效。另有学者探讨了复方苦参注射液联合同步紫杉醇方案与放疗的临床效果，结果显示联合治疗组的近期疗效显著提高，且联合组可以减少放疗导致的放射性食管炎、胃肠道反应和白细胞减少等多种不良反应，同时发现复方苦参注射液联合给药可使食管癌患者的免疫功能有所恢复。有学者对于复方苦参注射液联合 PF 化疗方案同步放疗治疗食管癌进行疗效评价，结果显示联用组的有效率高达 70%，而对照组仅约为 40%，且联用复方苦参注射液在提升白细胞数量及保护肝肾功能方面也具有显著效果。

二、复方苦参注射液治疗食管癌的作用机制研究

1. 抑制癌细胞增殖，诱导癌细胞凋亡

苦参碱是复方苦参注射液的重要成分，其相关生物活性已被多项实验证实。有学者对苦参碱抗食管癌活性和作用机制进行了研究，发现苦参碱可以通过增加细胞内活性氧的水平并触发线粒体膜电位破坏，抑制食管癌细胞 KYSE-150 增殖并以剂量依赖关系介导细胞凋亡。同时，形态学分析表明，苦参碱可以破坏细胞核结构，诱导癌细胞形态损伤。有学者发现，苦参碱以剂量依赖性方式显著降低食管癌细胞活力，使细胞周期

停滞在 $G_0 \sim G_1$ 阶段，从而抑制食管癌细胞增殖。苦参碱还可以通过影响 BCL-2、BID 和 Caspase-9 凋亡相关蛋白的表达，从而诱导食管癌细胞的凋亡。有研究报道，氧化苦参碱可促进食管癌细胞 Eca-109 的凋亡，其中低剂量、中剂量、高剂量诱导的细胞凋亡率分别为 $2.74 \pm 0.29\%$、$9.32 \pm 0.18\%$ 和 $12.98 \pm 0.54\%$；与空白对照组和阳性对照组比较，氧化苦参碱组可以有效地呈剂量依赖性促进胃癌细胞的凋亡。

2. 改善细胞免疫功能

近年来，放化疗成为治疗食管癌的主要手段，但放化疗等疗法对于食管癌患者造成的不良反应较为显著，如导致患者免疫功能下降等，因此寻找安全有效的治疗方法尤为重要。有学者对 39 家三甲医院的复方苦参注射液治疗食管癌用药情况和患者信息进行了调研分析，发现复方苦参注射液与免疫调节类药物联用十分普遍。有学者对仅接受放化疗的对照组和复方苦参注射液联用的治疗组进行随机对照临床试验研究，发现联用复方苦参注射液可以明显降低患者血清肿瘤标志物水平，同时又可以增加 $CD4^+/CD8^+$ 水平，提高患者免疫微环境的稳定性。由此可知，复方苦参注射液可以增强食管癌患者的免疫功能，并对于肿瘤起到免疫监视作用。

第三节　复方苦参注射液治疗乳腺癌的研究进展

近年来，复方苦参注射液在乳腺癌治疗中作用备受关注，并已广泛用于乳腺癌及乳腺癌术后的辅助治疗、晚期乳腺癌的姑息治疗和乳腺癌术后复发转移的补救治疗等方面。复方苦参注射液在强化化疗药物治疗乳腺癌效果的同时，又可以减轻化疗药物的不良反应，改善患者生存质量，提高免疫功能。

一、复方苦参注射液治疗乳腺癌的临床研究

1. 提高疗效和患者生存质量

临床研究证明，乳腺癌患者术后化疗联合复方苦参注射液的临床疗效显著高于对照组，差异有统计学意义；新辅助化疗联合复方苦参注射液的临床疗效也显著高于对照组，差异有统计学意义。复方苦参注射液联合化疗还能显著提高乳腺癌患者的远期疗效。有学者研究发现，乳腺癌患者采用复方苦参注射液联合 ET 化疗方案的无进展生存期和总生存期显著高于单纯化疗组，两组比较差异有统计学意义。复方苦参注射液联合 TAC 方案新辅助化疗的 2 年生存率和 3 年生存率均显著高于对照组。复方苦参注射液

联合 ET 化疗方案治疗初治晚期乳腺癌患者的 1 年复发率较单纯化疗组低，差异有统计学意义。这提示复方苦参注射液与多种化疗方案的联用可提高患者的临床疗效，增加患者的生存率。

复方苦参注射液能改善患者的精神、食欲、睡眠等生活状况，尤其对晚期癌症患者提高生存质量和改善临床症状有积极意义。有学者研究发现，复方苦参注射液联合新辅助化疗的乳腺癌患者，其治疗后的生存质量评分优于治疗前，并且其躯体疼痛、社会功能、活力及总体健康 4 项指标得分均高于治疗前，且各项得分均明显高于对照组，差异有统计学意义。复方苦参注射液联合 AC → T 化疗方案治疗的乳腺癌患者，其情绪、行走能力、正常工作、睡眠和社会交往 5 项生活质量评分均优于治疗前和单纯化疗组。复方苦参注射液治疗乳腺癌的多项临床研究表明，其能够显著提高患者的 KPS 评分、生活质量核心量表（QLQ–C30）评分和 ECOG 评分，改善患者生存质量。

一项纳入 18 项随机对照研究、共 1419 个病例的复方苦参注射液联合化疗治疗乳腺癌术后的疗效及安全性的 Meta 分析显示，对于乳腺癌术后患者，化疗期间使用复方苦参注射液虽对改善肿瘤大小的疗效不明显，但可提高其外周血 $CD4^+$、$CD8^+$ 值，从而提高机体免疫力；此外，还可以改善患者体力状况，提高患者生活质量，升高白细胞、血小板计数，减少恶心呕吐及口腔黏膜炎的发生率，改善肝功能。一项复方苦参注射液联合化疗治疗晚期乳腺癌的 Meta 分析显示，复方苦参注射液可以在一定程度上提高近期有效率，改善患者生存质量，降低白细胞减少和恶心呕吐的发生率。有研究表明，在复方苦参注射液的辅助治疗作用下，每千名患者中肿瘤反应改善的患者数量比单纯化疗的患者多近 140 名；同时，复方苦参注射液联合化疗组每千名患者中 KPS 评分改善的患者比化疗组多 200 名。有学者进行了中药注射液与环磷酰胺 +5- 氟尿嘧啶联合治疗乳腺癌的网状 Meta 分析，该研究共纳入 26 项随机对照研究，涉及 1884 例患者，共 6 种中药注射液，分析结果显示复方苦参注射液联合环磷酰胺 +5- 氟尿嘧啶的方案在提高患者临床有效率和表现状态方面优于其他方案。

乳腺癌患者在放疗期间，由于高能 X 射线对周围正常皮肤的刺激易出现放射性皮肤损伤，还会对人体正常细胞产生影响，从而降低患者免疫力。研究证实，复方苦参注射液联合放疗治疗乳腺癌保乳术后能够减少患者放射性皮炎、骨髓抑制等不良反应的发生率，降低血清肿瘤标志物 CA125、CA153 及 CA724 的水平，改善患者血清 $CD3^+$、$CD4^+$、$CD8^+$、$CD4^+/CD8^+$ 及 NK 细胞水平，显著提高患者 KPS 评分。

2. 保护患者机体免疫系统

IL-4、IL-10 共同参与了 T 淋巴细胞的增殖，而 T 淋巴细胞是杀伤肿瘤细胞的重要靶细胞。有学者发现，复方苦参注射液联合化疗可提高乳腺癌患者的 IL-4、IL-10

水平，说明复方苦参注射液能间接提高化疗药物的抗肿瘤能力。同时，研究中治疗组 $CD4^+$、$CD8^+$ 值显著升高，对照组则下降，治疗组 IgG、IgA、IgM 低于对照组，说明化疗对免疫功能的损伤较大，而复方苦参注射液能起到增强机体免疫功能的作用。此外，应用复方苦参注射液联合化疗的乳腺癌患者的 $CD3^+$、CD69、IL-2、IL-6、NK 细胞等各项指标水平均较治疗前有显著改善，且与单纯化疗组比较，差异有统计学意义。上述结果提示，复方苦参注射液能够增强以细胞免疫为主的抗肿瘤免疫反应，对防止乳腺癌复发、转移，提高患者长期生存率等有重要意义。大量临床研究结果显示，复方苦参注射液能够促进 T 淋巴细胞的转化，改善 $CD4^+/CD8^+$ 的比例失调，改善患者的免疫功能，进而提高患者对化疗的耐受能力。

3. 减少不良反应

大量临床研究结果表明，复方苦参注射液能够有效减少乳腺癌患者的化疗不良反应，改善患者的预后和生存率。有学者采用复方苦参注射液联合化疗治疗乳腺癌，与单纯化疗比较，得出复方苦参注射液能够显著降低化疗导致的白细胞和血小板的减少、血肌酐和谷丙转氨酶升高及血尿素氮含量异常等不良反应的发生。这提示复方苦参注射液在化疗期间的应用，能够有效保护造血系统，减少骨髓抑制，同时对肝脏功能也有一定保护作用。有学者发现，乳腺癌患者术后化疗联合复方苦参注射液可以有效减少恶心呕吐、口腔黏膜炎、肝损伤、肾损伤的发生率，表明复方苦参注射液可以有效缓解术后化疗患者的不良反应，提高其对化疗的耐受能力。研究发现，复方苦参注射液联合拉帕替尼治疗 HER2 阳性晚期乳腺癌患者具有较佳的临床疗效，可降低广谱肿瘤标志物（CEA、CA153、CA125）及乳腺癌特异性肿瘤标志物（TK1 和 IGF-1）的表达，减少不良反应的发生，其作用机制可能与改善机体细胞免疫有关。复方苦参注射液联合环磷酰胺 +5- 氟尿嘧啶化疗方案治疗乳腺癌，对中度肝肾功能损伤有较好的改善作用。聚类分析结果显示，与其他中药注射液比较，使用环磷酰胺 +5- 氟尿嘧啶化疗联合复方苦参注射液治疗乳腺癌，在改善临床治愈率方面具有一定优势。一项纳入 30 篇随机对照研究，涉及 2556 个病例的复方苦参注射液辅助治疗乳腺癌临床疗效及安全性的 Meta 分析显示，复方苦参注射液对肝肾功能具有保护作用。

5. 对血清肿瘤标志物的影响

血清肿瘤标志物 CEA、CA125 和 CA153 的浓度可反应乳腺癌的发生发展过程，对临床诊断乳腺癌的发生发展过程具有重要作用。三项肿瘤标志物水平的高低反映了肿瘤病变性质及动态变化。三项联合检测可准确提高乳腺癌患者血清生化诊断的敏感度。有研究表明，复方苦参注射液联合 AC → T 方案应用在乳腺癌的辅助化疗中，可使患者血清肿瘤标志物 CEA、CA125、CA153 的水平明显降低，这提示复方苦参注射液可一定程度抑制肿瘤标志物的分泌与合成，也进一步证明了复方苦参注射液的抗乳腺癌作用。

二、复方苦参注射液治疗乳腺癌的作用机制研究

1. 抑制肿瘤细胞增殖，促进肿瘤细胞凋亡

研究表明复方苦参注射液能够改变雌激素受体（ER）、乳腺癌细胞（MCF-7）和三阴性乳腺癌细胞（MDA-MB-231）的细胞周期进程并诱导细胞凋亡。也有学者评价了复方苦参注射液对 8 种不同肿瘤细胞（MDA-MB-231、HT-29、SW-480、DLD-1、U87-MG、U251-MG、HEK-293 和 HFF 细胞）的作用，结果显示复方苦参注射液可以促进 MDA-MB-231 细胞凋亡。

有学者整合了应用基因差异表达分析、通路过表达分析和重建基因共表达网络等一系列转录组学分析方法以揭示复方苦参注射液的抗肿瘤分子机制。该研究发现复方苦参注射液能够呈剂量依赖性抑制 MCF-7 的增殖并诱导其凋亡，还可以改变多种癌症相关基因和 lncRNA 的表达；同时，p53 非依赖性机制也可能是复方苦参注射液抗乳腺癌的作用机制。复方苦参注射液还可以抑制人乳腺癌细胞系 MDA-MB-231 的 NADPH 的合成从而影响能量代谢。有学者研究显示，复方苦参注射液还可以通过改变 G_1 期、S 期和 G_2、M 期细胞的比例来影响细胞周期从而发挥抗肿瘤作用。同时，复方苦参注射液不仅能诱导 DNA 双链断裂，还可能抑制 DNA 修复。有学者观察复方苦参注射液诱导 MCF-7 细胞基因表达变化时发现，许多参与细胞生长或被用作致癌生物标志物的基因如 CCND1 明显下调。基于网络药理学和分子对接验证的复方苦参注射液干预乳腺癌机制的生物信息学研究表明，HSD11B1、DPP4、MMP9、CDK1、MMP2、PTGS2、CA14 等可能是复方苦参注射液治疗乳腺癌的关键靶点，这些靶点参与了调节细胞周期、细胞增殖、炎症诱导和其他相关蛋白合成。

2. 抑制肿瘤细胞的迁移、侵袭和血管生成

有学者通过划痕实验及 Transwell 细胞侵袭实验验证了复方苦参注射液对包括乳腺癌细胞在内的 8 种不同肿瘤细胞迁移、侵袭能力变化的影响，结果显示复方苦参注射液可降低 8 种肿瘤细胞的运动能力。活细胞成像证实，复方苦参注射液对三阴性乳腺癌细胞 MDA-MB-231 和结肠癌细胞 HT-29 迁移的抑制效果最为突出，同时复方苦参注射液可显著抑制细胞通过细胞外基质的能力。转录组学分析显示，复方苦参注射液干预后细胞的肌动蛋白细胞骨架和黏着斑蛋白基因下调，这与观察到的细胞迁移抑制现象相一致。基质金属蛋白酶（MMP）在乳腺癌中的表达上调可促进癌细胞的侵袭和迁移。复

方苦参注射液的主要成分苦参碱可抑制高转移性人乳腺癌 MDA-MB-231 细胞中 MMP9 和 MMP2 的激活，降低 MMP9 和 MMP2 的 mRNA 表达水平，从而抑制肿瘤细胞侵袭。

3. 其他机制

肿瘤干细胞（CSC）在肿瘤的发生、复发和转移中起着重要作用。研究表明，复方苦参注射液可以通过下调经典 Wnt/β-catenin 信号通路来抑制人乳腺癌干细胞生长。侧群细胞被称为癌症干细胞样细胞，是癌症治疗的新靶点。有学者研究表明，复方苦参注射液在体内外通过下调 Wnt/β-catenin 信号通路来抑制 MCF-7 侧群细胞，提示复方苦参注射液可能成为一种新的靶向肿瘤干细胞药物。此外，有研究发现，复方苦参注射液能够克服人乳腺癌 MCF-7 细胞的多药耐药性，其机制是降低 P-糖蛋白的表达。鉴于目前抗乳腺癌内分泌治疗药物也出现了明显的耐药性，因此复方苦参注射液联合内分泌治疗药物治疗乳腺癌的作用与分子机制值得进一步探讨。

第四节　复方苦参注射液治疗其他肿瘤的研究进展

除前述胃癌、食管癌、乳腺癌外，复方苦参注射液在临床中还广泛用于多种肿瘤的治疗。本节内容主要介绍复方苦参注射液在治疗肺癌、肝癌、结肠癌、胰腺癌、鼻咽癌中的研究和应用进展。

一、复方苦参注射液在肺癌治疗中的应用

有学者对复方苦参注射液辅助化疗治疗肺癌的有效性进行了系统评价，得出与单纯化疗比较，复方苦参注射液辅助化疗治疗肺癌的近期疗效更好，患者生存质量也有显著提高，且复方苦参注射液可有效改善化疗产生的消化道反应、血液毒性、神经毒性等不良反应。有学者对 120 例非小细胞肺癌患者进行随机分组，观察组为复方苦参注射液联合 GP（吉西他滨＋顺铂）化疗方案，对照组仅采用 GP 化疗方案，结果发现观察组的临床疗效优于对照组，且差异有统计学意义。有学者对 68 例晚期非小细胞肺癌患者进行随机分组，观察组为复方苦参注射液联合 NP（长春瑞滨＋顺铂）化疗方案，对照组仅采用 NP 化疗方案，结果发现虽然观察组与对照组近期疗效无明显差异，但复方苦参注射液联合 NP 化疗方案可使患者的临床症状明显改善，说明复方苦参注射液联合 NP 化疗方案具有一定的应用价值。有学者发现，在 NP 化疗方案基础上联合复方苦参注射液雾化吸入，患者的近期和远期治疗有效率、生存时间、治疗后 KPS 评分均优于仅用

NP 化疗组（$P < 0.05$），同时其白细胞减少、周围神经毒性反应、恶心呕吐等不良反应的发生率也有所降低。有学者对 100 例晚期肺癌患者进行随机分组，两组均采用 TP（紫杉醇＋顺铂）化疗方案，观察组在化疗的基础上联用复方苦参注射液，结果发现复方苦参注射液联用 TP 化疗方案在缓解患者疼痛，提高患者生存质量，缓解腹泻、血小板降低等不良反应，提高患者生存率方面具有相对优势。

此外，复方苦参注射液联用（吉西他滨＋顺铂）化疗方案也可以提高非小细胞肺癌患者的总有效率，改善其生存质量，缓解肝功能异常。有学者研究表明，复方苦参注射液联合吉非替尼可以降低患者 D- 二聚体、纤维蛋白降解产物（FDP）和血小板聚集功能（PAg）水平和血流动力学指标水平，从而改善非小细胞肺腺癌患者的高凝状态。在化疗基础上联用复方苦参注射液可有效调节肺癌患者 T 细胞亚群，提高 TGF–β1、TNF–α、IL–6 的表达水平，增强患者免疫功能。有学者研究表明，复方苦参注射液联合放疗可以提高非小细胞肺癌患者的总有效率，降低放射性肺损伤与骨髓抑制的发生率，提高患者 CD4$^+$/CD8$^+$ 水平，改善患者免疫功能。

有研究显示，复方苦参注射液干预肺癌的机制可能包括：①复方苦参注射液能阻滞肺癌 Lewis 细胞周期，显著抑制细胞增殖，诱导细胞凋亡。②复方苦参注射液可以通过抑制 TGF–β/Smads 和 Wnt/β–catenin 信号通路中与上皮 – 间质转化相关的蛋白质与 mRNA 的表达，防治放射性肺损伤。

二、复方苦参注射液在肝癌治疗中的应用

有学者对复方苦参注射液联合肝动脉插管化疗栓塞术（TACE）治疗肝癌进行了 Meta 分析研究，结果表明与单用 TACE 比较，复方苦参注射液联合 TACE 治疗肝癌可明显改善肿瘤反应和患者的生存质量，显著提高患者 1 年生存率。有学者对复方苦参注射液联合 TACE 治疗不可切除肝癌的疗效和安全性进行评价，发现与单独的 TACE 治疗比较，复方苦参注射液联合 TACE 治疗不可切除肝癌可明显改善肿瘤反应，提高 KPS 评分和肝功能分级，显著提高了患者 1 年和 2 年的生存率，减少了不良反应的发生。有学者研究揭示复方苦参注射液联合 TACE 对于晚期肝癌患者的治疗具有明显的优势，联合治疗可以提高 KPS 评分、肝功能分级评分和总生存率，改善患者的免疫功能和肝功能，减少恶心呕吐、发热、肝痛、白细胞减少、转氨酶和胆红素升高等不良反应。另有研究表明，对于 TACE 后破裂出血的患者，联用复方苦参注射液可以提高临床疗效，缓解患者疼痛程度并提高生存质量，降低骨髓抑制和肝功能不全等不良反应的发生率。对于肝癌并发血性腹水患者，复方苦参注射液联用 TACE 可以降低患者骨髓抑制、恶心呕吐等不良反应的发生率。

有学者通过检测蛋白表达，发现复方苦参注射液通过影响细胞周期、DNA 修复、能量代谢通路而诱导肝癌 HepG2 细胞凋亡。复方苦参注射液可通过调控 β–catenin/c-Myc 信号通路干预肝癌细胞的代谢重编程和上皮 – 间质转化，显著抑制人肝癌 SMMC–7721 的侵袭和黏附，并改善二乙基亚硝胺（DEN）诱导的肝癌大鼠的肝功能。复方苦参注射液可以减轻肝癌微环境中相关巨噬细胞的免疫抑制，促进 CD8⁺T 细胞的增殖和细胞毒力并降低耗竭，从而导致肝癌细胞凋亡。复方苦参注射液具有抑制肝癌细胞 LPC–H12 生长及镇痛的功效，其机制与诱导细胞凋亡、抑制肿瘤生长、影响缓解肿瘤疼痛的 PI3K/AKT 信号通路有关。有学者通过 Meta 分析和体内试验研究证实，复方苦参注射液可以通过调节 TGF–β/Smad7 信号通路发挥抗纤维化作用，而苦参碱、氧化苦参碱、槐果碱和氧化槐果碱是其抗纤维化作用的物质基础。

三、复方苦参注射液在结肠癌治疗中的应用

有学者将某医院收治的 60 例晚期结直肠癌者随机分为对照组和观察组，对照组仅采用 FOLFOX4 化疗方案，观察组在化疗基础上加用复方苦参注射液，结果证实复方苦参注射液联用 FOLFOX4 化疗方案可以提高临床疗效，降低恶心、呕吐、肝功能受损等不良反应的发生率，缓解骨髓抑制，提升患者对化疗的耐受性，全面保护机体免疫力。有研究发现，复方苦参注射液联合 FOLFOX6 化疗方案对晚期结肠癌的治疗总有效率明显高于单纯使用化疗方案组（$P < 0.05$），且血清中 IL–2、TNF–α 和 INF–γ 的含量明显高于治疗前及仅用化疗方案组（$P < 0.05$），证明复方苦参注射液与化疗联合使用可提高晚期结肠癌的治疗效果。有学者发现，复方苦参注射液联合化疗较单纯使用化疗治疗晚期结肠癌的效果更好，同时可以降低患者恶心、呕吐、血小板减少和白细胞减少的发生率，提高其生存质量，表明复方苦参注射液可提高化疗药物在晚期结肠癌治疗中的临床疗效。有学者发现，复方苦参注射液联合奥沙利铂治疗结肠癌可提高近期有效率、机体免疫功能，改善 KPS 评分，降低化疗引起的白细胞减少、肝功能异常、周围神经毒性、胃肠道反应等不良反应的发生。

有学者通过 RNA 测序、网络药理学和体内外实验的研究证明，复方苦参注射液能有效诱导体外结直肠癌细胞的周期阻滞，并通过下调 P53 和检查点激酶 1 的表达抑制体内结直肠癌的发展。有学者使用 P53–R273H/P309S 突变型结直肠癌细胞观察复方苦参注射液的作用，结果显示复方苦参注射液可抑制 P53 突变型结直肠癌细胞的增殖，诱导细胞凋亡，与顺铂联用具有协同增效作用。

四、复方苦参注射液在胰腺癌治疗中的应用

胰腺癌的恶性程度极高，大多数患者确诊时已为晚期，中位生存期不足 1 年。有学者对某医院收治的 50 例中晚期胰腺癌患者随机分为对照组和观察组，对照组仅采用 GEMOX（吉西他滨＋奥沙利铂）化疗方案，观察组在化疗方案基础上联合复方苦参注射液，结果发现复方苦参注射液联合 GEMOX 化疗方案的稳定率更高（$P < 0.05$），肿瘤标记物、患者临床症状、KPS 评分均明显改善（$P < 0.05$），说明复方苦参注射液联合 GEMOX 化疗方案治疗胰腺癌的临床疗效更好，安全性更强。复方苦参注射液联合 GP 化疗方案干预胰腺癌可降低癌性疼痛、白细胞减少、恶心呕吐、血小板减少、肝损害等不良反应发生率，改善 KPS 评分，说明复方苦参注射液联合 GP 方案化疗在中晚期胰腺癌患者中具有一定的应用价值。另有研究显示，联用复方苦参注射液可以增强放疗或化疗药物对瘤体的杀伤作用，提高患者的生存质量，降低中晚期胰腺癌患者血清中 CA199、CEA 水平。体外实验研究结果表明，复方苦参注射液可以抑制胰腺癌细胞增殖，阻滞细胞周期，调节胰腺癌细胞 CA12、CDK1、JAK1、EGFR、MAPK1 和 MAPK3 的表达。

五、复方苦参注射液在鼻咽癌治疗中的应用

有学者对 2015 年以前的复方苦参注射液联合放化疗治疗鼻咽癌的文献进行了系统评价，研究结果表示，在应用放化疗的基础上联合复方苦参注射液可以提高完全缓解率，降低放化疗不良反应发生率。有学者研究发现，复方苦参注射液辅助同期放化疗可显著降低局部晚期鼻咽癌患者外周血中 MMP2、VEGF 及 B-ALP 的水平，提高患者免疫功能。对于采用根治性放化疗的患者，联用复方苦参注射液可以减轻急性放射性皮炎的严重程度，减少患者放疗后气虚证、阴虚证的发生。此外，对于鼻咽癌放射性口腔黏膜损伤患者，在常规治疗基础上加用复方苦参注射液较加用斑蝥酸钠维生素 B_6 注射液，具有更好的改善中医证候、口腔黏膜损伤分级、缓解患者疼痛程度的作用。

有学者研究复方苦参注射液体外诱导 CNE-2 细胞凋亡，发现复方苦参注射液可通过阻滞细胞周期、降低 CCNB2 蛋白的表达、上调 Cdc6 基因的表达来发挥其抗鼻咽癌作用。复方苦参注射液干预鼻咽癌的机制研究主要集中在其相关成分——苦参碱及氧化苦参碱。研究表明，苦参碱可以浓度依赖性地抑制鼻咽癌 CNE-2 细胞的增殖，阻滞 CNE-2 细胞周期 G_0/G_1 期，诱导细胞凋亡。体内实验结果表明，不同浓度的苦参碱溶液可以降低 CNE-2 细胞裸鼠移植瘤组织 Bax、Bcl-2、CASP3 蛋白与 mRNA 的表达，抑

制 CNE-2 细胞裸鼠移植瘤的生长。有学者研究发现，在有效抑制鼻咽癌 CNE-1 细胞和 CNE-2 细胞生长的浓度下，复方苦参注射液对人脐静脉内皮细胞无明显毒性作用，且能调节 VEGF-A/ERK1/2 通路相关蛋白质或 mRNA 的表达，诱导细胞凋亡。有学者使用顺铂耐药的鼻咽癌 HONE-1 细胞株进行研究发现，苦参碱及其衍生物在无细胞毒性浓度条件下，可下调多药耐药相关蛋白表达、逆转鼻咽癌细胞 HONE-1 对顺铂的耐药。此外，苦参碱可以通过抑制 NF-κB 通路而抑制鼻咽癌 CNE-2 细胞的迁移和侵袭。氧化苦参碱可以抑制 CNE-2、HNE-1 和 HNE-1（200）细胞的增殖并诱导其凋亡，阻滞细胞周期 G_0/G_1 期，并通过抑制 PI3K/AKT 和 NF-κB 信号通路来诱导 HK-1 细胞死亡。

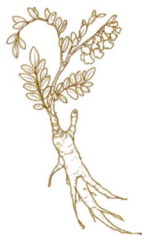

第二章
网络药理学在中医药研究中的应用

随着药理学、生物信息学、计算机技术的快速发展，医学研究领域迈入了快速发展的信息时代。医学研究的模式、方法、技术也在与时俱进地更迭。国内外学者开始将视角转向复杂网络，以系统性的探索疾病与药物的相互关系。网络药理学研究方法在中医药领域中的广泛应用，为推动中医药高水平研究提供了重要的理论支持。本章主要从精准网络药理学的概念、常用网络药理学数据库，以及网络药理学靶点预测方法等方面介绍相关的研究进展。

第一节　精准网络药理学的概念

在生物医药大数据、人工智能蓬勃发展的时代背景下，基于复杂生物网络理念的网络药理学技术应运而生。网络药理学契合了当下从还原论转为系统论的研究方法论革新，为在中医药复杂系统模式下阐明中药多成分、多靶点、多通路、多水平、多尺度作用机制提供了重要技术手段。

一、网络药理学的基本概念与学科特点

网络药理学融合了系统生物学、生物信息学、网络科学等学科，从系统层次和生物网络的整体角度，解析药物与人体之间的分子关联，揭示药物的多靶点、多层次、多尺度药理机制，从而指导新药研发和临床诊疗，是人工智能和大数据时代药物研究的新兴交叉学科。

网络药理学（Network Pharmacology）一词最早于 2007 年 10 月，由英国学者 A. L. Hopkins 撰文提出。他认为，药物对疾病的干预在生物网络上可通过多靶点的相互作用来实现。在国内以清华大学李梢教授为代表的专家学者在网络药理学的概念与技术拓新方面开展了大量卓有成效的高质量研究。网络药理学与生物信息学、系统生物学、系统药理学、人工智能、大数据科学等相关研究领域相互交汇、融合发展。生物信息学注重生物信息的采集、分析和解释。系统生物学强调从整体上研究生物体宏观行为与微观行为之间的关系，探索设计和控制生命系统的理论和方法。系统药理学强调在时间 – 空间多尺度框架下，从宏观到微观不同水平上研究药物治疗病症的机制，注重从整体的角度整合多层次数据，并建立各层次间的相互关联。这些研究领域对化合物干预多靶点现象的描述和验证为网络药理学奠定了基础。

近年来，各种高通量、多组学实验技术日新月异，以大数据、人工智能等为代表的计算方法和技术快速发展，有效地推动了网络药理学的发展和广泛应用。同时，网络药理学为解析海量生物医药数据，建立从数据到知识的过程转化提供了新思路、新方法，使得网络理学研究领域快速发展，影响力逐渐扩大。通过对 Web of Science 数据库和中国知网（China National Knowledge Infrastructure，CNKI）数据库的检索及统计，发现网络药理学领域在国内外发表的文献数量均稳步快速提升。截至 2024 年 6 月，Web of Science 共计收载网络药理学相关文章 4923 篇，中国知网共计收载网络药理学相关文章 11125 篇。

网络药理学既是系统生物学和网络医学交叉研究的生长点，同时也是人工智能与中西医药交叉研究的突破口。例如，基于网络药理学的新药研发理念，符合中药方剂的作用特点，为阐释中药方剂的药效物质基础及其作用机理提供了良好的契机。中药方剂所含化学成分以瞬时、低亲和力等形式与靶点蛋白结合，并以疾病网络作为干预靶标进行系统干预，通过各个成分作用于网络后的相互作用，达到"协同配位"与"增效减毒"的最佳治疗效果。另外，基于网络药理学的关键技术，还可以分析方剂所含成分的靶标在网络上的分布规律，探索药性、君臣佐使、七情合和等中医药理论的科学内涵。网络药理学在中医药领域应用非常广泛，包括新药研发、临床药物评价、药理 / 毒理学研究、个体化药物治疗和转化医学等。通过网络药理学的研究方法，可以更好地理解药物的作用机制和副作用，发现新的治疗靶点，提高药物研发的效率和成功率。总之，网络药理学为中医药研究提供了重要技术支持，加快了中医药的现代化发展。

二、网络药理学的基本研究流程

中医药网络药理学研究是指利用生物信息学、系统生物学和网络科学等技术手段，对中药的化学成分、药理作用、靶点及其与疾病之间的关联进行系统研究的过程。这一研究主要包括以下几个关键步骤。

1. 数据采集与整合

首先，研究者需要获取中药的化学成分信息、药效信息，以及相关文献数据库中的疾病信息。这些数据来源包括中药数据库、化学数据库、药效数据库、生物信息学数据库等。然后，将这些数据进行整合，建立一个综合的中药网络数据库。

2. 数据预处理

在获得了中药网络数据库之后，研究者需要对这些数据进行预处理。这一步骤包括数据清洗、数据标准化、数据统计分析等过程，以确保数据的质量和可靠性。

3. 网络构建与分析

在数据预处理完成之后，研究者可以利用网络科学的方法构建中药网络。这一过程包括构建中药－化学组分网络、中药－作用靶点网络、中药－疾病关联网络等。然后，通过网络分析的方法，挖掘中药网络中的潜在规律和关联。

4. 生物实验验证

在网络分析的基础上，研究者可以根据网络预测结果设计生物实验，验证中药的药效作用和机制。这一步骤包括体内实验和体外实验，可以对中药的药效、靶点和作用机制进行深入研究。

三、精准网络药理学概念的提出与实践

笔者一直潜心从事中药网络药理学研究，目前已发表网络药理学论文80篇，其中中文核心期刊论文47篇、SCI论文33篇，涉及40种中成药、11种中药药对、10种经典方剂、1种中草药和1种中药单体。

1. 中成药

（1）**颗粒剂**：颗粒剂研究包括金藤清痹颗粒治疗痛风和类风湿关节炎、柴银颗粒和荆防颗粒治疗流感、丹白颗粒治疗盆腔炎、天麻眩晕宁颗粒治疗梅尼埃病、茵栀黄颗粒治疗黄疸和乙型肝炎、化滞柔肝颗粒治疗非酒精性脂肪肝、鼻渊通窍颗粒治疗鼻炎、扶正固本颗粒治疗胃癌、榆栀止血颗粒治疗排卵功能失调性子宫出血、心通颗粒治疗冠心

病、舒筋通脉颗粒治疗颈椎病、双羊喉痹通颗粒治疗急性咽炎的研究。

（2）**胶囊剂**：胶囊剂研究包括丹灯通脑胶囊治疗中风、芪黄通便软胶囊治疗便秘、降脂通络软胶囊治疗高脂血症、仁青芒觉胶囊治疗代谢性疾病、龙菊清肝胶囊治疗原发性高血压的研究。

（3）**丸剂**：丸剂研究包括脉络疏通丸治疗痔疮、红花如意丸治疗妇科疾病，以及京制咳嗽痰喘丸、清瘟解毒丸、时疫清瘟丸、苏合香丸治疗新型冠状病毒肺炎。

（4）**片剂**：片剂研究包括眩晕宁片治疗眩晕、银翘清热片治疗呼吸道感染、如意珍宝片治疗中风的研究。

（5）**栓剂**：栓剂研究包括普济痔疮栓治疗痔疮的研究。

（6）**注射液**：注射液研究包括艾迪注射液治疗胃癌、肝癌和胰腺癌，复方苦参注射液治疗肺癌、鼻咽癌、胃癌、肝癌、食管癌、胰腺癌、乳腺癌，参芪扶正注射液治疗乳腺癌，热毒宁注射液治疗手足口病、流感和新型冠状病毒肺炎，丹红注射液治疗不稳定型心绞痛和急性心肌梗死，鸦胆子油乳注射液治疗非小细胞肺癌，喜炎平注射液治疗新型冠状病毒肺炎，以及益母草注射液的止血调经作用机制、清开灵注射液的整体作用机制研究等。

（7）**口服液**：口服液研究包括人参固本口服液治疗乳腺癌的作用机制。

（8）**中药药对**：中药药对研究包括"白芍 – 桂枝"治疗类风湿关节炎、"苍术 – 黄柏"治疗痛风、"柴胡 – 郁金"治疗丙型肝炎、"白鲜皮 – 地肤子"治疗湿疹、"附子 – 干姜"治疗心力衰竭，以及"水牛角 – 珍珠母""胆酸 – 猪去氧胆酸""金银花 – 板蓝根""黄芩苷 – 栀子""金银花 – 连翘""桔梗 – 甘草"的整体药理作用机制研究。

2. 经典方剂

经典方剂包括白头翁汤和大黄牡丹汤治疗炎症性肠病、小儿清热化积散治疗小儿急热惊风、潜降汤治疗高血压、九味竺黄散治疗呼吸道感染、芍甘附子汤治疗类风湿关节炎，以及生脉散、参附汤、四君子汤、吴茱萸汤的整体作用机制研究等。

3. 中药材

中药材研究包括白花蛇舌草对结直肠癌和胃癌的干预机制研究。

4. 中药单体

中药单体研究包括灯盏花素对心绞痛和缺血性脑卒中的作用机制研究。

基于以上研究经验并结合目前网络药理学研究存在的问题和未来的发展方向，笔者于第十一次世界中西医结合大会论坛报告中率先提出以"三验证、两融合"为特点的

"精准网络药理学"研究模式，后又在澳门"中华医药论坛"和"粤港澳医药创新大会"等高层次学术会议主题报告中深入阐释"精准网络药理学"的研究模式。"三验证"，即药物成分验证、整体药效验证、分子机制验证。所谓成分验证，是指应采用适当实验手段获取药物入血成分及其代谢产物。所谓整体药效验证，是指应采用动物、细胞等实验，验证药物体内、体外药效。所谓分子机制验证，是指采用分子生物学实验从蛋白和 RNA 层面验证网络药理学所得的相关靶点和通路。"两融合"，即多组学融合、多网络融合。所谓多组学融合，是指应在开展网络药理学的同时，结合蛋白质组学、转录组学、代谢组学等方法，综合分析药物在多尺度的分子机制。所谓多网络融合，是指网络药理学中经典的"蛋白互作网络""药物成分 – 靶点网络"与 ceRNA 网络等深层次网络的融合。

以上"精准网络药理学"研究模式的提出，丰富了网络药理学研究的形式和内容，为高质量开展网络药理学研究提供了参考。笔者在复方苦参注射液抗肿瘤机制研究中，将单细胞测序、ceRNA 网络分析、加权基因共表达网络分析、长链非编码 RNA 等先进研究方法和前沿研究热点融入研究内容，将计算预测和实验验证紧密结合，将药效评价与机制分析有机融通，充分体现了"精准网络药理学"研究模式的特色与优势。

第二节　网络药理学常用数据库

本节对目前常用的网络药理学数据库及分析平台进行简要介绍，旨在阐述不同网络药理学数据库的主要结构、核心功能、应用特点等。

一、ETCM 数据库

ETCM（The Encyclopedia of Traditional Chinese Medicine）是由中国中医科学院中药研究所与北京大学药学院天然药物和仿生药物国家重点实验室共同设计开发的一个中药综合资源数据库。ETCM 的主要功能包括：①提供常用中草药、中药复方及其所含成分的全面且标准化的信息，为用户获取关于中药及方剂的全面信息提供便利资源。②根据中药成分和已知药物之间的化学指纹相似性，进行中药成分的靶标预测。③系统分析功能，使用户能够在网站内建立网络以探索中药、复方、成分、基因靶点和相关作用途径或疾病之间的关系。

ETCM 基于网络药理学策略，旨在阐明中药与靶标和现代疾病之间的潜在联系，揭示中药的作用机制，为促进中医药相关基础研究、临床应用和药物开发提供重要资源。

ETCM 中汇集了 403 味中药（含产地、性味归经、适应证、所含成分、质量控制标准等信息）、3962 个中药复方（含名称、剂型、组成、适用证、所含成分等信息）、7274 种中药化学成分、2266 种有效或预测的药物靶标，以及 3027 种疾病。进一步将中药按照药味（酸、苦、甘、辛、咸）、药性（寒、热、温、凉、平）、归经（肺经和肝经等）进行分类，通过单击上述每个类别的饼图，用户即可获得属于每个类别的中草药的完整列表。每种中草药的详细信息可以通过单击其中文或拼音名称来检索，包括产地、最佳采收时间、性味、归经、适应证和所含化学成分，每味药的图片及其在中国的产地分布、质量控制标准。中药的信息页面中还提供了包含该味药的所有复方名称，单击每个复方名可以直接链接到复方的信息页面。由特定成分中药、复方或与特定疾病相关的基因所富集的基因本体（Geme Ontology，GO）或通路也包含在 ETCM 中。ETCM 尝试使用中药成分和现代疾病间的基因关系来建立中药适应证和现代疾病之间的联系。为了更好地说明成分、中药、复方、靶标、涉及基因的通路和疾病之间的关系，ETCM 使用基于动态浏览器的可视化库 vis.js（4.21.0）网络模块，使用户可以构建中药、复方、靶标与疾病之间多级交互的网络。

二、SymMap 数据库

SymMap（Symptom Mapping）是一个注重证候关联的中医药整合数据库。该数据库收录了中医证型（或症状）、中草药、西医症状关联的疾病、中草药成分、药物靶点。SymMap 的主要功能是将中医学与西医学从表型和分子层面加以关联。在 SymMap 中，各类型数据之间的关联关系都基于统计检验加以评价和打分，使用者能够根据重要程度进行筛选进而指导药物发现。SymMap 的六大类实体库包括 1717 种中医证候（或症状）、961 种西医症状、499 种中草药、19595 种药物成分、4302 种药物靶标和 5235 种疾病。SymMap 的六类实体之间的直接关联包括 6638 种中药 – 中医症状关联、2978 种中医症状 – 西医症状关联、48372 种中草药 – 药物成分关联、12107 种西医症状 – 疾病关联、29370 种药物成分 – 药物靶标关联和 7256 种基因 – 疾病关联。例如，在中医症状 – 中草药关联中，每种中草药平均与 13.30 种中医症状相关，每种中医症状平均与 3.87 种中草药相关。在 SymMap 提供的中医症状 – 西医症状关联中，每种中医症状与 1.74 种西医症状相关，每种西医症状与 3.13 种中医症状相关。SymMap 通过建立中医证候与西医症状，以及西医疾病之间的关系，进而建立中医学与西医学之间的联系。

三、BATMAN-TCM 数据库

BATMAN-TCM（Bioinformatics Analysis Tool of Molecular mechanism of Traditional Chinese Medicine）是由军事医学科学院贺福初院士团队开发的一个中药作用机制在线分析平台，用以揭示中药物质基础与人体生理过程之间的复杂相互作用。

BATMAN-TCM 的主要功能包括：①中药成分的靶标预测。②靶标的功能分析。③成分 – 靶标 – 通路 / 疾病的相互作用网络可视化。④多个中药的比较分析。

BATMAN-TCM 数据库目前涵盖 54832 种中药复方、8404 种中草药和 39171 种成分。药物 / 成分的已知靶点来自 DrugBank、KEGG（Kyoto Encyclopedia of Genes and Genomes）和 TTD（Therapeutic Target Database）数据库。人类蛋白质的基因本体论（GO）功能注释来自 NCBI-FTP。人类生物通路数据来自 KEGG 数据库。人类基因 – 疾病关联解析来自 OMIM（Online Mendelian Inheritance in Man）和 TTD。该系统允许用户使用中药的拼音名、拉丁名等信息检索各中药的化学成分和潜在作用靶点，并提供 GO、KEGG 通路和 OMIM/TTD 疾病富集分析等生物信息学数据，以帮助研究者深入了解中药的药理特性和作用机制。

四、TCMID 数据库

TCMID（Traditional Chinese Medicine Integrative Database）记录了从不同资源中通过文本挖掘方法收集到的中医药相关信息。TCMID 由处方、药材、成分、靶点、药物和疾病六个数据字段组成，主要目标是通过疾病基因 / 蛋白质在中草药成分和疾病之间建立联系。其可建立的主要网络有：①中草药 – 疾病网络。②中草药成分 – 靶点相互作用网络。③中草药成分 – 靶点 – 疾病 – 药物网络。TCMID 的优点在于包含的中药和成分的种类较为全面，其中包含 46923 首中药方剂、10846 种中草药、43413 种化合物、2679 种中医病症、4633 种疾病。

五、TCMSP 数据库

TCMSP（Traditional Chinese Medicine Systems Pharmacology Database and Analysis Platform）是一个基于药物化学、药代动力学和药物 – 靶标蛋白 – 疾病网络的中药系统药理学数据库和分析平台。TCMSP 收录了草药信息、每种化合物的 ADME 数据、靶点、疾病信息。TCMSP 数据库基于系统药理学研究方法，整合了中药活性成分、潜在靶标、相关疾病、药代动力学数据，可以帮助研究者从疾病出发寻找生物利用度及类药性高的中草药，探究中草药化学成分作用疾病的靶点，预测药物的潜在分子机制。TCMSP 收集了 502 种草药、14249 种化合物、3339 个靶点、867 个相关疾病。TCMSP 数据库主要有六个下拉菜单模块：Herb name（草药名称）、Chemical name（化学名称）、InChIKey（化学结构式编码）、CAS（化学物质登录号）、Target name（靶标名称）、Disease name（疾病名称）。TCMSP 数据库为每种中草药的化学成分提供了药代动力学信息，研究者可根据需要构建相关网络。

六、HERB 数据库

HERB 数据库是集中药高通量实验数据和其他相关生物学数据于一体的天然药物数据库平台。该数据库可提供中药材、中药材有效成分、靶基因、疾病、高通量实验和参考挖掘数据的浏览、搜索、查看、下载等功能。HERB 数据库中描述的中医药与现代医学之间基于数据的客观联系为中药药理学研究提供了强有力的支持。HERB 数据库收集了 7263 种草药、28212 种化合物、12933 个靶点及 49258 个相关疾病。使用 HERB 数据库，研究者和药物开发人员可以查看原始数据，以及中药草药 / 成分与现代化合物之间的数据驱动的映射结果，从而探索草药 / 成分的潜在作用机制及识别新的潜在有效疗法。

第三节　网络药理学常用靶点预测方法

药物靶点预测是网络药理学的核心研究内容之一。根据人工智能在发现药物靶点中使用的策略和数据差别，可以分为基于配体结构相似性和定量构效关系的分析、反向分子对接、基于作用网络模拟的分析和基于机器学习的分析等。

一、基于配体结构相似性和定量构效关系的分析

结构相似性的重要性主要来源于相似性质原则（Similar Property Principle）。其基本原理是：一方面相似结构的分子可能结合到同一个靶点，具有相似的生物学功能，通过比较配体分子间的化学相似性，可推测其可能具有相似的靶点，发挥相似的药理作用，进而通过该方法可发现新的药理作用；另一方面，具有不同功能的生物大分子（靶点）可能具有相似的药物结合域，因此对与靶点结合药物的化学特征和靶点分子的结构进行

相似性比较，可预测药物的未知靶点。

相似性测量包括三部分：结构表征、权重计算方案和相似系数。有学者提供了一种基于已建立的药物–药物相互作用关系（Drug–Drug Interactions，DDI）中涉及药物分子结构相似性来鉴定新型 DDI 的方法。有学者提出了一种基于子结构相似性、高斯相互作用谱（Gaussian Interaction Profile，GIP）、相似网络融合（Similarity Network Fusion，SNF）、RLS–Kron 分类器等技术的 SDTRLS（Substructure–Drug–Target Kronecker Product Kernel Regularized Least Squares）方法。

定量构效关系（Quantitative Structure–Activity Relationship，QSAR）是另一种常用的基于结构数据的研究方法，是指将化合物的结构参数及其生物活性数据通过相应的算法相联系的定量关系。其基本的思想是相似的分子通常结合相似的蛋白，具体来说就是通过比较新的配体和已知的蛋白质配体来预测相互作用。QSAR 模型的预测能力在很大程度上取决于训练集和测试集分子之间的结构相似性。有学者使用 3133 个化合物的数据集来建立 QSAR 模型，其模型的建立采用了 Dragon 描述符（Dragon Descriptors）（OD、1D 和 2D）、ISIDA–2D 片段描述符和支持向量机（Support Vector Machine，SVM）方法。在 QSAR 建模和验证过程中，将数据集随机分为建模和外部评价集，并在训练集和测试集中使用球面排除算法（Sphere Exclusion Algorithm）对建模集进行多次划分，然后采用一致方法（Consensus Approach）将 QSAR 模型应用于 ChemBridge 数据库的 VS（Virtual Screening）。

结构相似性比较和 QSAR 的基础为相似结构对应相似活性的关联假说，而分子对接则是受体–配体假说最直观的应用。分子对接是一种基于靶标三维（3D）结构评估小分子与靶标分子的化学互补性的传统方法。其通过使用评分函数来提供与结合亲和度相关的定量对接评分，从而对药物–靶标相互作用 DTI（Drug Target Interactions）进行评价。

有学者开发了基于"药物网络–分子网络"整体关联的靶标预测算法 drug CIPHER。在此方法中，作者基于在药理学和基因组全局关联中观察到的模块化关系，开发了一个计算框架 drug CIPHER，以在全基因组范围内推断药物靶点的相互作用；并且在蛋白质–蛋白质相互作用网络的基础上，提出了三种线性回归模型，能够分别将药物治疗相似性、化学相似性及两者组合与靶点的相关性联系起来。通过实验证明，结合药物治疗相似性和化学相似性的模型（drug CHIPER–MS）在训练集和测试集上取得了很好的效果。

二、反向分子对接

近年来，随着计算机辅助药物设计的发展，一种基于分子对接"锁－钥匙模型学说"的反向分子对接逐渐成为网络药理学中药物靶点发现的新途径。对于给定的药物或新化学实体，反向分子对接与分子对接相反，其是以小分子化合物为探针，在已知结构的候选靶标数据库内，搜索可能与之结合的生物大分子，通过空间和能量匹配，识别可能形成的分子复合物，进而预测药物潜在的作用靶标。

反向分子对接概念是由新加坡国立大学 Chen Yuzong 研究员提出的。通过下载 PDB（Protein Data Bank）数据库中生物大分子的蛋白结构，基于 INVDOCK 平台，Chen 尝试将单一的小分子与多个生物靶点采用分子对接的方式逐一对接，然后评判配体－复合物的结合能，初步评判活性小分子的潜在生物靶点。随后，越来越多方便快捷的反向分子对接网络平台如雨后春笋般涌现，如 TarFisDock、PharmMapper、Reverse Screen 3D、idTarget 等。

三、基于作用网络模拟的分析

基于作用网络模拟的分析与基于结构比较的分析不同，其依赖的数据基础为以网络形式呈现的相互作用关系。因此，该分析策略的优点在于其能更广泛地利用已经观测到的作用关系网络去发现靶点。这些基于网络的方法能覆盖更大的靶标空间，仅通过在网络上执行简单的物理过程如资源扩散（Resource Diffusion）、协同过滤（Collaborative Filtering）和随机游走（Random Walk），就能预测潜在的 DTI。有学者采用药物－靶标二部网络拓扑相似性推理的方法，通过体外实验，确定了 5 种老药对人雌激素受体或二肽蛋白酶Ⅳ具有多向药理学特性，并发现辛伐他汀和酮康唑对人的 MDA-MB-231 乳腺癌细胞株表现出较强的抗增殖活性。有学者提出的 MD-Miner（Mechanism and Drug Miner）方法通过将已知疾病相关基因与患者衍生的基因表达谱相整合来构建患者的特异性信号传导网络，通过整合药物靶标和药物诱导的表达谱数据构建药物作用机制网络，并根据患者特异性功能障碍信号传导网络和药物作用网络之间的共同基因的数量发现潜在有效的候选药物。该学者在 PC-3 前列腺癌细胞系上评估了该方法，结果表明与随机选择比较，该方法显著提高了发现有效药物的成功率，并且可以促进对潜在作用机制的深入理解。有学者研究了药物干扰癌细胞后的生物反应和蛋白质相互作用网络是否可以揭示药物靶标和关键途径。其通过对基因表达谱数据库（Connectivity Map，CMap）中的 500 多种药物进行系统分析，证明了药物干扰对药物靶点基因表达的影响通常不显著，因此药物治疗后的表达变化不足以鉴定药物靶标，而通过网络拓扑测量和一种结合扰动基因与功能相互作用网络信息的局部辐射度测量方法则有利于发现癌症的特异性通路。

网络中的链路预测是指通过已知的网络节点及网络结构等信息，预测网络中尚未产生连边的两个节点之间产生链接的可能性。这种预测既包含了对未知链接的预测，也包含了对未来链接的预测。

四、基于机器学习的分析

基于机器学习的分析方法具有更加灵活的数据基础，它既可以是结构、网络，也可以是其他任何可以被量化的检测指标。许多基于机器学习的方法已经被用于识别药物和靶点之间的关系。机器学习是基于一些底层算法和给定的数据集生成预测模型的分析方法，可以分为无监督学习方法（聚类、降维、关联等）、有监督学习方法（回归和分类等）及半监督学习方法。大多数基于机器学习的方法都集成了多种来源的生物数据集，如药物化学结构、靶蛋白序列和已知的药物－靶点相互作用关系。

在监督学习方面，有学者提出了一种基于核回归的方法。该方法通过整合化合物的化学结构信息、靶蛋白的序列信息和已知的药物靶点相互作用网络的拓扑结构来推断药物靶点相互作用。在半监督学习方面，有学者开发了一种半监督学习方法 NetLapRLS，其将化学空间、基因组空间及已知的药物－蛋白质相互作用网络信息结合到一个异质的生物空间中，以预测潜在的药物－靶点相互作用。

在深度学习方面，有学者提出了一种基于受限玻尔兹曼机（Restricted Boltzmann Machine，RBM）的方法。该方法基于多维药物－靶点网络的 RBM 框架，不仅能预测药物与靶点之间的二元相互作用，还能预测不同类型药物之间的相互作用（即药物如何相互作用）。有学者提出了基于深度学习的药物靶点预测算法框架 DeepDTIs。此方法首先使用无监督的预训练从原始输入描述符中提取信息，然后应用已知的药物靶点关系标签来构建分类模型。与其他方法比较，DeepDTIs 具有更优的性能，并且可以进一步用于预测一个新的药物靶点是否关联其他现有靶点，或者一个新靶点是否与某些现有药物相互作用。除了提高深度学习模型的预测性能，解析预测药物活性的机器学习模型学到的关键化学特征对于理解模型的表现、筛选泛化能力更好的模型和进一步研究蛋白－化合物结合模式等也有重要意义。

第四节　网络药理学在中医药中的应用实例

近年来，网络药理学研究在中医药领域中的应用显现出独特的优势。中药因其成分的复杂性、靶点的多样性，使得药物发挥治疗效应的作用机制研究十分困难。网络药理学是在系统生物学层面上研究药物对人体的作用机制，是探究中药作用机制的有效方法。目前，网络药理学在揭示中药化学成分及中成药作用机制、中药配伍规律及中药－西药联合应用的研究中应用广泛。本节主要介绍网络药理学在中医药领域的应用实例。

一、中药作用机制研究

中药含有大量的生物活性成分，靶点也复杂多样。网络药理学通过构建网络模型预测中药的潜在作用机制，进行为中药研究提供新的思路和方法。

网络药理学可直接揭示中药活性成分的潜在治疗靶点。有学者通过网络药理学和分子对接技术揭示了 5 种中草药活性成分（大黄素、木香烃内酯、水甘草碱、表儿茶素没食子酸酯、冬凌草甲素）对心肌缺血再灌注损伤的作用靶点。这 5 种活性成分可能直接作用于 AKT1、CASP3、IL1B、STAT3、VEGFA 等受体蛋白。有学者应用网络药理学方法构建了冠心丹参方治疗心血管病的"中药－成分－疾病"靶点网络，并通过网络分析，识别出了 37 个单体化学成分，同时基于各有效成分在药材中的含量及其在网络中的拓扑参数－连通度，选取了 9 种成分（山柰酚、木犀草素、丹参酮ⅡA、槲皮素、三七皂苷 R1、丹酚酸 B、人参皂苷 Rg1、人参皂苷 Rb1 和丹酚酸 A）进行心血管保护作用的活性验证。有学者应用网络药理学方法构建了冠心丹参方对心肌缺血再灌注损伤后心室重构的保护机制进行研究，构建了"中药－靶点－疾病"网络，并通过网络分析识别出 75 条信号通路，然后综合通路富集结果及其在网络中的拓扑参数－连通度，并结合前期研究基础选取了 ERs–PISK/AKT 信号通路进行了实验验证。有学者通过相关数据库分析构建艾迪注射液的活性成分与胃癌之间的网络图，共筛选出 165 个化合物与疾病的交集靶点，其中艾迪注射液对于胃癌治疗的关键基因有 TP53、HSP90AA1、STAT3、SRC 等。有学者利用相同的研究方法，初步探索热毒宁注射液治疗手足口病的作用机制，得出热毒宁注射液可能通过调节 MMP2、CA6、MMP13 等多个蛋白靶点，影响多种蛋白之间的相互作用，最终减轻病理性损伤，缓解病情的发展。

又如，基于网络药理学和分子对接技术，分析阐释丹白颗粒治疗盆腔炎性疾病、金藤清痹颗粒治疗类风湿关节炎和柴胡颗粒治疗流感的潜在作用机制。有研究团队利用网络药理学探究了普济痔疮栓和脉络疏通丸治疗痔疮的潜在作用机制，结果表明普济痔疮栓可能作用于炎症相关靶点（TNF-α、IL-6 等）和血管生成相关靶点（EGFR、MMP9等），从而抑制炎症、促进血管生成进而加快创面恢复。TNF、EGFR 同样是脉络疏通丸对于痔疮治疗的作用靶点，调控炎症反应可能是脉络舒通丸对于痔疮及痔疮术后创面愈合治疗的作用机制。借助网络药理学研究方法，探究中成药片剂和口服液如银翘清热片治疗上呼吸道感染、人参固本口服液治疗乳腺癌的作用机制，可为两者临床合理使用提供重要的理论依据。

　　总的来说，网络药理学在中药活性成分和作用机制，以及中成药作用机制的探究中具有广阔的应用前景，有助于深入理解中药的药效作用，推动中药研究的发展和创新。

二、探究中药配伍联用规律与机制

　　有学者利用 TCMSP、UniProt、OMIM、GeneCards 和 TTD 数据库筛选"麻黄""杏仁"及"支气管哮喘"的潜在作用靶点，通过网络分析发现共有 92 个作用靶点，得出麻黄发挥治疗作用主要集中于炎症反应，而杏仁主要集中于血管生成、调节气道兴奋性；杏仁的加入改善了麻黄对平滑肌影响较弱的作用特点；两者合用，相辅相成。不仅可以改善支气管炎症，还可以降低炎症因子对支气管的刺激作用。研究人员应用网络药理学探索了白芍总苷与雷公藤制剂治疗类风湿关节炎的效-毒机制，研究发现白细胞介素-4（IL-4）和白细胞介素-13（IL-13）是两药配伍增效和减毒的共同靶点。骨关节炎在中医学上称为"骨痹"，属痹证的一种。所谓病在骨，骨重不可举，寒气至，骨髓酸痛，名曰骨痹。清热利湿类药物和活血化瘀类药物配伍在骨关节炎中具有良好的应用前景。有学者以黄柏、苍术、桃仁、红花为代表分析两类药物治疗骨关节炎的作用机制，结果发现，药物中的关键成分（槲皮素、β-谷甾醇、豆甾醇、山奈酚、异谷棕榈碱）、关键靶点（TNF、IL-6 等）可能是两类化合物发挥治疗作用的重要靶点，这为探究中药配伍治疗疾病的作用机制提供了新的研究思路和方法。有学者基于网络药理学方法构建了丹酚酸 B 和人参皂苷 Re 联合用药保护低密度脂蛋白诱导的内皮细胞损伤的分子靶标网络，并从靶点、基因本体和 KEGG 通路三个层次分析了基于联合用药的多靶点药物开发的合理性，并以氧化型低密度脂蛋白诱导人脐带静脉内皮细胞损伤为模型，采用氧化应激、炎性反应及内皮细胞凋亡等相关效应指标，验证了丹酚酸 B、人参皂苷 Re 单体及其配伍对氧化型低密度脂蛋白诱导人脐带静脉内皮细胞损伤的保护作用。

三、探究中药／西药联用机制

有学者基于网络药理学方法分别构建了血塞通和阿司匹林调控缺血性脑卒中的分子靶标网络。通过网络叠合技术，对血塞通和阿司匹林的靶标谱进行一致性分析，发现阿司匹林与血塞通参与调控的缺血性脑卒中相关基因存在高度的重叠。血塞通参与调控的37 个基因中有 31 个基因与阿司匹林参与调控的基因完全一致，提示两者联合用药具有增强阿司匹林治疗缺血性脑卒中作用的潜力。有学者在顺铂抗肝癌的研究中发现，化癥散积方（HZSJ）的应用能够增强顺铂的治疗效果，显著抑制肝癌细胞（HepG2）的增殖，并通过 STRING 构建 HZSJ 潜在靶点网络图，推测 HIF 信号通路为调节 HepG2 增殖和迁移的主要通路。此外，顺铂和 HZSJ 对 HIF 信号通路的调节协同抑制肝细胞癌增殖和迁移在进一步的实验中得到了证实。有研究者基于网络药理学研究发现，淫羊藿苷作为一种肾脏保护性药物，与泼尼松联合应用可通过调节 PI3K/AKT 信号通路治疗激素抵抗性肾病综合征。值得注意的是，泼尼松和六神丸对亚急性甲状腺炎的治疗作用也通过影响 PI3K/AKT 信号通路来实现，并且 MAPK、Rap1 等信号通路也可能参与其中。

四、网络药理学与其他技术的联合应用

除了单独应用网络药理学技术外，近年来越来越多的研究者开始将网络药理学与其他技术相结合，以期发挥各自的优势，实现更全面、更深入的药物研究。组学的应用为生物医学领域带来了前所未有的发展和巨大的进步。基因组学、转录组学、蛋白质组学、代谢组学和网络药理学在中医药领域研究中的联合应用为中医药研究提供了一种新的研究思路。有学者通过转录组学和网络药理学方法，阐释牛蛭冻干粉抗高尿酸血症的作用机制，同时在进一步实验中得到验证。有学者通过网络药理学结合蛋白质组学预测了地龙的主要活性成分，以及其抗血栓的作用靶点，并进一步利用分离出的抗血栓活性蛋白 DPf3，揭示了地龙中大分子化合物抗血栓作用机制可能与氨基酸代谢、吞噬等有关。有学者联合应用代谢组学、网络药理学和分子对接技术探究了西洋参三七丹参颗粒的抗衰老作用及分子机制。代谢组学不但可以检测药物在体内的代谢物，还可以判断体内代谢通路的改变，而与网络药理学结合可进一步预测其作用机制。代谢组学分析发现夏枯草茎叶酚酸治疗慢性盆腔炎在大鼠体内具有多个代谢产物，同时可以改善炎症大鼠血清代谢产物的异常，进一步的 GO 富集和 KEGG 富集分析发现其机制可能与作用于 COBT、ADH1C、MAOB 等靶点，干预 PI3K/AKT、甲状腺激素和内分泌抵抗等信号通路有关。网络药理学与高通量技术的结合，可减少中药药物活性成分的筛选时间，极大

增加了研究效率。

基于以上研究，将网络药理学与组学技术结合起来可以筛选特定疾病的相关基因，揭示基因水平和变化规律，深入探索药物分子与蛋白质之间的相互作用和代谢途径，从而更加全面地理解药物的作用机制和生物体内的变化，从而加速药物研发进程。基因组学、转录组学、蛋白质组学和代谢组学等组学技术与网络药理学的联合应用，将推动药物研发和临床应用迈入新的境界，有望为人类健康带来更多福祉。这种跨学科的融合和交叉创新，标志着生物医学研究正迈向一个全新的时代，同时也为解决疾病治疗和药物研发提供了更为丰富和有效的手段。

五、总结与展望

在中医药领域，网络药理学的应用已经取得了显著进展，并为中医药的现代化和国际化发展提供了新的思路和方法。网络药理学为中医药的药效研究提供了新的视角。传统中医药的理论与网络药理学的方法相结合，可以更好地解析中药化合物、中药复方，以及中成药的药效和作用机制。通过构建药物和疾病的靶点网络，揭示中药对多靶点和多途径的调节作用，有助于理解中药的整体性疗效和多靶点协同机制，为深入挖掘中医药的疗效和优势提供新的途径。另外，网络药理学为中医药的新药研发提供了新的方法。传统中医药的研发路径漫长且费时，而网络药理学可以通过利用大数据和计算方法，快速筛选候选药物，同时借助网络药理学的技术，可以有效地发掘中药的药效成分和潜在药物靶点，加速新药研发进程，提高中医药的临床应用和市场竞争力。虽然网络药理学在中医药领域发展迅速，但仍存在一些不足，如数据库和药物分子相关信息不完全，以及一些研究缺乏相关的实验验证等。

总体来说，网络药理学在中医药领域具有良好的应用前景。未来，我们可以进一步深化中医药与网络药理学的结合，拓展中医药的研究领域和应用范围，加强中医药的数据共享和合作交流，推动中医药在全球范围内的传播和推广。相信随着网络药理学技术的不断完善和发展，中医药领域的研究会取得更多突破性进展，也将为人类健康和药物研发做出更大的贡献。

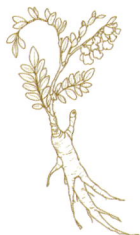

第三章
组学技术在中医药研究中的应用

　　近年来，人类基因组计划的成功完成及生物科技的迅猛发展，使现代生物医学研究进入了后基因组时代。"组学（Omics）"概念的提出和相应技术的发展，使研究对象不再局限于单一的生物分子或通路，而能够同时检测上万个靶点，并从整体上分析研究对象的基因、蛋白质、代谢产物、信号传导通路等变化，全面掌握疾病的发生发展及药物的作用机制。以 DNA、RNA、蛋白质和代谢物为研究对象，基因组学、转录组学、蛋白质组学和代谢组学四大组学技术应运而生。组学的应用为生物医学领域带来了前所未有的发展和巨大的进步。通过组学的研究，科学家们能够更深入地了解生物体的生命方式，发现新的生物标志物，开发新的药物靶点，为疾病的诊断和治疗提供更有效的手段。本章主要就转录组学、蛋白质组学、代谢组学和单细胞测序技术在中医药中的应用进行综合论述。

第一节　转录组学在中医药中的应用进展

　　转录组学（Transcriptomics）是一门研究特定阶段或生理状态下某一细胞或组织中所有基因转录情况及其转录调控规律的学科。该技术通过分析 RNA 的种类和数量，揭示了基因在不同条件下的表达模式和调控机制，为理解生物体内基因表达的动态变化提供了关键信息。随着转录组学的快速发展，其在中医药研究中的应用日渐增多。通过转录组学研究，可以发现中草药中关键的活性成分，揭示其作用靶点和调控机制。同时，转录组学在阐释中药复方的作用机理和中医疾病诊断方面具有良好的应用前景。

一、转录组学在生药学研究中的应用

转录组学可以揭示中药材的遗传背景，同时构建药用植物的基因表达谱，明确基因在整体水平上的表达及调控模式，从而阐释中药活性成分的生成途径和重要的调控基因。这不仅促进了对传统药用植物育种、鉴定、品质改善及其生物合成过程的现代科学理解和技术进步，而且为药用植物的开发和利用提供重要的理论基础和技术手段，同时也为研究活性成分及次级代谢产物的合成途径和调控机制提供重要的理论支持。有学者应用转录组学对虎杖根开展研究，成功注释了 86418 个独立基因，进一步分析筛选出了与甲羟戊酸（MVA）、2- 甲基 -D- 赤藓糖醇 4- 磷酸（MEP）、莽草酸，以及白藜芦醇合成路径相关的独立基因。这些发现为虎杖根中关键生物合成途径的研究提供了重要线索。有学者同样使用 Illumina Hiseq 2000 测序平台对北葶苈子进行了转录组测序，成功注释了 27935 个独立基因，并进一步分析筛选出 534 个与独荇菜次生代谢产物合成途径相关的基因，其中包括参与芥子苷合成途径的 4 个基因，参与黄酮类化合物合成的 19 个基因，参与芪类化合物合成的 69 个基因，以及参与苯丙氨酸代谢的 92 个基因。有学者从金银花不同发育阶段的 9 个组织部位（包括茎尖、茎、基生叶、次生叶、成熟叶片、绿色花蕾、白色花蕾、白色花和红色花）取样，提取 RNA 进行转录组测序，结果共获得了 243185 个独立基因，其中与绿原酸相关的独立基因主要富集于茎和次生叶，与木犀草素相关的独立基因主要富集于茎和花，而裂环烯醚萜的代谢过程则主要富集于基生叶和茎尖。这表明金银花在不同组织部位存在特定的重要药物代谢途径相关的独特基因，具有独特的药用特性。总之，利用转录组学可揭示有效成分在不同组织部位的组成差异，这为药用植物的开发及合理应用提供了重要的科学依据。转录组学在进行药材鉴定和区分药材真伪方面也表现出了一定优势。另外，利用基因组序列比对可以很好地解决药材基源植物使用混乱的问题。转录组学高效、快速的特点也有望成为一种鉴别药物真伪的新方法。

二、转录组学在中药药效作用机制研究中的应用

转录组学作为一种能够综合捕捉生物体基因表达和调控变化的方法，其时空性和复杂网络关系适合中药靶点和机制研究，同时转录组学和中医药领域皆注重整体性，因此转录组学被广泛应用于中药的效能机制研究。有学者利用转录组学在探究糖止丸改善 2 型糖尿病（T2DM）肝脏胰岛素抵抗作用时，通过测定模型组、糖止丸给药组大鼠肝脏的基因表达差异并进行富集分析，结果发现糖止丸可能是基于 CREB312、Bcl-2、

TLR2、CDNK1A、DDIT4 差异 mRNA 表达调控 PI3K/AKT 信号通路，从而改善 T2DM 的肝脏胰岛素抵抗。有学者采用转录组学方法测定人参水提物对 1 型糖尿病（T1DM）和 2 型糖尿病（T2DM）大鼠肾脏基因表达的影响，研究结果显示人参水提物对 T1DM 和 T2DM 大鼠肾脏差异基因的调节数量分别为 325 个和 1634 个，其中 T2DM 差异基因涉及细胞表面受体、跨膜转运蛋白活性、过氧化物酶体增殖物激活受体（PPARγ）、苯丙氨酸代谢、柠檬酸（TCA）循环、糖酵解 / 糖异生等多个信号通路，关键的差异基因包括 Ppara、Pck1、Fbp2、G6pc、Hk2 等。综合转录组学结果发现，人参水提物对 T2DM 和 T1DM 大鼠共同调控的差异基因有 68 个，主要包括 Tlr7、Hk2、Clec5a 和 Mogat2 等。这些基因的共同调控通路，如 Toll 样受体（TLR）信号通路、核因子 κB（NF-κB）信号通路和趋化因子信号通路等，与糖尿病肾病进展中的炎症反应过程密切相关。这一发现揭示了人参水提物可能通过改善糖尿病大鼠的肾脏炎症反应，进而防治糖尿病引起的肾脏损伤进程。有学者通过转录组测序技术分析了华蟾酥毒基对肝细胞癌（HCC）细胞系 SMMC-7721 和 JHH7 基因表达的影响，结果显示 SMMC-7721 细胞在华蟾酥毒基处理后获得了 578 个差异表达基因，包括 309 个上调基因和 269 个下调基因；而 JHH7 细胞获得了 611 个差异表达基因，其中 349 个上调基因，262 个下调基因，两种细胞共获得 106 个差异表达的交集基因。这一发现为进一步探究华蟾酥毒基抑制 HCC 细胞增殖的潜在机制提供了重要的科学依据。有学者选取骨关节炎（OA）软骨细胞作为实验对象，并应用 Illumina 技术来比较对照组、骨关节炎样本组及淫羊藿素处理组中的软骨细胞 mRNA 表达情况，以识别表达差异性基因，结果表明淫羊藿素能显著降低多种细胞因子及趋化因子的表达水平。转录组学为阐释淫羊藿素在保护 OA 软骨细胞方面的作用机制发挥重要作用。

三、转录组学在中药复方作用机理研究中的应用

中药复方作为一种传统的中医治疗手段，其功效不单单是各药物疗效的简单相加，而是可以通过特定的配伍和药物的协同作用使药物发挥更大的疗效。然而，中药复方因其成分的复杂性、靶点的多样性，使得中药复方作用机制的研究更为复杂，研究难度更大。转录组学作为一种全局性的研究方法，是在整体水平上研究基因转录的情况及转录调控规律。转录组学的应用为研究中药复方的作用机理提供了新的研究手段，并取得了良好的应用成果。有学者选取 SD 大鼠作为研究对象，利用转录组测序技术分析了正常组、胶原诱导型关节炎模型组，以及接受瘀血痹片处理的大鼠关节组的基因表达谱，研究结果显示瘀血痹片处理组共筛选出 2435 个差异基因，其中 1324 个上调基因和 1111 个下调基因。这些差异基因主要涉及免疫反应、信号传导、炎症反应等生物过

程，细胞质膜、细胞外间隙、胞外区等细胞组分，以及蛋白结合、相同蛋白结合、受体结合等分子功能。此外，这些差异基因主要富集于 PI3K/AKT 信号通路、细胞因子受体相互作用信号通路、Janus 激酶 / 信号转导子信号通路和转录激活子信号通路等。这些发现为揭示瘀血痹片抑制滑膜炎症、缓解类风湿关节炎病情进展的关键机制奠定了基础。有学者采用高通量转录组测序技术和生物信息学方法对金花清感颗粒的药物作用机制进行了分析，研究表明金花清感颗粒对新型冠状病毒肺炎（COVID-19）患者展现出了显著的治疗效果，特别是在抵抗病毒感染后引发的血小板脱颗粒现象和血液高凝状态，以及由此导致的多器官氧化应激损伤方面，显示出了其潜在的治疗和修复能力。这一发现为深入理解金花清感颗粒在治疗 COVID-19 中的作用机制提供了重要证据。有学者以人胃黏膜上皮细胞作为研究对象，运用转录组测序技术，对经过健脾活血方干预前后的两组样本进行了分析，结果显示在这两组样本中，mRNAs 和 lncRNAs 的表达差异分别为 324 个和 845 个，其中上调的 mRNAs 有 172 个，下调的 mRNAs 有 152 个；上调的 lncRNAs 有 468 个，下调的 lncRNAs 有 377 个。这些研究结果为进一步深入探究健脾活血方在治疗慢性萎缩性胃炎癌前病变中的作用机制提供了理论基础。

总体来说，转录组学在中药复方药效作用机制研究中揭示了药物在分子水平上对生物体的影响，为中药复方的临床应用和新药研发提供了新的思路和方法。这也为进一步理解中药复方的药效机制和临床应用提供了重要的参考。

四、转录组学在中医疾病诊疗研究中的应用

转录组学技术通过分析特定基因的表达水平，识别患者在不同证候状态下的基因表达差异，以及发现特定疾病状态下的生物标志物，可为中医诊断提供了强有力的支持。利用转录组学揭示疾病状态下的病理变化和针灸治疗下的生物体微观变化，可为中医证候的科学性、标准性及针灸潜在作用机制提供重要的科学依据和理论支持。转录组技术不仅可以深化我们对疾病机制的理解，提升诊断的准确性和个性化治疗的效果，还可以促进中医学与西医学的融合，推动了中医领域的发展与创新。

有学者利用转录组测序技术分析内异膏治疗子宫内膜异位症的机制，结果发现假手术组和模型组之间共筛选出 189 个差异基因（上调 131 个、下调 58 个），GO 富集分析差异表达基因主要涉及细胞增殖等生物过程，KEGG 富集的通路主要包括 1L-17 信号通路、PI3K/AKT 信号通路、JAK/STAT 信号通路、TNF 信号通路等，提示转录组学在疾病中的应用可能为疾病的诊断提供基础。有学者运用转录组测序技术深入探究了补肾祛风通络方在治疗糖尿病肾脏病中的潜在分子机制，其通过对比空白对照组和糖尿病

肾脏病组，发现了 832 个差异表达基因，其中上调的关键基因包括 APOB、MCOLN3、TRPM8 和 TRPCS，而下调的关键基因包括 JPH2、UPK1B、UPK2、ADRA1D 和 F13A1。这一发现不仅为解析糖尿病肾脏病的诊断提供了理论基础，同时也为该病治疗机制的认识提供了思路。转录组技术在肾阳虚证、湿热证、痰湿证等中医证型分析中取得了一定的研究成果，其不仅提供了同一证型相关信号通路的共同差异表达，同时也提供了不同样本间的基因差异表达。另外，转录组学还能揭示不同疾病同一证型的基因差异表达，为同证异治提供重要的分子生物学基础。转录组学的应用还能为揭示针灸治疗的内在本质提供便利的研究方法，同时也为针灸治疗的内在机制提供一定的理论基础。有学者利用转录组学技术探究了抑郁症的发病机制及针刺抗抑郁的内在机制。有学者利用转录组学技术揭示了腰椎间盘突出症的部分发病机制，同时也解释了电针深刺"腰突五穴"治疗腰椎间盘突出症疗效的部分潜在分子机制。

第二节　蛋白质组学在中医药中的应用进展

蛋白质组学是一种研究生物体内蛋白质组成、结构、表达、修饰状态，以及蛋白质间相互作用的技术方法，在揭示疾病的发病机制及寻找药物治疗靶点方面发挥着重要作用。蛋白质组学技术为揭示药用植物中的活性成分、中药药效作用机制、中药复方药理作用机理及中医疾病诊断，提供了具有广泛应用前景的技术方法。

一、蛋白质组学在生药学研究中的应用

有学者利用蛋白质组学技术对人参的根部和茎叶组织中的蛋白进行了鉴定和分析，其在人参根部和茎叶组织中分别鉴定出了 2723 种和 3608 种蛋白，进一步对人参皂苷合成相关功能蛋白进行深入分析，并对皂苷生物合成进行空间研究后，发现 UDP- 糖基转移酶和细胞色素 P450 酶在人参茎叶中的种类远多于根部。这一发现暗示了人参皂苷的合成与修饰可能更多发生在茎叶中，然后再转运至根部进行贮存，同时也为不同生长阶段的人参种植提供了指导。另外，蛋白质组学技术通过揭示药用植物的活性成分在时空效应（时间效应和空间效应）、环境因子（如温度、湿度、紫外线辐射、盐分、外用植物激素及生物因子）影响下的变化，为药用植物中有效成分的累积提供了参考。

二、蛋白质组学在中药药效作用机制研究中的应用

有学者利用蛋白质组学技术，对通关藤注射液干预小鼠肺癌组织机制进行研究，共检测到 6272 种蛋白，并在给药组和模型组比较中发现了 176 种差异蛋白（上调 59 种，下调 117 种）。这些差异蛋白主要参与基因表达、细胞生物合成和 DNA 模板转录等。这为深入挖掘通关藤注射液对抑制小鼠肺癌肿瘤生长的作用机制提供了基础。有学者利用非标记定量蛋白质组学技术发现，茯苓三萜组与模型组比较，有 188 种差异表达蛋白，其中有 86 种差异蛋白表达上调，102 种差异蛋白表达下调，进一步研究发现茯苓三萜对小鼠的抑瘤作用主要涉及细胞凋亡、炎症反应和免疫过程。有学者运用蛋白质组学技术研究了红花黄色素对阿尔茨海默病的干预机制，研究结果表明模型组和给药组比较，Mvd、Map6d1 和 Rpl34 三种蛋白的差异表达显著，推测 Rpl34、Mvd 和 Map6d1 可能是红花黄色素抗阿尔茨海默病的关键分子靶标。基于以上研究，蛋白质组学在探究中药药效中的应用，不但可以揭示中药药效学的作用机制，还可以有助于筛选中药对于疾病治疗的分子靶标，因此蛋白质组学技术在中药药效作用机制中的研究具有良好的应用前景。

三、蛋白质组学在中药复方作用机理研究中的应用

有学者利用蛋白质组学技术，研究了榆栀止血颗粒对异常子宫出血大鼠蛋白表达的影响，通过定量分析共鉴定到 5496 种蛋白质，其中给药组与模型组之间共发现了 84 种差异蛋白（上调 28 种，下调 56 种），这些差异蛋白通过 KEGG 富集分析与 PI3K/AKT 信号通路、补体和凝血级联、血小板激活等信号通路有关。有学者采用了标记定量（TMT）蛋白质组学技术，对正常对照组、肝纤维化模型组、秋水仙碱治疗组、肝龙胶囊治疗组的大鼠肝脏组织标本进行了蛋白质鉴定与定量分析，研究结果显示，与模型组比较，肝龙胶囊治疗组的差异表达蛋白明显增加，共计 73 种，其中包含正调控蛋白 43 种和负调控蛋白 30 种。进一步研究发现，Arg1、Cps1、Mat1a、Sds、Tdo2 和 Gls2 等蛋白可能是肝龙胶囊治疗肝纤维化的关键蛋白，这些蛋白通过其相应的生物学功能发挥了抗肝纤维化的作用。有学者运用 TMT 蛋白质组学技术，研究了双补丸对于减轻雷公藤多苷片致雄性生殖损伤的作用机制，该研究共鉴定出 7381 种蛋白，并在雷公藤组与对照组比较中发现了 34 种差异蛋白，而在被双补丸干预后，这些蛋白的表达则回调至 21 种。这些差异表达蛋白通过富集分析发现，其主要涉及与生殖相关的磷脂酰 PI3K/AKT 信号通路及过氧化物酶体增殖物激活受体信号通路。

四、蛋白质组学在中医疾病诊疗研究中的应用

中医药在治疗疾病方面具有独特的优势和特点，不仅可以治疗疾病，还可以调节人体的整体功能和平衡。蛋白质组学技术作为一种重要工具，能够检测到生物体内特定的蛋白质，而其可能与某种疾病的发生、发展或特定病理过程密切相关。因此，通过分析体液中的蛋白质组成，或许能够发现用于中医疾病诊断的新生物标志物，同时，通过监测患者在接受中医治疗后蛋白质组成的变化，可以评估中医治疗的有效性和临床效果。

有学者对冠心病相关血液样本、血小板样本及高密度脂蛋白进行文献研究时发现，在冠心病患者和健康人群中，血液、血小板及高密度脂蛋白的蛋白质组学存在显著差异。此外，不同阶段的冠心病患者在蛋白质组学上的表现也有明显差异。这些差异主要与补体激活、脂质代谢及氧化应激反应有关。这提示补体激活和氧化应激反应的异常可能导致脂质代谢紊乱，从而增加冠心病的发病风险。因此，蛋白质组学研究在冠心病的预防、早期诊断，以及心血管危险事件的鉴别等方面具有重要意义。有学者利用无标记定量蛋白质组学技术探索了原发性痛经中气滞血瘀证的生物学基础，其对气滞血瘀证组、寒凝血瘀证组和健康组在月经周期第 2 天的血浆样本进行分析，发现气滞血瘀证组的差异表达蛋白 47 种，其中上调蛋白 27 种，下调蛋白 20 种。进一步的蛋白互作网络和拓扑参数分析显示，基质金属蛋白酶 8（MMP8）、基质金属蛋白酶 9（MMP9）、金属蛋白酶抑制剂 2（TIMP2）、乳转铁蛋白（LTF）和 E3 泛素连接酶 RBX1 是核心差异表达蛋白，被视为气滞血瘀证的生物学标志物。有学者运用同位素相对标记和绝对定量（iTRAQ）技术对早发冠心病患者血浆蛋白质组学进行分析，发现与健康对照组比较，早发冠心病患者的血浆蛋白质组发生了变化，其共检测到 32 种差异蛋白（22 种蛋白上调，10 种蛋白下调）。通过进一步的蛋白质印迹法（Western Blot）验证，确定了 BPGM 为早发冠心病患者血瘀证早期诊断的潜在生物学标志物之一。

基于以上研究，可知蛋白质组学对样本的全面分析和比较可筛选出与疾病相关的特定蛋白质，其可以用来辅助医生进行疾病诊断、预后评估和治疗监测。

五、总结与展望

转录组学和蛋白质组学作为生物信息学领域两个重要的分支，致力于研究生物体内基因转录产物和蛋白质的组成、结构、功能及相互作用，为理解生物体内的生理与病理过程提供了关键的工具和方法。随着科技的不断进步，特别是高通量测序技术的发展，转录组学和蛋白质组学已进入快速发展的时期。

　　转录组学领域中高通量测序技术的应用使得我们能够更全面、准确地研究基因的表达谱、调控机制和网络。转录组学的发展方向包括单细胞转录组学、组织和时间分辨的转录组学及整合多组学数据等方面的研究。这些研究将有助于深入理解基因的调控网络、细胞功能和疾病发生发展机制。蛋白质组学已经成为研究蛋白质表达、定量和功能的重要手段。随着质谱技术的不断完善和液相色谱质谱联用技术的广泛应用，蛋白质组的研究水平也得以大幅提升。单细胞蛋白质组学、功能蛋白质组学，以及蛋白质与代谢物相互作用等方面的研究发展，将有助于更深入地理解生物体内蛋白质的功能和调控机制，为疾病治疗提供新的靶点和策略。

　　转录组学和蛋白质组学联用具有多方面的优势：①相互补充，提供多维度数据，获取更全面的生物信息。②方便筛选潜在的生物标志物。③揭示复杂的蛋白质调控网络。④揭示疾病发病机制及加速药物的开发。⑤利于疾病治疗策略的优化。两大组学技术的联合应用已为生命科学研究和医学领域带来了重大的进展和突破，并有望为疾病的早期诊断、个性化治疗等方面提供更有效的解决方案。

　　转录组学和蛋白质组学在中医药领域的应用，为中医药的研究和发展提供了新的思路和方法，使研究人员能够更全面地了解中医药的作用机制，为中医药提供更有利的科学依据。未来，随着技术的不断进步和发展，中医药领域的研究将更加深入和精准。通过整合转录组学和蛋白质组学的数据，可以构建出更加完整和准确的生物信息学模型，帮助预测中医疾病的治疗和中药的药效、不良反应及作用机制。此外，随着单细胞转录组学和蛋白质组学技术的发展，我们可以更好地理解中药在不同细胞类型和个体之间的差异，为个性化中医药治疗提供更加精准的指导。

　　总之，转录组学和蛋白质组学在中医药领域的应用正逐步展现出强大的潜力，并为推动中医药的现代化发展和国际化进程做出重要贡献。转录组学和蛋白质组学的发展不仅推动了生物学领域的进步，也为医学诊断、治疗和个性化诊疗提供了新的可能。通过不断深化研究和加强合作，相信转录组学和蛋白质组学技术将为中医药的研究和临床应用带来更多的突破和创新，为人类健康做出更大的贡献。

第三节　单细胞测序在中医药领域的应用

　　单细胞测序技术（Single-cell sequencing）是一种对个体细胞进行高通量、高分辨率测序的技术，能够在单个细胞水平上，对基因组、转录组、表观组进行高通量测序，揭示单个细胞的基因结构和基因表达状态。单细胞测序技术主要包括单细胞基因组测序、转录组测序和表观遗传学测序。目前，单细胞测序已经在肿瘤学、组织学、免疫学等多个领域得到广泛应用。在中医药领域，单细胞测序技术的应用也逐渐开始引起关注，其中单细胞转录组测序（scRNA-Seq）的广泛应用不但为更好地了解疾病和制定治疗方案提供了关键资源，同时在发现药物治疗靶点方面展现出了巨大潜力。

一、单细胞测序在中医证候研究中的应用

辨证论治是中医治疗模式的突出特点和中医学整体观和辨证观的集中体现。中医证候是对疾病在其发展过程中某一阶段或某种类型的病理状态所作的概括性描述，然而证候主观辨证的客观依据较为缺乏。利用单细胞测序技术进行生物检测，可以为中医辨证提供客观数据。有学者利用第二代 scRNA-seq 技术 Smart-seq 2 探讨了结直肠癌的中医证候分型与肿瘤细胞和微环境异质性的相关性，其首先利用 Smart-seq 2 从 11 例原发性结直肠癌肿瘤中分离出 662 个细胞，鉴定并验证了 14 个不同的细胞簇。为了阐明结直肠癌细胞与中医证候及微环境异质性的关系，其研究分析了实证（ES）、虚证（DS）和虚 - 实证（DES）3 个肿瘤单细胞亚群在结直肠癌中的分布情况，结果表明虚证贯穿于结直肠癌肿瘤细胞功能进化的全过程，中期以虚 - 实证为主，后期以实证为主。结直肠癌的中医证候分型可能与肿瘤细胞亚群的分布及其异质性有关。

二、单细胞测序在中药汤剂研究中的应用

中药复方中含有多种药物成分，各成分之间相互作用，故而复方的总体效果往往比单一成分显著。单细胞测序技术可以帮助科研人员深入探究复方药物的作用机制。有学者综合肝脏单细胞 RNA 测序和非靶向代谢组学技术揭示了清肺排毒汤对冠状病毒诱导的肺炎小鼠的免疫和代谢调节作用。有学者利用单细胞测序技术揭示了补阳还五汤治疗脑缺血后神经功能恢复的潜在作用机制。在健脾益气补肝益肾汤、痛泻安肠汤、仙莲解毒汤的药效作用机制探索中，单细胞测序技术的应用为揭示其在疾病中的作用机制提供了可靠的研究方法。

三、单细胞测序在中成药作用机制研究中的应用

目前，单细胞测序在中成药作用机制探究中的应用备受关注。有学者利用单细胞 RNA 测序发现 PD-1 抑制剂与参麦注射液联合应用对非小细胞肺癌的抗肿瘤免疫增强。有学者基于单细胞转录组进行了复方苦参注射液治疗三阴性乳腺癌的机制研究。有学者利用乙酰胆碱和氯化钙诱导的房颤模型评估了芪柏生脉颗粒对房颤的影响，并进一步利

用单核 RNA 测序技术阐明了芪柏生脉颗粒调节钙转运蛋白在维持心肌细胞钙稳态中的作用。雷公藤多苷片（TGT）是临床上用于治疗自身免疫病的一种药物，可以治疗类风湿关节炎、狼疮性肾炎、强直性脊柱炎等。值得注意的是，雷公藤多苷片的器官毒性已引起广泛关注，其中肝毒性占比较高。有学者对 TGT 诱导的急性肝损伤小鼠模型的肝组织进行单细胞 RNA 测序，共鉴定出 15 种特定亚型的细胞，分析发现 TGT 在不同空间位置均可引起肝内皮细胞明显的炎症反应，导致肝细胞凋亡和脂肪酸代谢功能障碍，肝淋巴细胞免疫功能紊乱，进而通过调节多种信号通路干扰肝脏微环境中的细胞间串扰。这些发现阐明了 TGT 诱导急性肝损伤的机制，为临床安全合理的用药提供了新的见解。

四、单细胞测序在中药药效物质研究中的应用

单细胞 RNA 测序为中药药效物质筛选、中药作用靶点提供了新的研究方法。有学者探究了中药化合物在改善结直肠癌（CRC）免疫治疗中的潜在应用，其对 594 个中药单体成分进行了多维度筛选，研究发现苍术烯内酯Ⅰ（Atractylenolide Ⅰ）是一种能显著增加肿瘤抗原呈递，提高 CRC 免疫治疗疗效的化合物，并证实了白术内酯Ⅰ与免疫检查点抑制剂 PD-1 单抗联合应用能够起到协同增效作用，进一步应用单细胞测序等技术可以明确调节肿瘤免疫微环境的作用机制。scRNA-Seq 作为一种高通量筛选中药天然抗癌化合物及其靶基因的方法，为开发肿瘤替代抗肿瘤化疗方案提供了新的思路。中药药效物质研究中 scRNA-seq 技术的引入，将大大提高中药药效活性成分筛选的效率和准确性。

五、单细胞测序在中药安全性研究中的应用

中药的安全性是制约中药发展的一大因素。许多有毒中草药都缺乏毒性数据。通过网络药理学、RT-qPCR、单细胞测序、质谱等技术的综合应用，能够从毒性作用、毒性机制、毒性物质三个方面构建出"成分 - 靶点 - 途径 - 作用"网络，为多源毒性中药危害的鉴定提供技术支持。雷公藤作为一种具有多种药效作用的中药，其在发挥治疗作用的同时，亦有潜在的毒性作用。关于雷公藤毒性的研究多采用网络药理学及相关实验验证，而单细胞测序的应用可能为其提供新的技术支持。

六、总结与展望

目前，已有很多研究开始将单细胞测序技术应用于中医药领域。这些研究为中医药领域的发展提供了新的方法和思路。总体来说，单细胞测序技术在中医药领域的应用前景广阔，将有助于揭示中医药的作用机制，筛选有效的药效物质及对中成药的疗效进行评价。相信随着技术的不断进步和研究的深入开展，单细胞测序技术必将为中医药的研究和临床应用带来更多的创新和突破。

第四节　组学数据常用分析方法

高通量测序是现代医学研究的关键技术之一，它能够产生多层次的生命组学表达谱数据，从而获得细胞或组织在特定条件下的基因表达全貌，包括转录组学、蛋白质组学和代谢组学等，进而揭示基因表达水平与复杂疾病发生发展的关系。为了高效解读组学表达谱数据，研究人员开发了系列数据分析方法与工具。

一、组学数据基本概念介绍

1. 基因芯片表达谱

在芯片上固定已知序列的探针（这些探针可以是 cDNA、寡核苷酸或其他类型的核酸片段，它们按照特定的排列被固定在芯片上），当带有荧光或其他标记物的样品 DNA 或 cDNA 与芯片上的探针杂交时，只有与探针完全匹配的核酸序列才会结合，随后通过激光扫描和计算机分析，即可确定样本中的活跃基因，以及存在变异或表达水平发生变化的基因。相对的荧光强度或信号强度代表基因表达水平，这些信号与目标 mRNA 的丰度成正比。分析通常包括数据预处理、背景校正、信号对数转换、归一化等步骤，然后得到基因芯片表达谱。

2. 高通量测序表达谱

利用高通量测序技术检测生物组织转录本表达（RNA-seq）时，会产生大量的序列读段（Reads），这些 Reads 可被映射到参考基因组上。在转录组研究中，Reads 映射到特定基因或转录本上的读段的数量统计为 Count 值，反映测序过程中获得的该基因或转录本的直接读段数。由于测序深度和基因长度的不同。具体来说，测序深度越高 Count

值可能越大；基因长度越长，产生的读段可能越多，Count 值也越大。Count 值是评估基因表达差异、进行差异表达基因分析的基础，也是构建复杂表达谱、理解生物学过程和疾病机制的重要数据。

Count 值不能代表基因表达水平，不能直接用于不同样本间的比较，需要进行标准化处理，如将 Count 值转换为 FPKM 或 TPM，则可消除测序深度和基因长度对表达量估计的影响，使得不同样本间的基因表达量可以直接比较。FPKM 计算首先考虑了基因的长度（以千碱基为单位）和总的测序深度（以百万 reads 或 fragments 为单位），详见公式（3-1）。

$$FPKM = \frac{10^9 \times read\ mapped\ to\ gene}{gene\ length(kb) \times total\ mapped\ reads(in\ millions)} \qquad (3-1)$$

FPKM 值表示每百万 reads 中，映射到每千碱基因长度的 reads 数量。TPM（Transcripts Per Million）也对基因长度和测序深度进行了校正。与 FPKM 不同，TPM 首先对每个基因的 reads 数进行基因长度的归一化，然后再进行测序深度的归一化，最终得到转录组高通量测序 RNA-seq 表达谱。

二、差异分析（解析差异基因或差异蛋白）

1. 差异分析基本概念

差异基因分析是组学研究的核心环节，旨在揭示不同实验条件下基因及蛋白质表达的显著变化，对于理解生物学过程、疾病机制及治疗靶点的发掘至关重要。其理论基础构建于两个核心数学概念：log_2 Fold Change（log_2FC）的量化与 P 值（Probability value）的统计推断，详见公式（3-2）。

$$log_2FC = log_2\left(\frac{Expression\ in\ Group\ A}{Expression\ in\ Group\ B}\right) \qquad (3-2)$$

Log2FC 是在差异表达分析中常用的指标，用于量化两个条件或样本组之间基因表达水平的变化幅度。通过对组间平均表达值进行比对（例如疾病组表达均值 / 对照组基因表达均值）并取对数变换（base 2），有效衡量了表达水平的变化幅度。这里的 Group A 和 Group B 代表对比的两个条件或样本组。如果 log_2FC 为正数，说明在 Group A 中的表达量高于 Group B；如果是负数，则说明在 Group A 中的表达量低于 Group B。数值的绝对大小反映了变化的幅度，绝对值越大，表示变化越显著。如果一个基因在一组中的表达量是另一组的 2 倍，那么 log_2FC 就是 1；如果是 4 倍，则 log_2FC 为 2。相反，如果表达量变为原来的一半，则 log_2FC 为 -1。在差异分析的结果解读中，log_2FC 常与 P 值联合使用，以确定哪些基因的表达差异既显著又具有生物学意义。

P 值（Probability value）是统计学中的一个重要概念，用来衡量观测到的数据或更极端数据出现的概率。P 值可以帮助我们判断实验结果是否仅仅是由于随机变异造成的，还是确实反映了某种真实效应。P 值评估则涉及 t 检验或秩和检验，以区分观测到的差异是否超出随机变异范畴，在此之前需通过 Kolmogorov–Smirnov 或 Shapiro–Wilk 检验确认数据的正态分布特性。为确保分析的稳健性，对于正态分布的数据我们一般采用 t 检验，不符合正态分布的数据则采用秩和检验。样本的预筛选不可或缺，主成分分析（PCA）与层次聚类（HC）在此环节扮演关键角色，可以帮助排除异常样本，保障后续分析的信度与效度。

2. 常见差异基因分析工具

R 语言等相关编程工具已有多种统计模型及软件包被广泛应用于揭示转录组及蛋白质组的表达差异，它们各有侧重，适用于不同的数据特性和分析需求。

（1）limma 包：以其灵活性著称，不仅适配于基因芯片数据，而且可以高效处理转录组大数据集。其通过高级统计方法以有效降低假阳性率，同时支持计数数据和标准化数据输入，因而可以广泛而精准地分析复杂数据。它基于线性模型框架，提供了稳健的统计方法来处理方差异质性问题。

（2）DESeq2 包：其专为转录组数据设计，强调对原始计数矩阵的直接运用，基于负二项分布模型，能有效处理序列深度不均和离散数据特性。DESeq2 通过估算每个基因的离散度来校正变异，进而提高差异表达分析的准确性，尤其在小样本研究中能敏感捕捉细微的表达变化。虽然其分析周期可能较长且存在假阴性风险，但在精确差异检测上的性能卓越。

（3）edgeR 包：同样专注于转录组数据分析。edgeR 包使用广义线性模型（GLM）和负二项分布来模型化基因表达数据，可提供灵活的对比设置和复杂的实验设计支持，同时优化了对大样本数据集的处理能力，可提供快速分析途径。虽然 edgeR 包需警惕假阳性升高的可能性，但其在大规模数据处理上的效率与敏感度平衡得宜。

（4）SAMseq 包：具备跨平台应用能力，适用于基因芯片及转录组数据。该方法在控制假发现率（False Discovery Rate，FDR）方面表现出色。尽管其计算复杂度较高且耗时，且假阳性率相对偏高，但对要求统计严谨性的研究而言，SAMseq 提供了可靠的选择。

三、聚类分析（解析基因复杂的表达模式）

1. 聚类分析基本概念

聚类分析的核心目标在于从复杂的组学数据中，通过识别和组织具有相似表达行为的分子，构建出高度内聚的模块（聚类）。此过程利用多种相似性或距离度量技术（如欧氏距离等），以科学严谨的方式精炼数据，消除噪音影响，强化结果的生物学意义。

2. 聚类策略

（1）K 均值聚类：K 均值算法，作为经典迭代策略的代表，以其简洁高效著称。K 均值算法通过重复划分过程，将基因或蛋白质按其表达模式的相近程度归纳为 K 个独立的聚类。然而，算法的起点即初始聚类中心的随机设定，引入了结果可变性的问题，要求多次执行以提升稳定性和可靠性。此外，预设 K 值的恰当选择成为一大难题，过高可能导致过度细分，忽视了数据的自然结构；过低则可能模糊关键差异，降低了分析的分辨率和生物学洞察力。

（2）层次聚类：层次聚类法，尤其是凝聚型策略，采取了一种自下而上的递进思路，逐步融合最相似的单元直至整个数据集归为单一类别。这种方法无须预设聚类数量，赋予了结果解释上的极大灵活性，并便于多尺度分析。然而，数据规模增长带来的指数级增加的计算量，限制了其在大数据集上的直接应用，尤其是在资源有限的环境中。分裂型层次聚类则与凝聚型相反，开始时将所有数据作为一个整体，然后逐渐分裂成越来越小的簇，直到每个数据点自成一簇或满足停止条件。层次聚类为理解复杂生物系统的多层次结构提供了强有力的工具。

四、基因富集分析（预测基因生物学功能）

1. 基因富集分析基本概念

基因富集分析旨在通过对已筛选的基因和蛋白进行功能性归类，探究这些基因或蛋白在研究背景下的共性特征，以便系统地揭示基因或蛋白在生物体系中的功能角色，有效识别参与疾病进程或治疗响应的关键基因或蛋白。该分析过程依赖于权威的基因注释资源，如基因本体（Gene Ontology，GO）数据库和京都基因与基因组百科全书（Kyoto Encyclopedia of Genes and Genomes，KEGG）。GO 数据库，是一个跨物种的基因功能分类标准，广泛应用于基因功能注释。KEGG 数据库，由日本京都大学 Kanehisa 实验室开发，专注于从系统层面整合基因组信息与功能理解，促进对细胞、生物体乃至生态系统高级功能和实用性的深入认识，尤其是在分子水平数据解析上的应用。

2. 常用基因富集分析方法

基因富集分析的主流方法包括 Fisher 精确检验（应用于 GO 和 KEGG 富集）、基因集富集分析（Gene Set Enrichment Analysis，GSEA）和基因集变异分析（Gene Set Variation Analysis，GSVA）。

Fisher 精确检验基于超几何分布原理，适用于蛋白质组学及基因组学。该方法仅需用户提供待分析的基因或者蛋白质集合，即可揭示显著富集的功能模块。其分析结果直接且易于解读，但可能因过分简化而忽视非显著但功能关键的基因。

GO 富集分析旨在揭示一个基因集合（如差异表达基因）中特定 GO 术语（Gene Ontology terms）的过表达或富集情况。GO 术语系统地描述了基因产物（如蛋白质）的功能属性——分子功能（molecular function）、细胞组件（cellular component）和生物学过程（biological process）。通过统计学方法（如 Fisher 精确检验、超几何分布检验等），分析给定基因集与背景基因集（如整个基因组），比较哪些 GO 术语出现了显著的富集。这种分析有助于理解基因集合在分子层面、细胞结构和生理过程中的潜在功能。

KEGG 富集分析则侧重于探究基因或蛋白质在已知代谢途径和信号传导通路中的富集情况。KEGG 数据库收集了大量的生物化学途径信息，包括代谢途径、疾病通路、基因调控网络等。通过富集分析，研究者可以了解差异表达基因是否集中在特定的通路上，从而推断出潜在的生物学机制、疾病相关通路或药物靶标。与 GO 富集分析类似，KEGG 富集分析也是通过比较研究基因集与背景基因集在 KEGG 路径上的分布，利用统计方法来确定显著富集的通路的。

GSEA 与 GSVA 是基于组学表达的富集分析方法。GSEA 用于检测预定义的基因集（比如参与特定生物学过程或通路的基因）是否在基因表达数据中显示出整体的表达差异。它不是基于单个基因的显著性，而是关注整个基因集的表现。GSEA 通过将基因按照在样本间的表达差异排序，然后计算基因集成员在排序列表中的分布情况，以此评估基因集是否在顶部（高表达）或底部（低表达）富集。

GSEA 可以揭示单个基因变化不显著，但作为一个整体与表型或实验条件相关的基因集。GSVA 是一种计算样本中基因集活性分数（gene set activity scores）的方法。它不依赖于基因排序，而是直接从原始表达矩阵出发，通过考虑基因在每个样本中的表达水平和在特定基因集中的相对位置，计算出每个样本中各个基因集的表达活跃度。这使得 GSVA 能够量化每个样本中基因集的整体表达变化或活性，进而分析不同样本或条件下的基因集活性差异。GSVA 特别适合样本间差异较小或想直接比较样本间基因集活性的情况，而且它不要求预先定义任何分组信息，因此更适用于探索性分析。

GO 与 KEGG 富集分析通过 P 值初步揭示基因集合的生物学意义。GSEA 和 GSVA 都是基于基因集表达水平的分析工具，但 GSEA 侧重于通过排序基因表达值来寻找基因集的整体富集趋势，而 GSVA 则是直接评估各个样本中基因集的表达变异或活性。选择哪种方法取决于研究的具体问题和数据特性。

五、基因网络分析（发掘关键基因模块）

基因网络分析是一种系统生物学方法，它通过研究基因之间的相互作用和相关性来揭示基因在生物学过程和疾病中发挥协同作用的机理。常见的基因网络分析包括基因共表达网络分析与蛋白质互作网络分析。

1. 基因共表达网络

基因共表达网络通过分析基因表达数据来识别基因之间相互作用的一种方法。该网络的构建基于一个假设：如果两个或多个基因在不同的条件下表达模式相似（计算基因之间的相关系数如皮尔逊相关系数、斯皮尔曼相关系数等），那么它们可能在生物学功能、调控机制或代谢途径上存在某种关联，因此可以帮助研究者发现基因之间的新关联，从而揭示未知的生物学功能和调控机制。加权基因共表达网络分析（WGCNA）是一种流行的构建和分析基因共表达网络的方法，它通过计算基因对之间的相关性并加权，进而找出高度相关的基因模块。

2. 蛋白质 – 蛋白质互作网络

蛋白质 – 蛋白质互作网络（PPI）是一种系统生物学方法，其基于已知的蛋白质互作关系数据（来自实验验证、生物信息学预测或公共数据库），来研究蛋白质之间的物理或功能相互作用。这些相互作用对于理解细胞内信号转导、代谢调控、蛋白质复合体的组装等基本生命过程至关重要，通常可使用 Cytoscape 等网络可视化工具展示基因互作网络，帮助直观理解互作关系。另外，可通过分析网络的拓扑特性，如网络密度、中心性、聚类系数等，识别网络中的关键基因或模块，对网络中的关键基因或模块进行功能注释，然后通过富集分析来识别其所涉及的生物学过程、分子功能或细胞组分。

基因共表达网络关注的是基因表达水平的统计相关性，而蛋白质互作网络则关注蛋白质实际的物理接触和功能交互。前者基于转录组数据，后者依赖于实验验证或预测的蛋白质互作数据。基因共表达网络分析有助于识别共调控的基因模块和潜在的生物标志物，而蛋白质互作网络分析则侧重于理解分子机制、信号通路和蛋白质功能的系统性组织。两者虽关注点不同，但又相辅相成，共同为深入理解复杂的生物系统提供重要的视角和工具。在实际研究中，常常会结合这两种网络分析，从基因表达调控到蛋白质功能实施，形成对生物学过程的全面认识。

　　综上所述，通过高通量测序技术和一系列先进的数据分析工具，研究人员能够系统地揭示基因和蛋白质的表达模式及其生物学功能，识别与疾病相关的关键分子和调控机制。在中医药研究中，组学数据分析已展现出巨大的潜力和良好的应用前景。研究人员可以深入探讨中药复方的复杂成分及其相互作用机制，揭示中药的多靶点、多途径作用模式；利用高通量测序技术，可以系统地分析中药对基因表达、蛋白质组及代谢组的全面影响，进而揭示中药治疗疾病的分子机制和疗效评价。

下 篇

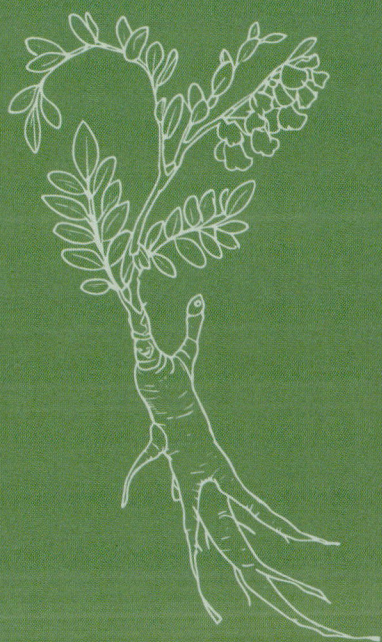

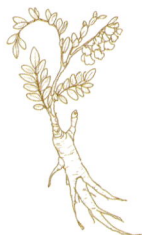

第四章
复方苦参注射液
干预胃癌的研究

复方苦参注射液是临床中常用于胃癌治疗的中药注射液之一。相关系统评价和临床试验均显示复方苦参注射液与化疗联用可以提高临床有效率和患者生存质量，并可减少化疗引起的相关不良反应。同时，复方苦参注射液在临床中也有单独应用干预胃癌晚期患者的应用实例。本章系统介绍了复方苦参注射液干预胃癌的药效与分子机制研究，特别着力阐述了其通过调控 ceRNA 网络干预胃癌的多尺度、多靶点、多层次药理机制。

第一节　复方苦参注射液干预胃癌的药效学评价

本研究通过复方苦参注射液干预胃癌小鼠模型和胃癌细胞系实验，评价复方苦参注射液干预胃癌的药效与作用特点。其中，小鼠实验重点检测肿瘤学指标、血液学指标、免疫学指标；细胞实验主要考查细胞活力、增殖能力、黏附能力、迁移和侵袭能力。

一、复方苦参注射液对胃癌小鼠模型的干预作用

（一）研究材料

615 品系小鼠，雄性，SPF 级，5 ～ 7 周龄 36 只，体重（20±2）g，购于中国医学科学院血液学研究所，实验动物许可证号：SCXK（津）2020-0001，实验动物质量合格证号：NO.0012278；饲养于北京中医药大学实验动物中心，实验动物使用许可证号：1121043000423。小鼠胃癌细胞 MFC 购于武汉普诺赛生命科技有限公司，该细胞系通过

STR鉴定，不存在细胞系污染，其常规培养条件为RPMI-1640完全培养基（90%RPMI-1640+10%FBS），无菌培养于饱和湿度下，37℃、5%CO_2培养箱中。

（二）研究方法

1. 胃癌小鼠模型的构建

取生长状态良好的小鼠胃癌细胞MFC，3mL PBS轻柔洗涤细胞1次，0.25%Trypsin（不含EDTA）消化3min后完全RPMI-1640培养基终止消化，1000 rpm离心6min，弃上清，完全RPMI-1640培养基重悬细胞。细胞计数后，调整细胞密度为5×10^7/mL。对健康活泼的615小鼠右腋下备皮，碘伏消毒后，每只小鼠皮下注射200μL MFC细胞悬液。每3天测量1次小鼠体重和瘤体积。当瘤体积达到100mm^{3}时判定为胃癌小鼠模型造模成功。

2. 药物干预方案

根据人复方苦参注射液（CKI）每日临床最大给药剂量，基于体表面积换算法，换算复方苦参注射液65.0mg·kg^{-1}为等效剂量，作为小鼠每日给药剂量。

药物干预方案：将造模成功的胃癌小鼠随机分为6组：模型组（Vehicle）、复方苦参注射液65.0mg·kg^{-1}组、复方苦参注射液130.0mg·kg^{-1}组、5-氟尿嘧啶组（5-FU）、5-氟尿嘧啶+复方苦参注射液65.0mg·kg^{-1}组、5-氟尿嘧啶+复方苦参注射液130.0mg·kg^{-1}组，每组6只。给药之前，对各组小鼠的体重、瘤体积的均衡性进行检验，统计学结果显示无显著性差异后方可开始药物干预。复方苦参注射液65.0mg·kg^{-1}组、复方苦参注射液130.0mg·kg^{-1}组、5-FU+复方苦参注射液65.0mg·kg^{-1}组、5-FU+复方苦参注射液130.0mg·kg^{-1}组，4组小鼠每天腹腔注射相应剂量的复方苦参注射液。5-FU组、5-FU+复方苦参注射液65.0mg·kg^{-1}组、5-FU+复方苦参注射液130.0mg·kg^{-1}组，3组小鼠每2天1次，腹腔注射25.0mg·kg^{-1}5-FU。模型组小鼠腹腔注射无菌0.9%生理盐水。5-FU和复方苦参注射液间隔4h以上给药。待复方苦参注射液给药第20天后，进行相关实验指标检测。

3. 实验与检测项目

（1）胃癌小鼠肿瘤组织、脾脏组织、胸腺组织HE染色。

（2）胃癌小鼠肿瘤组织免疫组织化学染色。

（3）胃癌小鼠肿瘤组织TUNEL染色。

（4）胃癌小鼠肿瘤组织、脾脏中T细胞流式检测。

（5）胃癌小鼠血清 ELISA 检测。

4. 统计学分析

所有收集、记录的数据均采用 R 软件（version 4.2.1）或 GraphPad Prism 9.0 软件进行统计学分析，除另有说明外，数据结果均以 $\bar{x}\pm SD$ 表示平均值和离散程度。非配对 Student's t test（T test）被用于两组间差异比较分析，单因素方差分析（One-way analysis of variance，one-way ANOVA）及 Tukey 多重假设检验（Tukey's Honest Significant Differencefor，Tukey's HSD）被用于多组间差异比较分析，$P < 0.05$ 被定义为具有统计学意义，差异具有显著性。

（三）研究结果

1. 小鼠基础生理指标情况

给药前各组小鼠以肿瘤体积和体质量为监测指标进行均衡性检验，结果显示各组之间无统计学差异（$P > 0.05$），说明分组合理。各组小鼠活泼状态、毛发光泽度均未观察到异常，但 5-FU 组可见小鼠体型略瘦小。在治疗方案执行的全过程，模型组小鼠的皮下瘤生长趋势明显比其他组小鼠的皮下瘤生长趋势快，5-FU 组小鼠体质量呈下降趋势。药物干预结束时，5-FU 组小鼠体质量显著低于模型组小鼠（$P < 0.05$），而 5-FU 联合复方苦参注射液治疗组小鼠均未出现体质量显著降低的情况（$P > 0.05$），其余各组小鼠体质量变化不明显，体质量数值无显著差异（$P > 0.05$）。

2. 小鼠肿瘤学指标情况

待治疗结束后，与模型组比较，接受各自相应治疗小鼠的皮下瘤体积、皮下瘤质量，以及皮下瘤质量与小鼠质量的比值（小鼠肿瘤负荷）均较低（$P < 0.05$），见图 4-1。5-FU+ 复方苦参注射液 130.0mg·kg^{-1} 组小鼠的肿瘤负荷显著低于 5-FU 组小鼠（$P < 0.05$），表明 5-FU 和较高剂量的复方苦参注射液联合使用可以明显降低肿瘤密度。

肿瘤组织 HE 染色结果显示，模型组肿瘤组织结构重度异常，肿瘤细胞互相交错呈编织状排列，肿瘤细胞多呈梭形或不规则形状，大小明显不等，大量区域明显坏死，大量细胞坏死变性、胞核分裂，可见大量明显的脂肪空泡浸润，有大量炎症细胞浸润。复方苦参注射液 65.0mg·kg^{-1} 组肿瘤组织结构轻度异常，肿瘤细胞互相交错呈编织状排列，肿瘤细胞多呈梭形或不规则形状，大小明显不等，个别区域轻度坏死，部分细胞坏死变性、胞核分裂，未见明显的脂肪空泡浸润，有少量炎症细胞浸润。复方苦参注射液 130.0mg·kg^{-1} 组肿瘤组织结构轻度异常，肿瘤细胞互相交错呈编织状排

各组小鼠肿瘤外观形态

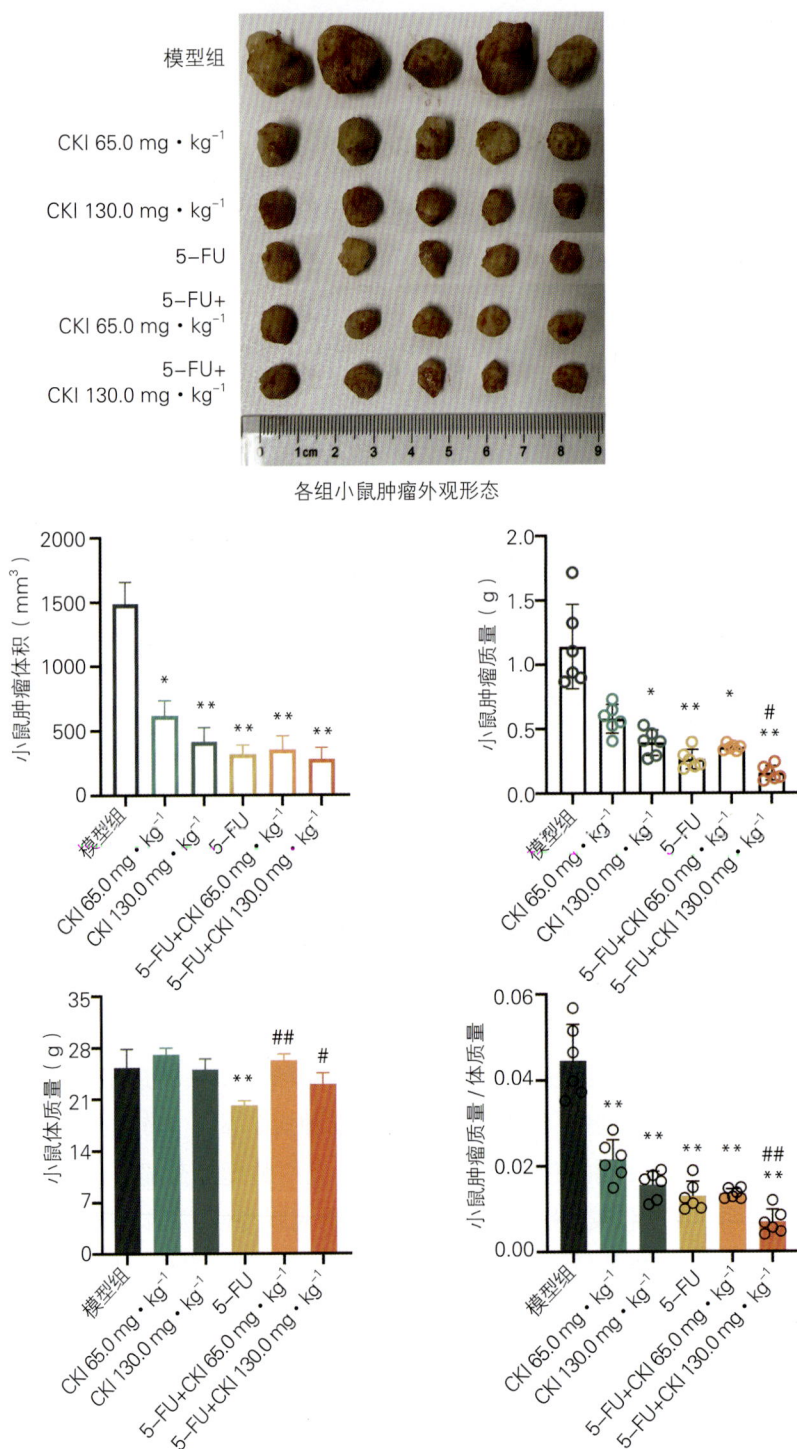

图 4-1　复方苦参注射液对胃癌小鼠模型瘤体积、瘤质量和体质量的影响

注：与模型组比较，$^{*}P < 0.05$，$^{**}P < 0.01$；与 5-FU 组比较，$^{#}P < 0.05$，$^{##}P < 0.01$。

列，肿瘤细胞多呈梭形或不规则形状，大小明显不等，未见明显坏死区域；部分肿瘤细胞深染变性；部分肿瘤细胞气球样变性，有少量炎症细胞浸润。5-FU组肿瘤组织结构中度异常，肿瘤细胞互相交错呈编织状排列，肿瘤细胞多呈梭形或不规则形状，大小明显不等，部分区域明显坏死，部分细胞变性坏死、胞核分裂，个别细胞有脂肪空泡浸润，少量肿瘤细胞气球样变性，有部分深染的炎症细胞浸润。5-FU+复方苦参注射液65.0mg·kg^{-1}组肿瘤组织结构轻度异常，肿瘤细胞互相交错呈编织状排列，肿瘤细胞多呈梭形或不规则形状，大小明显不等，部分区域可见明显坏死；少量细胞变性坏死、胞核分裂，未见有明显的脂肪空泡浸润，有少量炎症细胞浸润。5-FU+复方苦参注射液130.0mg·kg^{-1}组肿瘤组织结构重度异常，仅剩个别肿瘤细胞互相交错呈编织状排列，肿瘤细胞多呈梭形或不规则形状，大小明显不等，大面积区域可见明显坏死，大量细胞变性坏死、胞核分裂，未见明显脂肪空泡浸润，有大量炎症细胞浸润。上述结果提示，复方苦参注射液无论是单独使用还是与5-FU联合使用均对胃癌细胞有抑制效应。

肿瘤组织IHC染色结果显示，与模型组比较，各治疗组小鼠肿瘤细胞增殖指标PCNA的阳性率显著下降（$P < 0.05$），尤其以5-FU组和5-FU+复方苦参注射液130.0mg·kg^{-1}组下降趋势更为显著，见图4-2A、图4-2B。

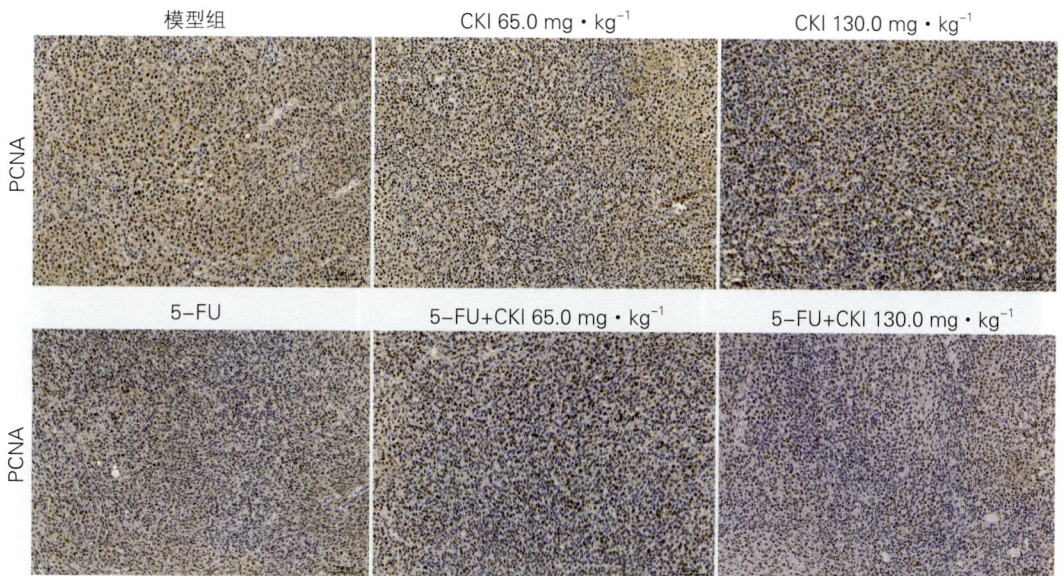

图4-2A　各组小鼠肿瘤增殖指标PCNA免疫组织化学检测结果

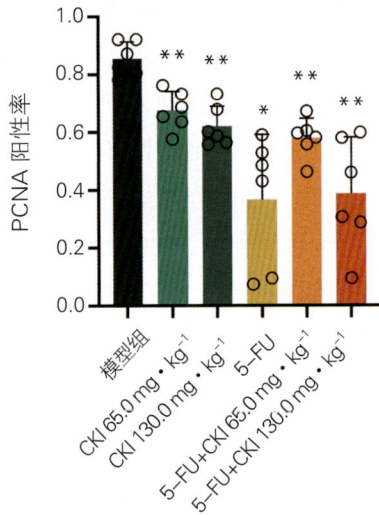

图 4-2B 各组小鼠肿瘤增殖指标 PCNA 免疫组织化学检测结果

注：与模型组比较，$*P < 0.05$，$**P < 0.01$。

肿瘤组织 TUNEL 法染色结果显示，与模型组比较，各治疗组小鼠 TUNEL 阳性率显著升高（$P < 0.05$），尤其以 5-FU+ 复方苦参注射液 130.0mg · kg^{-1} 组升高趋势更为显著，见图 4-3A、图 4-3B。

上述结果提示，复方苦参注射液在体内实验中，无论是单独使用还是与 5-FU 联合使用均可抑制胃癌细胞增殖和诱导胃癌细胞凋亡。

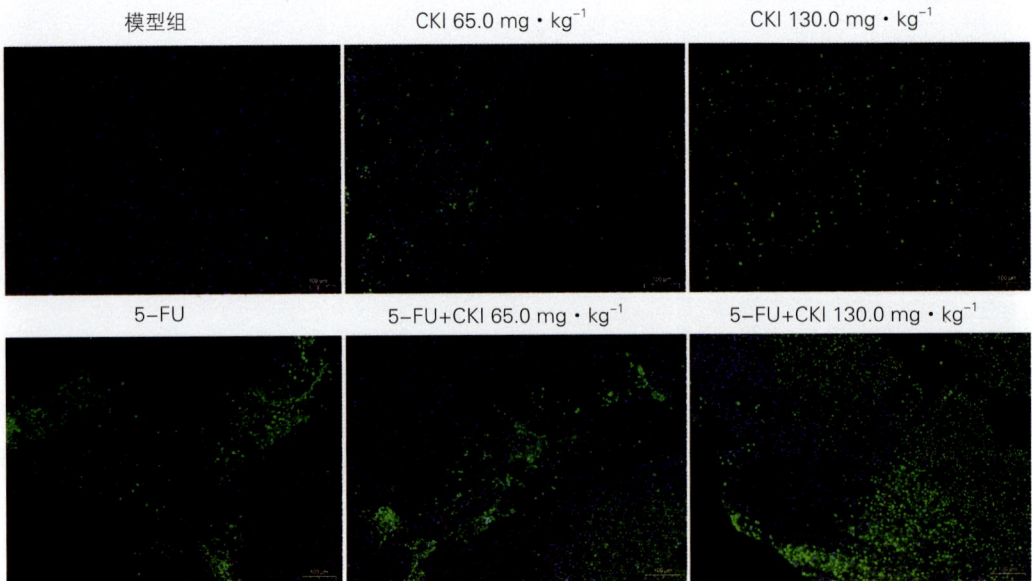

图 4-3A 各组小鼠肿瘤组织 TUNEL 染色检测结果

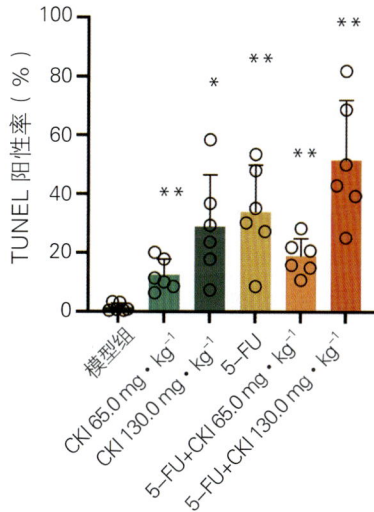

图 4-3B　各组小鼠肿瘤组织 TUNEL 染色检测结果

注：与模型组比较，$^*P < 0.05$，$^{**}P < 0.01$。

流式细胞术检测肿瘤组织 T 细胞含量情况结果显示，与模型组比较，各治疗组的 CD4$^+$T 细胞比例未见明显差异（$P > 0.05$），复方苦参注射液 65.0mg·kg^{-1} 组和复方苦参注射液 130.0mg·kg^{-1} 组 CD8$^+$T 细胞比例显著增高（$P < 0.05$），其余各组 CD8$^+$T 细胞比例未见明显差异（$P > 0.05$），提示复方苦参注射液在体内具有一定的免疫调节作用。

3. 复方苦参注射液改善小鼠血液学指标

与模型组比较，复方苦参注射液 65.0mg·kg^{-1} 组小鼠的红细胞（RBC）数量、血红蛋白（Hb）含量、血细胞比容（HCT）均存在显著性升高（$P < 0.05$）；复方苦参注射液 130.0mg·mL^{-1} 组小鼠的 RBC 数量、Hb 含量、HCT 均存在显著性升高（$P < 0.05$）；其余组间数据差异无统计学意义（$P > 0.05$）。在白细胞（WBC）数量、中性粒细胞（NEU）数量、中间细胞（MID）数量、淋巴细胞（LYM）数量等指标方面，与模型组比较，复方苦参注射液 130.0mg·kg^{-1} 组小鼠的 NEU 数量存在显著升高（$P < 0.05$）；其余组间数据差异无统计学意义（$P > 0.05$）。在血小板（PLT）数量、平均血小板体积（MPV）、血小板容积比（PCT）等指标方面，各组之间数据差异无统计学意义（$P > 0.05$）。ELISA 法结果显示，与模型组比较，各治疗组小鼠血清胃癌标志物 CA19-9、CA72-4、CEA 的含量显著下降（$P < 0.05$），尤其以 5-FU+ 复方苦参注射液 130.0mg·kg^{-1} 组下降趋势更为显著，提示复方苦参注射液干预胃癌的效果可能体现于对机体造血系统和免疫系统的影响。

4.复方苦参注射液改善小鼠免疫学指标

与模型组比较，复方苦参注射液 130.0mg·kg^{-1} 组、5–FU 组小鼠脾脏脏器指数、胸腺脏器指数显著增加（$P < 0.05$）。与 5–FU 组比较，5–FU+ 复方苦参注射液 65.0mg·kg^{-1} 组和 5–FU+ 复方苦参注射液 130.0mg·kg^{-1} 组小鼠脾脏脏器指数、胸腺脏器指数显著减少（$P < 0.05$）。

脾脏组织 HE 染色结果显示，模型组小鼠脾组织结构重度异常，大量脾小结结构紊乱，红髓、白髓界限不清，白髓结构增多；红髓中性粒细胞数量增多，巨噬细胞可见明显增多；实质内有部分胞核分裂；有大量嗜酸性细胞浸润。复方苦参注射液 65.0mg·kg^{-1} 组小鼠脾组织结构轻微异常，脾脏实质为红髓及白髓，未见明显的淋巴小结紊乱；脾小结未见明显的细胞坏死现象；红髓内可见有少量深染的淋巴细胞；有少量嗜酸性细胞浸润。复方苦参注射液 130.0mg·kg^{-1} 组组织结构轻微异常，脾脏实质为红髓以及白髓，未见明显的淋巴小结紊乱；脾小结未见明显的细胞坏死现象；红髓内可见有少量深染的淋巴细胞；有少量嗜酸性细胞浸润。5–FU 组小鼠脾组织结构轻度异常，脾脏实质为红髓及白髓，未见淋巴小结紊乱；脾小结未见明显的细胞坏死现象；红髓内可见有少量深染的淋巴细胞；有部分嗜酸性细胞浸润；组织内可见有大量脂褐素沉淀；巨噬细胞可见明显增生。5–FU+ 复方苦参注射液 65.0mg·kg^{-1} 组小鼠脾组织结构轻度异常，脾脏实质为红髓及白髓；个别淋巴小结可见轻微紊乱；脾小结未见明显的细胞坏死现象；红髓内可见有少量深染的淋巴细胞；有部分嗜酸性细胞浸润；巨噬细胞可见轻微增生。5–FU+ 复方苦参注射液 130.0mg·kg^{-1} 组小鼠脾组织结构轻度异常，脾脏实质为红髓及白髓；个别淋巴小结可见轻微紊乱；脾小结未见明显的细胞坏死现象；红髓内可见有少量深染的淋巴细胞；有部分嗜酸性细胞浸润。

胸腺组织 HE 染色结果显示，模型组小鼠胸腺组织轻度异常，胸腺被膜结构基本完整、未见增厚；皮质内胸腺细胞密集，故着色较深；髓质含有较多的胸腺上皮细胞，染色均匀，故着色较浅；皮质内有少量炎症细胞浸润；皮质内有少量细胞核分裂，提示可能存在胃癌转移。复方苦参注射液 65.0mg·kg^{-1} 组小鼠胸腺组织基本正常，胸腺被膜结构基本完整、未见增厚；皮质内胸腺细胞密集，故着色较深；髓质含有较多的胸腺上皮细胞，染色均匀，故着色较浅；未见明显炎症细胞浸润。复方苦参注射液 130.0mg·kg^{-1} 组小鼠胸腺组织轻微异常，胸腺被膜结构基本完整、未见增厚；皮质内胸腺细胞密集，故着色较深；髓质含有较多的胸腺上皮细胞，染色均匀，故着色较浅；皮质内有少量炎症细胞浸润。5–FU 组小鼠胸腺组织轻度异常，胸腺被膜结构基本完整、未见增厚；皮质内胸腺细胞密集，故着色较深；髓质含有较多的胸腺上皮细胞，染色均匀，故着色较浅；皮质内有少量炎症细胞浸润；皮质内有少量异型细胞；髓质内个别细胞空泡化。5-FU+ 复方苦参注射液 65.0mg·kg⁻¹ 组小鼠胸腺组织轻微异常，胸腺被膜结构基本完整、未见增厚；皮质内胸腺细胞密集，故着色较深；髓质含有较多的胸腺上皮细胞，染色均匀，故着色较浅；皮质内有少量炎症细胞浸润。5-FU+ 复方苦参注射液 130.0mg·kg⁻¹ 组小鼠胸腺组织轻微异常，胸腺被膜结构基本完整、未见增厚；皮质内胸腺细胞密集，故着色较深；髓质含有较多的胸腺上皮细胞，染色均匀，故着色较浅；皮质内有少量炎症细胞浸润。

流式细胞术检测小鼠脾脏组织 T 细胞含量情况，结果显示，与模型组比较，复方苦参注射液 65.0mg·kg⁻¹ 组和复方苦参注射液 130.0mg·kg⁻¹ 组的 $CD4^+T$ 细胞比例显著下降（$P < 0.05$），其余各组 $CD4^+T$ 细胞比例未见明显差异（$P > 0.05$）。而复方苦参注射液 65.0mg·kg⁻¹ 组、复方苦参注射液 130.0mg·kg⁻¹ 组、5-FU+ 复方苦参注射液 65.0mg·kg⁻¹ 组和 5-FU+ 复方苦参注射液 130.0mg·kg⁻¹ 组 $CD8^+T$ 细胞比例显著增加（$P < 0.05$）。上述结果提示，在体内实验中，复方苦参注射液具有一定的免疫调节作用。

> **研究小结**
>
> 本研究基于基础生理指标、肿瘤学指标、血液学指标和免疫学指标四类指标，设计复方苦参注射液干预胃癌的药效评价方案。同时，结合临床实际用药情况，设计了化疗药与复方苦参注射液联用组用于与复方苦参注射液单独使用的药效评价作比对研究。结果表明，复方苦参注射液在体内具有抑制胃癌的药理效应，且该效应具有多重性。

二、复方苦参注射液对多种胃癌细胞模型的干预作用

（一）研究材料

人源胃癌细胞系 AGS、HGC-27、MKN-45、MKN-74 和人源正常胃上皮细胞 GES-1 均购于武汉普诺赛生命科技有限公司。所有胃癌细胞系均通过 STR 鉴定，不存在细胞系污染。其中，人源胃癌细胞 AGS 的常规培养条件为 Ham's F-12 完全培养基（90%Ham's F-12+10%FBS），无菌培养于饱和湿度下，37℃、5%CO_2 培养箱中；人源胃癌细胞 HGC-27 的常规培养条件为 RPMI-1640 完全培养基（85%RPMI-1640+15%FBS），无菌培养于饱和湿度下，37℃、5%CO_2 培养箱中；人源胃癌细胞 MKN-45、MKN-74 和人源正常胃上皮细胞 GES-1 的常规培养条件为 RPMI-1640 完全培养基（90%RPMI-1640+10%FBS），无菌培养于饱和湿度下，37℃、5%CO_2 培养箱中。

（二）研究方法

1. 细胞复苏、细胞常规培养和细胞冻存方法

（1）细胞复苏：从液氮中取出一支待复苏的细胞（人源胃癌细胞 AGS、HGC–27、MKN–45、MKN–74 和人源正常胃上皮细胞 GES–1 均适用），迅速置于 37℃水浴锅中融化细胞及冻存液，融化期间轻轻摇动，加快其融化速度。将细胞悬液加至 10mL 10% 胎牛血清（FBS）的完全 RPMI–1640 培养基中（AGS 细胞则使用 Ham's F-12 完全培养基），1000rpm 离心 6min。弃上清液，用 1mL 完全 RPMI–1640 培养基重悬细胞。将细胞悬液种于 2 个 T25 细胞培养瓶中，每瓶 500μL 细胞悬液和 4.5mL 完全 RPMI–1640 培养基。然后，将细胞常规无菌培养 12h 后，更换新鲜的完全 RPMI–1640 培养基（AGS 细胞则使用 Ham's F-12 完全培养基），细胞复苏实验结束。

（2）细胞常规培养：胃癌细胞成功复苏后常规无菌培养，每 24 ～ 48h 需换液一次。在常规传代和种板时，3mL 磷酸盐缓冲溶液（PBS）轻柔洗涤细胞 1 次，0.25%Trypsin（含 EDTA）消化 1min，1000rpm 离心 6min 后弃上清液，加入 37℃预热的完全 RPMI–1640 培养基重悬细胞（AGS 细胞则使用 Ham's F-12 完全培养基）。全程操作需快而轻柔，避免对细胞造成机械性伤害。

（3）细胞冻存：将生长状态良好的胃癌细胞进行常规 0.25%Trypsin（EDTA）消化，并 1000rpm 离心 6min 后弃上清液，加入 900μL 的 FBS 轻轻地重悬细胞并进行细胞计数，调整细胞密度 1×10^{6}/mL 至 5×10^{6}/mL，再加入 100μL 二甲基亚砜（DMSO）进行重悬细胞（冻存工作液组合：90%FBS+10%DMSO）。将重悬均匀的细胞悬液移入无菌冻存管，封盖。再记录细胞名称、细胞代数、操作因素等信息，随后依次将胃癌细胞置入 4℃环境 30min，–20℃环境 2h，–80℃环境 12h，最后置于液氮中长期保存备用，细胞冻存实验结束。

2. 实验与检测项目

（1）磺酰罗丹明 B（SRB）比色法检测复方苦参注射液对胃癌细胞的影响。

（2）平板克隆形成实验检测复方苦参注射液对胃癌细胞的影响。

（3）EdU 嵌入实验检测复方苦参注射液对胃癌细胞的影响。

（4）PI 单染法检测复方苦参注射液对胃癌细胞的影响。

（5）Annexin V/PI 双染法检测复方苦参注射液对胃癌细胞的影响。

（6）Transwell 迁移实验检测复方苦参注射液对胃癌细胞的影响。

（7）Transwell 侵袭实验检测复方苦参注射液对胃癌细胞的影响。

（8）细胞黏附实验检测复方苦参注射液对胃癌细胞的影响。

3. 统计学分析

所有收集、记录的数据均采用 R 软件（version 4.2.1）或 GraphPad Prism 9.0 统计处理软件进行统计学分析，除另有说明外，数据结果均以 $\bar{x}\pm SD$ 表示平均值和离散程度。非配对 Student's t test（T test）被用于两组间差异比较分析，单因素方差分析（One-way analysis of variance，one-way ANOVA）及 Tukey 多重假设检验（Tukey's Honest Significant Differencefor，Tukey's HSD）被用于多组间差异比较分析，$P < 0.05$ 被定义为具有统计学意义，差异具有显著性。

（三）研究结果

1. 复方苦参注射液抑制胃癌细胞活力和增殖能力

首先，通过 SRB 比色分析实验计算复方苦参注射液对不同细胞的 IC50 值，再统计分析比较各 IC_{50} 值，从而确定对复方苦参注射液敏感的胃癌细胞系。复方苦参注射液对人源胃癌细胞 AGS 的 24h、48h、72h 的 IC_{50} 值分别为（3.106±0.466）mg·mL^{-1}、（2.335±0.462）mg·mL^{-1}、（1.228±0.246）mg·mL^{-1}；复方苦参注射液对人源胃癌细胞 HGC-27 的 24h、48h、72h 的 IC_{50} 值分别为（1.654±0.429）mg·mL^{-1}、（1.106±0.199）mg·mL^{-1}、（0.846±0.039）mg·mL^{-1}；复方苦参注射液对人源胃癌细胞 MKN-45 的 24h、48h、72h 的 IC_{50} 值分别为（2.273±0.604）mg·mL^{-1}、（1.291±0.201）mg·mL^{-1}、（0.850±0.141）mg·mL^{-1}；复方苦参注射液对人源胃癌细胞 MKN-74 的 24h、48h、72h 的 IC_{50} 值分别为（3.119±0.963）mg·mL^{-1}、（1.953±0.287）mg·mL^{-1}、（1.072±0.140）mg·mL^{-1}；复方苦参注射液对人源正常胃上皮细胞 GES-1 的 24h、48h、72h 的 IC_{50} 值分别为（3.172±0.597）mg·mL^{-1}、（2.394±0.500）mg·mL^{-1}、（1.284±0.352）mg·mL^{-1}。

在应用复方苦参注射液干预不同细胞 24h 时，与 GES-1 组比较，HGC-27 组的 IC_{50} 值显著降低（$P < 0.05$）；MKN-45 组的 IC_{50} 值存在降低趋势，但差异不具有统计学意义（$P > 0.05$）。与 AGS 组比较，HGC-27 组的 IC_{50} 值存在显著降低（$P < 0.05$）；MKN-45 组的 IC_{50} 值存在降低趋势，但差异不具有统计学意义（$P > 0.05$）。其余组别比较，IC_{50} 值均不存在统计学差异（$P > 0.05$）。

在应用复方苦参注射液干预不同细胞 48h 时，与 GES-1 组比较，HGC-27 组和 MKN-45 组的 IC_{50} 值显著降低（$P < 0.05$）；MKN-74 组的 IC_{50} 值存在降低趋势，但差异不具有统计学意义（$P > 0.05$）。与 AGS 组比较，HGC-27 组和 MKN-45 组的 IC_{50}

值显著降低（$P < 0.05$）；MKN-74 组的 IC_{50} 值存在降低趋势，但差异不具有统计学意义（$P > 0.05$）。与 MKN-74 组比较，HGC-27 组和 MKN-45 组的 IC_{50} 值显著降低（$P < 0.05$）。其余组别比较，IC_{50} 值均不存在统计学差异（$P > 0.05$）。同时，HGC-27 组和 MKN-45 组的 IC_{50} 值较为接近。

在应用复方苦参注射液干预不同细胞 72h 时，HGC-27 组和 MKN-45 组的 IC_{50} 值较 GES-1 组、AGS 组、MKN-74 组的 IC_{50} 值明显更低，但不同组别的 IC_{50} 值均不存在统计学差异（$P > 0.05$）。

根据上述结果推测，复方苦参注射液的细胞毒性作用在体内可能会优先体现于对胃癌细胞的杀伤作用。随着复方苦参注射液的消耗，药物浓度逐渐降低，复方苦参注射液可能对正常胃细胞的负面影响逐渐减小。

通过平板克隆形成实验观察复方苦参注射液对不同胃癌细胞体外克隆增殖能力的影响。结晶紫染色液着色的细胞群落为贴壁成活且形成克隆的具备增殖活力的细胞，当不同浓度的复方苦参注射液干预不同细胞时，在 AGS 胃癌细胞中，与对照组比较，复方苦参注射液 $1.2mg \cdot mL^{-1}$ 组、复方苦参注射液 $2.4mg \cdot mL^{-1}$ 组可见细胞克隆数显著减小（$P < 0.05$），见图 4-4A、图 4-4B；在 HGC-27 胃癌细胞中，与对照组比较，复方苦参注射液 $0.8mg \cdot mL^{-1}$ 组、复方苦参注射液 $1.6mg \cdot mL^{-1}$ 组可见细胞克隆数显著减小（$P < 0.05$）；在 MKN-45 胃癌细胞中，与对照组比较，复方苦参注射液 $1.0mg \cdot mL^{-1}$ 组、复方苦参注射液 $2.0mg \cdot mL^{-1}$ 组可见细胞克隆数显著减小（$P < 0.05$）。上述结果提示，复方苦参注射液对胃癌细胞的增殖能力有抑制作用。

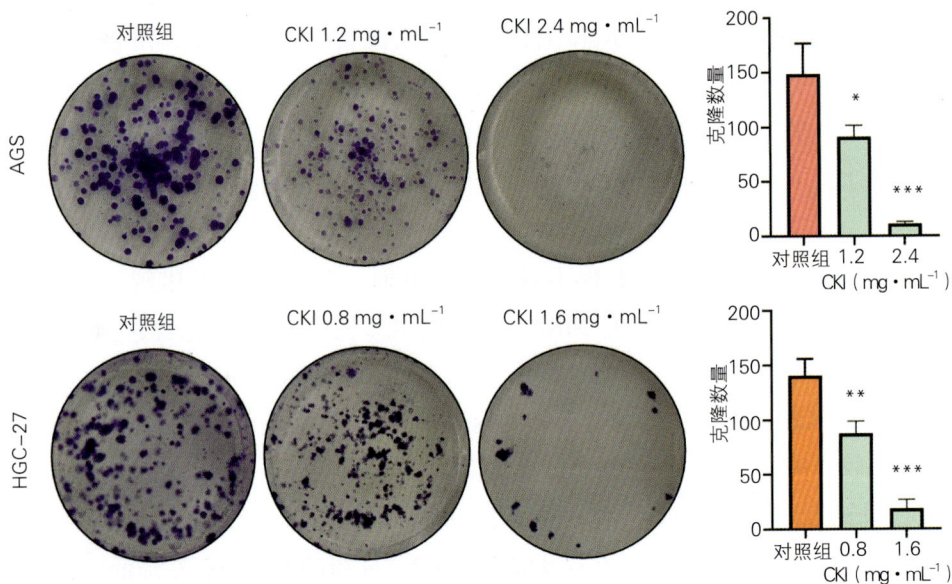

图 4-4A　复方苦参注射液对胃癌细胞克隆形成能力的影响

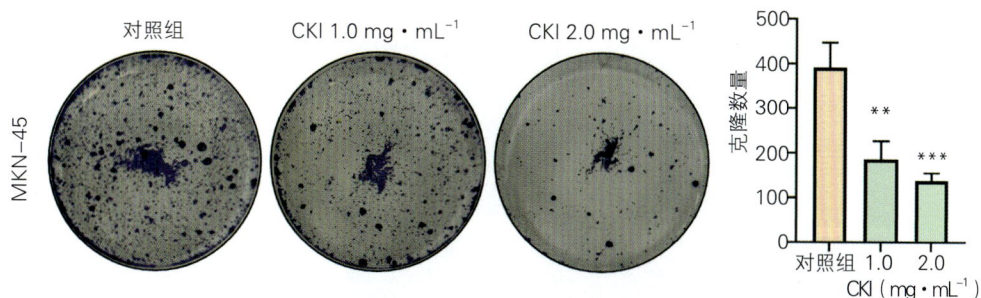

图 4-4B　复方苦参注射液对胃癌细胞克隆形成能力的影响

注：与对照组比较，$^*P < 0.05$，$^{**}P < 0.01$，$^{***}P < 0.001$。

Hoechst 可以使全部细胞核染上蓝色荧光，488 标记的 EdU 可以使具备增殖活力的细胞核染上绿色荧光，通过检测 EdU 的荧光标记可反映细胞的增殖情况。细胞经 EdU-488/Hoechst 33342 荧光标记后，通过计算每孔 EdU 阳性细胞的比例，即可比较细胞增殖能力。在 AGS 胃癌细胞中，与对照组比较，复方苦参注射液 1.2mg·mL^{-1} 组、复方苦参注射液 2.4mg·mL^{-1} 组可见 EdU 阳性细胞数显著减小（$P < 0.05$），见图 4-5。在 HGC-27 胃癌细胞中，与对照组比较，复方苦参注射液 0.8mg·mL^{-1} 组、复方苦参注射液 1.6mg·mL^{-1} 组可见 EdU 阳性细胞数显著减小（$P < 0.05$），见图 4-6。在 MKN-45 胃癌细胞中，与对照组比较，复方苦参注射液 1.0mg·mL^{-1} 组、复方苦参注射液 2.0mg·mL^{-1} 组可见 EdU 阳性细胞数显著减小（$P < 0.05$），见图 4-7。上述结果提示，复方苦参注射液对胃癌细胞 EdU 嵌入 DNA 的能力有抑制作用。

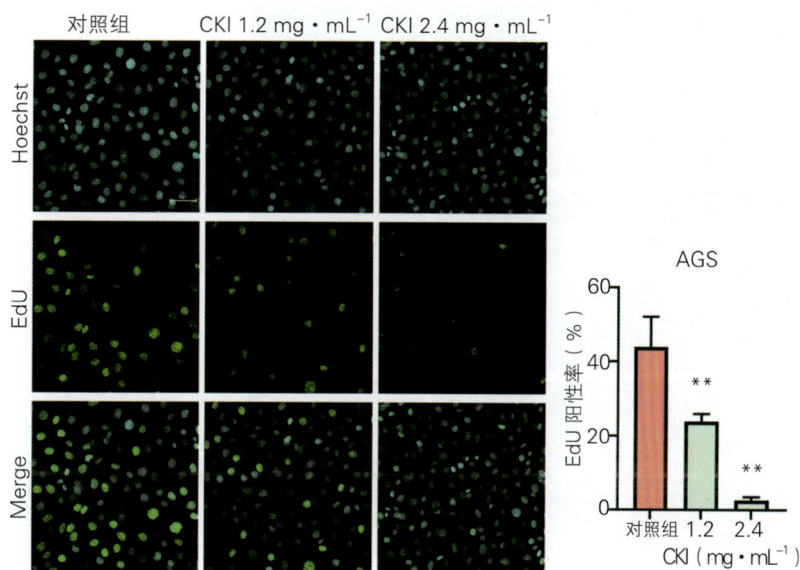

图 4-5　基于 EdU 嵌入实验的复方苦参注射液对 AGS 胃癌细胞的影响

注：与对照组比较，$^{**}P < 0.01$。

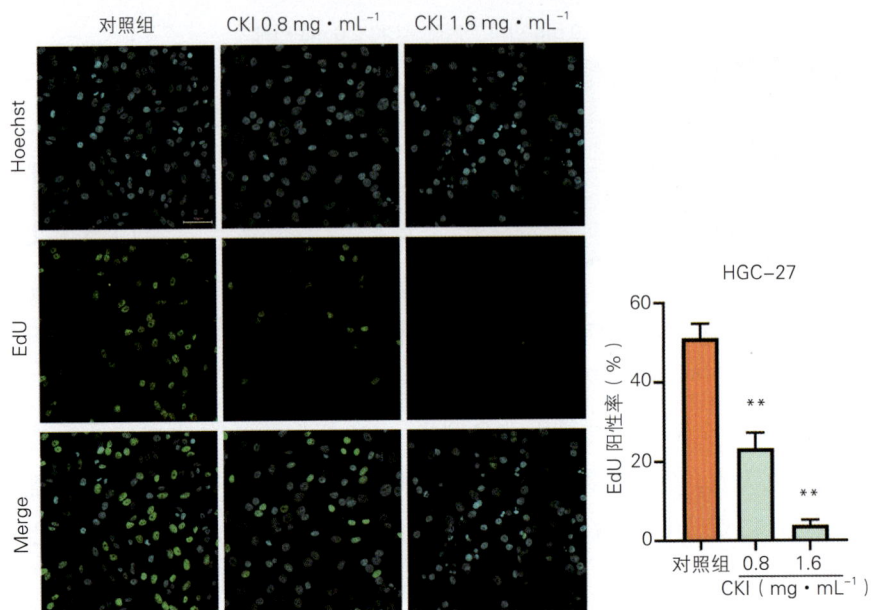

图 4-6　基于 EdU 嵌入实验的复方苦参注射液对 HGC-27 胃癌细胞的影响

注：与对照组比较，$^{**}P < 0.01$。

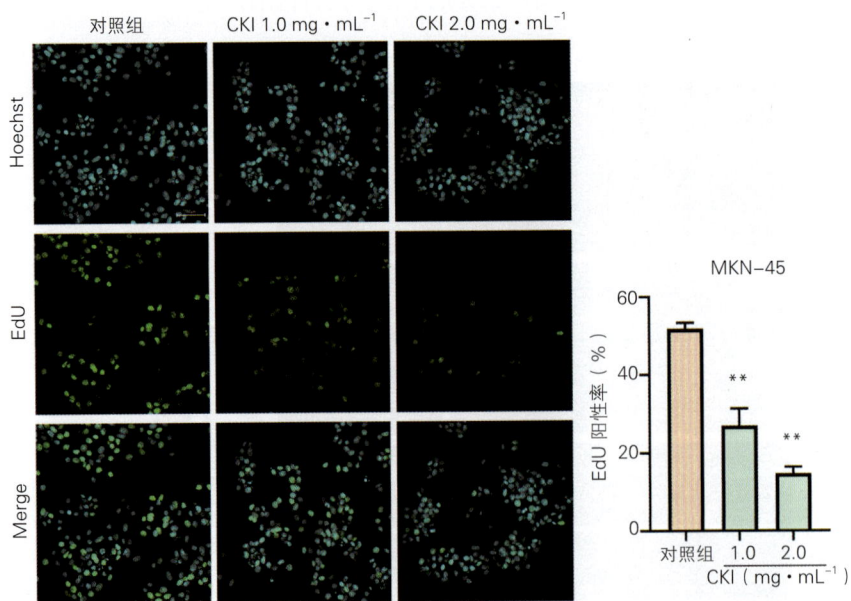

图 4-7　基于 EdU 嵌入实验的复方苦参注射液对 MKN-45 胃癌细胞的影响

注：与对照组比较，$^{**}P < 0.01$。

PI 单染法对细胞周期的分辨率可分为 3 个阶段：静止期和 DNA 合成前期（$G_0\&G_1$）、DNA 合成期（S）、DNA 合成后期和分裂期（$G_2\&M$）。在 HGC-27 胃癌细胞中，与对照组比较，复方苦参注射液 0.8mg·mL^{-1} 组 $G_0\&G_1$ 期的细胞比例显著升高（$P < 0.05$），S 期的细胞比例有降低趋势，但差异不具有统计学意义（$P > 0.05$）；$G_2\&M$ 期的细胞比例无显著差异（$P > 0.05$）；复方苦参注射液 1.6mg·mL^{-1} 组 $G_0\&G_1$ 期的细胞比例显著升高（$P < 0.05$），S 期的细胞比例显著降低（$P < 0.05$），$G_2\&M$ 期的细胞比例有上升趋势，但差异不具有统计学意义（$P > 0.05$）。在 MKN-45 胃癌细胞中，与对照组比较，复方苦参注射液 1.0mg·mL^{-1} 组 $G_0\&G_1$ 期的细胞比例显著上升（$P < 0.05$），S 期的细胞比例有降低趋势，但差异不具有统计学意义（$P > 0.05$），$G_2\&M$ 期的细胞比例无显著差异（$P > 0.05$）；复方苦参注射液 2.0mg·mL^{-1} 组 $G_0\&G_1$ 期的细胞比例显著增加（$P < 0.05$），S 期的细胞比例显著减小（$P < 0.05$），$G_2\&M$ 期的细胞比例无显著差异（$P > 0.05$）。上述结果提示，复方苦参注射液对胃癌细胞增殖能力的影响可能与 $G_0\&G_1$ 期细胞占比增加，S 期细胞占比减小有关，与 $G_2\&M$ 期无关。

在 HGC-27 胃癌细胞中，与对照组比较，复方苦参注射液 0.8mg·mL^{-1} 组的细胞凋亡比例无显著差异（$P > 0.05$），复方苦参注射液 1.6mg·mL^{-1} 组的细胞凋亡比例有上升趋势，但是差异不具有统计学意义（$P > 0.05$）；在 MKN-45 胃癌细胞中，与对照组比较，复方苦参注射液 1.0mg·mL^{-1} 组、复方苦参注射液 2.0mg·mL^{-1} 组的细胞凋亡比例无显著差异（均 $P > 0.05$）。上述结果提示，复方苦参注射液在体外可能不会诱导胃癌细胞凋亡。

2. 复方苦参注射液抑制胃癌细胞黏附能力

基质胶可以为贴壁习性的肿瘤细胞提供较强的黏附环境和营养支持。一般情况下，贴壁习性的肿瘤细胞更容易快速、牢固地贴壁在基质胶上，且形成类似肿瘤转移灶的肿瘤。基于此原理，利用基质胶包被的培养板检测复方苦参注射液对胃癌细胞黏附能力的影响。在 AGS 胃癌细胞中，与对照组比较，复方苦参注射液 1.0mg·mL^{-1} 组、复方苦参注射液 2.0mg·mL^{-1} 组可见基质胶包被的培养板上黏附的 AGS 细胞显著减少（$P < 0.05$）；在 HGC-27 胃癌细胞中，与对照组比较，复方苦参注射液 0.5mg·mL^{-1} 组、复方苦参注射液 1.0mg·mL^{-1} 组可见基质胶包被的培养板上黏附的 HGC-27 细胞显著减少（$P < 0.05$）；在 MKN-45 胃癌细胞中，与对照组比较，复方苦参注射液 0.6mg·mL^{-1} 组、复方苦参注射液 1.2mg·mL^{-1} 组可见基质胶包被的培养板上黏附的 MKN-45 细胞显著减少（$P < 0.05$），见图 4-8。上述结果提示，复方苦参注射液对胃癌细胞的黏附能力有抑制作用。

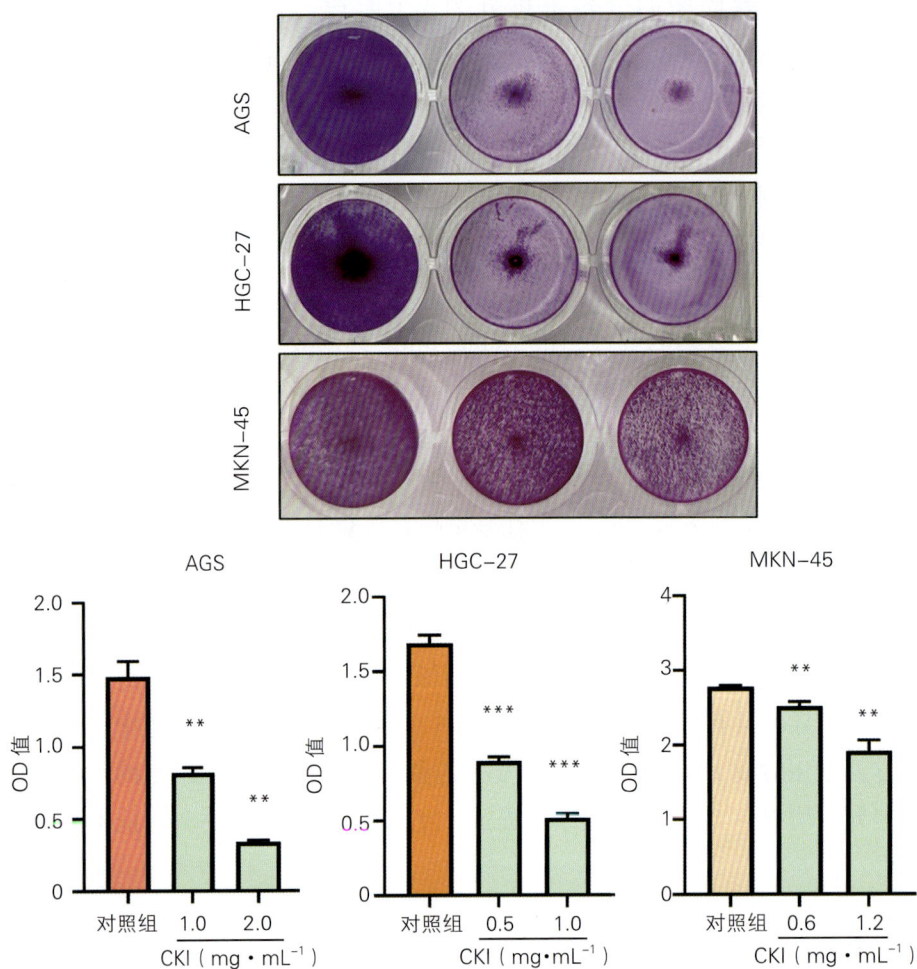

图4-8 复方苦参注射液对胃癌细胞黏附能力的影响

注：与对照组比较，$^{**}P < 0.01$，$^{***}P < 0.001$。

3. 复方苦参注射液抑制胃癌细胞迁移、侵袭能力

在 AGS 胃癌细胞中，与对照组比较，复方苦参注射液 1.0mg·mL^{-1}组、复方苦参注射液 2.0mg·mL^{-1}组可见穿过 transwell 小室半透膜的 AGS 细胞数显著减少（$P < 0.05$）；在 HGC-27 胃癌细胞中，与对照组比较，复方苦参注射液 0.5mg·mL^{-1}组、复方苦参注射液 1.0mg·mL^{-1}组可见穿过 transwell 小室半透膜的 AGS 细胞数显著减少（$P < 0.05$）；在 MKN-45 胃癌细胞中，与对照组比较，复方苦参注射液 0.6mg·mL^{-1}组、复方苦参注射液 1.2mg·mL^{-1}组可见迁穿过 transwell 小室半透膜的 AGS 细胞数显著减少（$P < 0.05$），见图4-9。上述结果提示，复方苦参注射液对胃癌细胞的迁移能力有抑制作用。

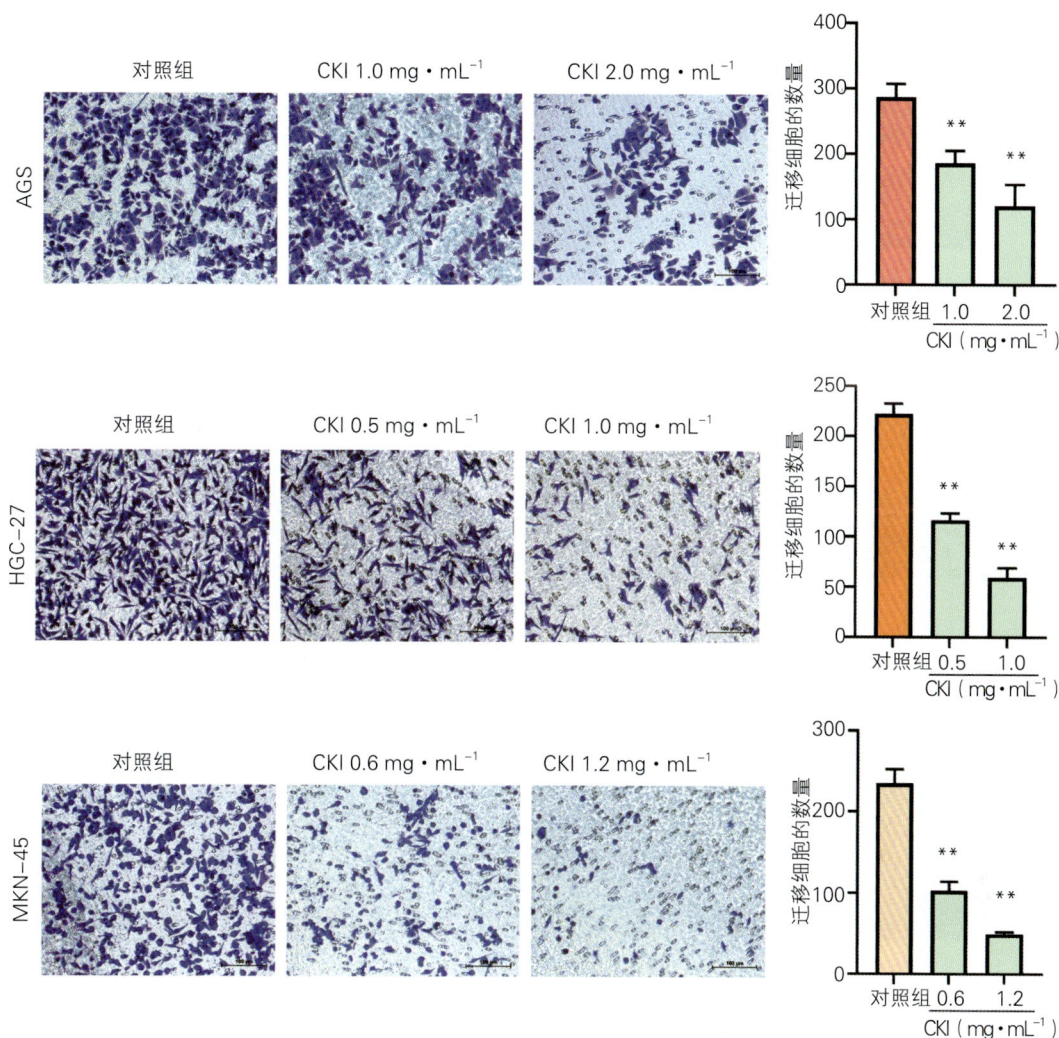

图 4-9　复方苦参注射液对胃癌细胞迁移能力的影响

注：与对照组比较，$^{**}P < 0.01$。

在 AGS 胃癌细胞中，与对照组比较，复方苦参注射液 1.0mg·mL^{-1} 组、复方苦参注射液 2.0mg·mL^{-1} 组可见侵袭到 transwell 上室下表面的 AGS 细胞数显著减少（$P < 0.05$）；在 HGC-27 胃癌细胞中，与对照组比较，复方苦参注射液 0.5mg·mL^{-1} 组、复方苦参注射液 1.0mg·mL^{-1} 组可见侵袭到 transwell 上室下表面的 AGS 细胞数显著减少（$P < 0.05$）；在 MKN-45 胃癌细胞中，与对照组比较，复方苦参注射液 0.6mg·mL^{-1} 组、复方苦参注射液 1.2mg·mL^{-1} 组可见侵袭到 transwell 上室下表面的 AGS 细胞数显著减少（$P < 0.05$），见图 4-10。上述结果提示，复方苦参注射液对胃癌细胞的侵袭能力有抑制作用。

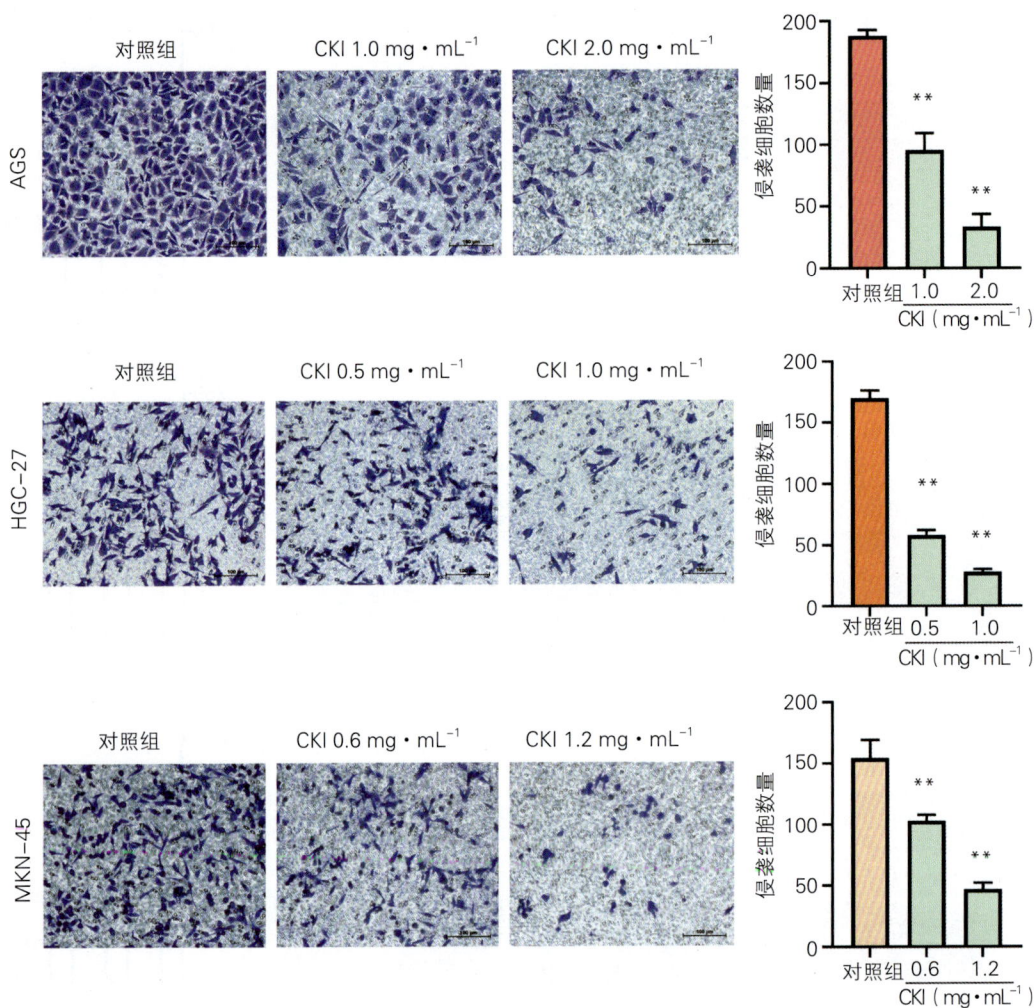

图 4-10 复方苦参注射液对胃癌细胞侵袭能力的影响

注：与对照组比较，$^{**}P < 0.01$。

研究小结

本研究显示复方苦参注射液对于胃癌有综合性的干预效果，这体现在多种胃癌表型的变化中。在胃癌细胞增殖方面，复方苦参注射液剂量依赖性的抑制胃癌细胞活力，减弱胃癌细胞DNA复制能力，降低胃癌细胞克隆形成率，阻滞胃癌细胞周期。在胃癌细胞存活方面，复方苦参注射液降低胃癌细胞接种存活率。在胃癌细胞转移方面，复方苦参注射液减少迁移或侵袭的胃癌细胞数量。此外，我们还发现复方苦参注射液对HGC-27和MKN-45两种胃癌细胞系的IC_{50}值明显低于其他胃癌细胞系，表明HGC-27和MKN-45两种胃癌细胞系对复方苦参注射液具有药物敏感性，为进一步的机制验证实验选择细胞系提供了依据。

第二节　基于组学联合分析的复方苦参注射液对胃癌细胞 ceRNA 网络调控研究

本部分研究以精准网络药理学理念中"多组学多网络融合"为指导，应用生物信息学方法系统分析复方苦参注射液干预药敏胃癌细胞的转录组学和蛋白质组学研究数据，建立 ceRNA 网络，探讨 ceRNA 关键机制轴，深入解析复方苦参注射液干预胃癌的多尺度、深层次分子机制。

一、研究材料

复方苦参注射液干预药敏胃癌细胞的转录组学和蛋白质组学研究数据。

二、研究方法

1. 组学数据准备和 ceRNA 网络评分（ceRNA network score；CNScore）

将胃癌细胞对照组与胃癌细胞复方苦参注射液干预组之间的差异基因和胃癌细胞组与正常胃黏膜上皮细胞组之间的差异基因求交集，该交集基因作为复方苦参注射液对胃癌细胞的调控基因集（复方苦参注射液干预胃癌异常表达基因）。再借助 starBase 数据库（https://rnasysu.com/encori/）预测 lncRNA、miRNA、mRNA 三者之间的 ceRNA 关系，以构建复方苦参注射液 – 胃癌 ceRNA 网络 Ⅰ。其次，利用 Cytoscape 软件中的 cytoHubba 插件对网络进行分析，取 BottleNeck、Degree、EPC 和 MCC 4 种算法的前 50% 节点，再与复方苦参注射液相关的胃癌细胞蛋白质组数据、STRING 数据库的人类 PPI 背景网络节点求交集，从而提取出子网络并定义为复方苦参注射液 – 胃癌 ceRNA 网络 Ⅱ。最后，利用对胃癌患者具有良好预后意义的分子和 MCODE 插件再次对网络进行过滤，即得到最终核心复方苦参注射液 – 胃癌 ceRNA 网络。从 TCGA 数据库下载 STAD 患者的基因表达谱数据和相应临床信息，并对数据进行清洗和整理得到标准化后的数据矩阵。将同时具有 miRNA-seq 和 RNA-seq 数据的样本进行合并，共获得 371 个肿瘤样本，保留临床信息完整的样本共 292 个。利用 R 软件中 GSVA 包中的 single sample Gene Set Enrichment Analysis（ssGSEA）算法，将 ceRNA 网络中的全部节点（全部分子）作为标签基因，对上述获得的 TCGA–STAD 患者样本评分。使用 R 软件 survminer 包，以最大选择秩统计量确定最优分界点，将胃癌患者划分为 CNScore 高表

达组（CNScore High）和 CNScore 低表达组（CNScore Low）。用 Kaplan-Meier 法绘制两组的生存曲线。用 Log-rank 检验评估两组间的统计学差异显著性。采用卡方检验对两组间胃癌患者临床病理特征信息进行统计分析，并绘制临床信息比例图。利用 R 软件 limma 包，设定 |FC| > 1.50、$P < 0.05$ 为阈值，对 PTPRG-AS1 高表达组和 PTPRG-AS1 低表达组进行差异表达基因分析。

2. 相关性分析和 lncRNA 亚细胞定位预测

多种 lncRNA、miRNA、mRNA 之间的正负相关性采用 *Pearson* 相关性检验计算。lncRNA 亚细胞定位预测分别使用 lncATLAS 数据库（https://lncatlas.crg.eu/）和 lncLocator 数据库（http://www.csbio.sjtu.edu.cn/bioinf/lncLocator/）。

三、研究结果

1. 复方苦参注射液干预胃癌细胞异常表达基因的筛选结果

根据方法部分所述筛选条件执行差异表达基因筛选分析，考虑到胃癌的异质性，即不同胃癌细胞系自身具有其特征，故后续分析内容均以胃癌细胞系为单位开展。复方苦参注射液干预 HGC-27 胃癌细胞异常表达 928 个 mRNA、1293 个 lncRNA、72 个 miRNA。复方苦参注射液干预 MKN-45 胃癌细胞异常表达 1680 个 mRNA、2036 个 lncRNA、130 个 miRNA。

复方苦参注射液干预 HGC-27 胃癌细胞异常表达基因的 GO 富集结果主要与细胞黏附、血管生成、细胞增殖等生物过程相关；与膜的锚固部件、基底外侧质膜、细胞外基质等细胞组分相关；与受体结合、序列特异性 DNA 结合、肝素结合等分子功能相关。其中，能被复方苦参注射液引起表达上调的基因主要与细胞增殖负向调节、血管生成、基因表达正向调节等生物过程相关；与细胞外区域、皮层肌动蛋白细胞骨架、细胞外泌体等细胞组分相关；与醛糖醇、NADP+1- 氧化还原酶活性、NADP 视黄醇脱氢酶活性、D- 苏氨酸醛糖 -1- 脱氢酶活性等分子功能相关。能被复方苦参注射液引起表达下调的基因主要与经典 Wnt 信号通路的正向调控、信号转导、炎症反应等生物过程相关；与染色质、轴突、细胞表面等细胞组分相关；与蛋白质同源二聚体活性、转录因子活性、序列特异性 DNA 结合等分子功能相关。复方苦参注射液干预 HGC-27 胃癌细胞异常表达基因的 KEGG 富集结果主要与 NF-κB 信号通路、脂质与动脉粥样硬化、维生素的消化与吸收等信号通路相关。其中，能被复方苦参注射液引起表达上调的基因主要与化学致癌作用（DNA 加合物）、细胞色素 P450 对外源性物质的代谢、化学致癌活性氧等信号通路相关；能被复方苦参注射液引起表达下调的基因主要与 NF-κB 信号通路、

Axon 引导、冠状病毒病 – 新冠肺炎等信号通路相关。复方苦参注射液干预 HGC-27 胃癌细胞异常表达基因的 Hallmark 数据集富集结果主要与上皮 – 间质转化、缺氧、早期雌激素反应等生物功能条目相关。

复方苦参注射液干预 MKN-45 胃癌细胞异常表达基因的 GO 富集结果主要与细胞凋亡的正向调节、细胞迁移、血管生成等生物过程相关；与细胞皮层、黏附物连接、局灶性粘连等细胞组分相关；与细胞外基质结构成分、氧化还原酶活性、整合素结合等分子功能相关。其中，能被复方苦参注射液引起表达上调的基因主要与细胞凋亡的正调控过程、细胞迁移、上皮细胞迁移的正调控等生物过程相关；与细胞骨架、内质网腔、基底膜等细胞组分相关；与细胞外基质结构成分、微管结合、胶原蛋白结合等分子功能相关。能被复方苦参注射液引起表达下调的基因主要与血管生成、细胞迁移的调节、细胞黏附等生物过程相关；与线粒体大核糖体亚单位、轴突微管、大分子复合物等细胞组分相关；与组蛋白脱乙酰酶结合、核糖体的结构成分、核小体 DNA 结合等分子功能相关。复方苦参注射液干预 MKN-45 胃癌细胞异常表达基因的 KEGG 富集结果主要与癌症中的蛋白聚糖、PI3K/AKT 信号通路、癌症的发病途径等信号通路相关。其中，能被复方苦参注射液引起表达上调的基因主要与化学致癌作用（DNA 加合物）、细胞色素 P450 对外源性物质的代谢、药物代谢 – 细胞色素 P450 等信号通路相关；能被复方苦参注射液引起表达下调的基因主要与 NF-κB 信号通路、癌症的发病途径、细胞周期等信号通路相关。复方苦参注射液干预 MKN-45 胃癌细胞异常表达基因的 Hallmark 数据集富集结果主要与缺氧、上皮 – 间质转化、糖酵解等生物功能条目相关。

2. 基于转录组学的复方苦参注射液干预胃癌细胞异常表达基因 ceRNA 网络（复方苦参注射液 – 胃癌 ceRNA 网络 I）

根据方法部分所述 lncRNA-miRNA、miRNA-mRNA 关系轴的预测方式，执行 RNA 结合关系轴的预测分析，随后剔除不能形成 lncRNA-miRNA-mRNA 三元轴关系的 RNA 分子，被保留下来的 RNA 三元轴即为 ceRNA 轴。再利用 Cytoscape 软件联系所有 ceRNA 轴，构建复方苦参注射液干预胃癌细胞异常表达基因 ceRNA 网络（复方苦参注射液 – 胃癌 ceRNA 网络 I）。复方苦参注射液干预 HGC-27 胃癌细胞异常表达基因 ceRNA 网络 I 由 357 个节点、2148 条边组成，见图 4-11A。GO 和 KEGG 富集分析用于观察整个 ceRNA 网络的生物注释意义是否有发生变化。复方苦参注射液干预 HGC-27 胃癌细胞异常表达基因 ceRNA 网络 I 的 GO、KEGG 富集结果主要与血管生成、细胞黏附、NF-κB 信号通路等生物过程相关；与细胞表面、局灶性粘连、膜筏等细胞组分相关；与蛋白质同源二聚活性、受体结合、肝素结合等分子功能相关；与癌症的发病途径、脂质与动脉粥样硬化、癌症中的蛋白聚糖等信号通路相关，见图 4-11B、图

4-11C。

复方苦参注射液干预 MKN-45 胃癌细胞异常表达基因复方苦参注射液 – 胃癌 ceRNA 网络 I 由 880 个节点、8368 条边组成。GO 和 KEGG 富集分析用于观察整个 ceRNA 网络的生物注释意义是否有发生变化。复方苦参注射液干预 MKN-45 胃癌细胞异常表达基因复方苦参注射液 – 胃癌 ceRNA 网络 I 的 GO、KEGG 富集结果主要与细胞凋亡过程的正向调控、细胞迁移、血管生成等生物过程相关；与细胞骨架、局灶性粘连、细胞外基质等细胞组分相关；与肌动蛋白结合、细胞外基质结构组分、生长因子活性等分子功能相关；与癌症的发病途径、PI3K/AKT 信号通路、细胞周期等信号通路相关。

根据方法部分所述网络模块分析方式对 ceRNA 网络 I 进行模块分析。复方苦参注射液干预 HGC-27 胃癌细胞异常表达基因复方苦参注射液 – 胃癌 ceRNA 网络 I 经 cytoHubba 插件多种算法分析后，分别取不同算法得分的平均值前 50% 节点提取模块子网络。其中，BottleNeck 模块子网络由 179 个节点、842 条边组成，Degree 模块子网络由 179 个节点、1669 条边组成，EPC 模块子网络由 179 个节点、1663 条边组成，MCC 模块子网络由 179 个节点、1669 条边组成。同理，复方苦参注射液干预 MKN-45 胃癌细胞异常表达基因复方苦参注射液 – 胃癌 ceRNA 网络 I 经 cytoHubba 插件多种算法分析后，分别取不同算法得分的平均值前 50% 节点提取模块子网络。其中，BottleNeck 模块子网络由 440 个节点、4063 条边组成，Degree 模块子网络由 440 个节点、6777 条边组成，EPC 模块子网络由 440 个节点、6768 条边组成；MCC 模块子网络由 440 个节点、6777 条边组成。上述 4 个模块子网络的节点颜色均为颜色越黄，相应算法得分值越低，颜色越红则是相应算法的得分越高。

根据方法部分所述求交集方式，对 BottleNeck、Degree、EPC 和 MCC 4 个模块子网络节点求交集，并进行 GO、KEGG 富集分析。复方苦参注射液干预 HGC-27 胃癌细胞异常表达基因 ceRNA 网络 I 经 4 种 cytoHubba 算法取模块子网络求交集后，模块子网络所含基因的 GO、KEGG 富集结果显示其主要与血管生成、基因表达正向调节、细胞迁移等生物过程相关；与细胞表面、质膜整体组件等细胞组分相关；与蛋白质同源二聚体活性、整合素结合、蛋白质酪氨酸磷酸酶活性等分子功能相关；与肿瘤中的信号通路、细胞黏附分子、脂质和动脉粥样硬化等信号通路相关。复方苦参注射液干预 MKN-45 胃癌细胞异常表达基因复方苦参注射液 – 胃癌 ceRNA 网络 I 经 4 种 cytoHubba 算法取模块子网络求交集后，模块子网络所含基因的 GO、KEGG 富集结果显示其主要与凋亡过程正向调节、血管生成、细胞迁移等生物过程相关；与细胞骨架、大分子复合物、局灶性粘连等细胞组分相关；与肌动蛋白结合、整合素结合、生长因子结合等分子功能相关；与肿瘤中的信号通路、肿瘤中的 microRNAs、PI3K/AKT 信号通路等信号通路相关。

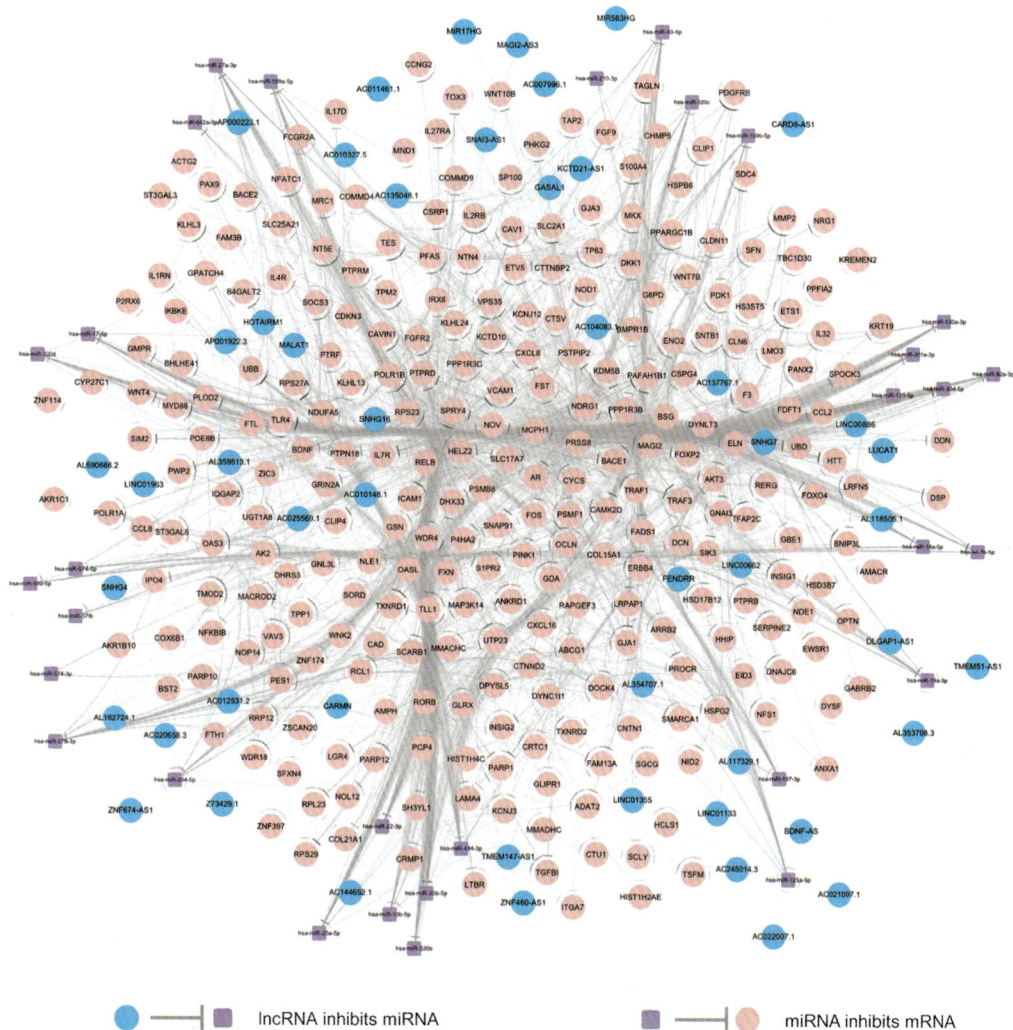

图 4-11A　HGC-27 胃癌细胞复方苦参注射液 - 胃癌 ceRNA 网络 I 可视化图

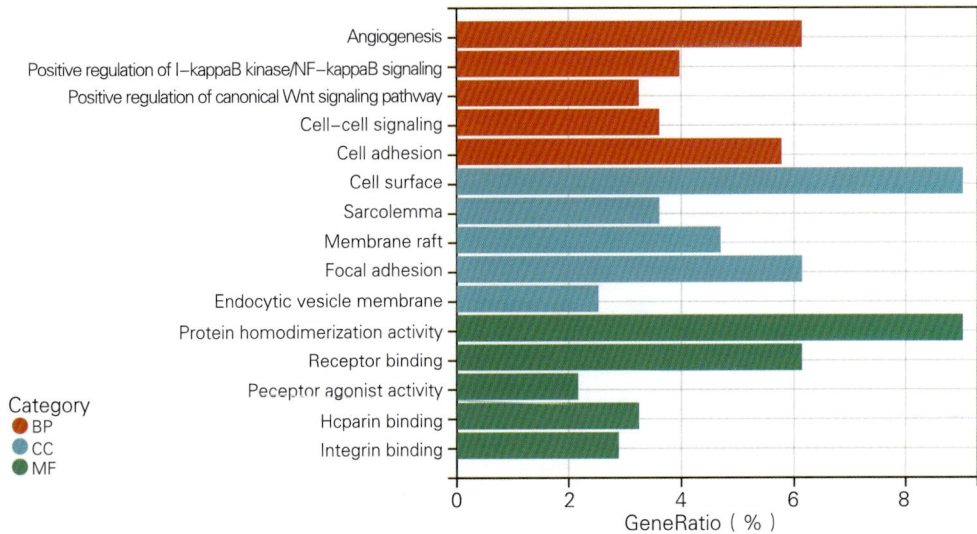

图 4-11B　HGC-27 胃癌细胞复方苦参注射液－胃癌 ceRNA 网络 I 中 mRNA 的 GO 富集分析结果

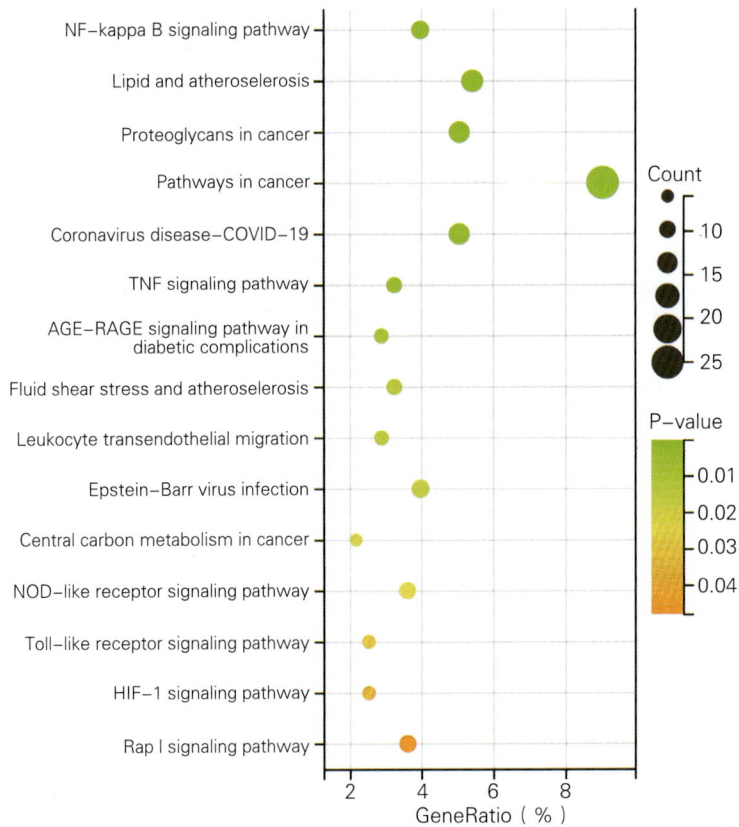

图 4-11C　HGC-27 胃癌细胞复方苦参注射液－胃癌 ceRNA 网络 I 中 mRNA 的 KEGG 富集分析结果

3. 基于蛋白质组学的复方苦参注射液干预胃癌细胞异常表达基因 ceRNA 网络（复方苦参注射液 – 胃癌 ceRNA 网络 II ）

根据方法部分所述引入蛋白质组学、蛋白质 – 蛋白质互作网络对 mRNA 的自身表达情况和 mRNA 之间的互作情况进行注释，从而增强 ceRNA 网络中被复方苦参注射液调控的分子差异程度的可信度。待转录组学结果、蛋白质组学结果、STRING 数据库人类蛋白质互作网络三者取交集后，GO、KEGG 富集分析用于观察 ceRNA 网络的生物注释意义是否发生变化。最后，利用 Cytoscape 软件可视化复方苦参注射液干预胃癌细胞异常表达基因 ceRNA 网络（复方苦参注射液 – 胃癌 ceRNA 网络 II ）。

获得 54 个复方苦参注射液干预 HGC–27 胃癌细胞的异常表达基因，见图 4–12A。GO、KEGG 数据库富集分析结果显示这些基因主要与基因表达的正向调控、白细胞 – 细胞黏附、细胞黏附等生物过程相关；与膜筏、局灶性粘连、细胞表面等细胞组分相关；与胶原蛋白结合、RNA 结合、激酶结合等分子功能相关；与细胞黏附分子、人类 T 细胞白血病病毒 I 型感染、流体剪切应力与动脉粥样硬化等信号通路相关，见图 4–12B。复方苦参注射液干预 HGC–27 胃癌细胞异常表达基因复方苦参注射液 – 胃癌 ceRNA 网络 II 由 135 个节点、638 条边组成，见图 4–12C。

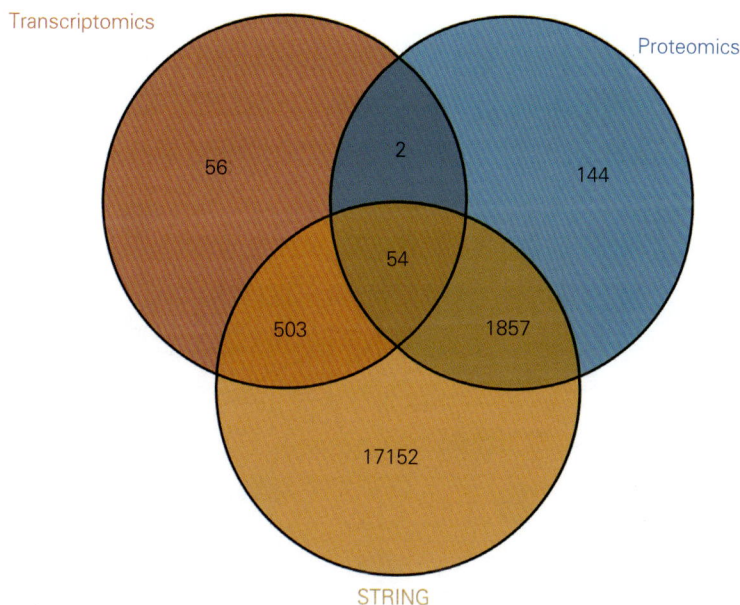

图 4–12A　3 种数据源交集韦恩图

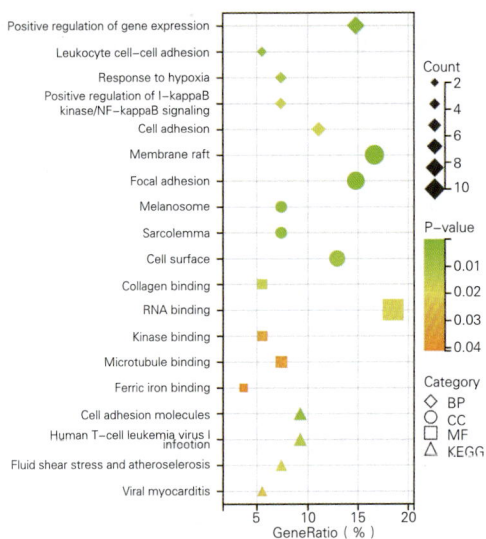

图 4-12B　GO 和 KEGG 富集结果气泡图

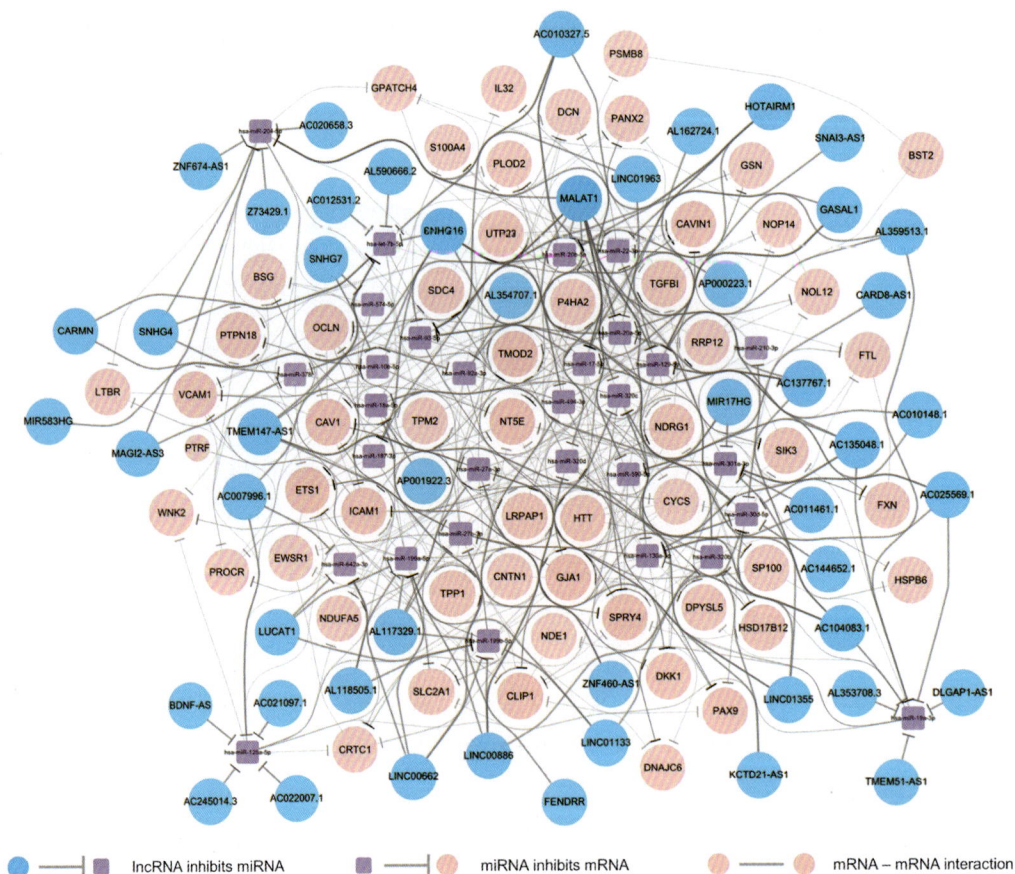

图 4-12C　HGC-27 胃癌细胞复方苦参注射液 - 胃癌 ceRNA 网络 Ⅱ 可视化图

获得 72 个复方苦参注射液干预 MKN-45 胃癌细胞的异常表达基因。同时，GO、KEGG 数据库富集分析结果显示这些基因主要与肽酶活性的负调控、细胞迁移、细胞黏附等生物过程相关；与内质网腔、局灶性粘连、肌原纤维等细胞组分相关；与蛋白酶结合、半胱氨酸型内肽酶抑制剂活性、整合素结合等分子功能相关；与线粒体吞噬（动物）、ECM 受体相互作用等信号通路相关。复方苦参注射液干预 MKN-45 胃癌细胞异常表达基因复方苦参注射液 – 胃癌 ceRNA 网络 Ⅱ 由 271 个节点、1384 条边组成。

4. 基于临床信息的复方苦参注射液干预胃癌细胞异常表达基因 ceRNA 网络（复方苦参注射液 – 胃癌 ceRNA 网络 Ⅲ）

根据方法部分所述引入胃癌患者（TCGA-STAD）的临床预后信息，保留具有生存预后意义的基因分子，使复方苦参注射液干预的胃癌细胞 ceRNA 网络具有临床意义。GO、KEGG 富集分析用于观察 ceRNA 网络的生物注释意义是否发生变化。

经过 KM 曲线生存分析过滤基因分子后，利用 Cytoscape 软件可视化复方苦参注射液干预胃癌细胞异常表达基因 ceRNA 网络（复方苦参注射液 – 胃癌 ceRNA 网络 Ⅲ）。复方苦参注射液干预 HGC-27 胃癌细胞异常表达基因复方苦参注射液 – 胃癌 ceRNA 网络 Ⅲ 由 41 个节点、104 条边组成，见图 4-13。再根据方法部分所述执行 MCODE 模块分析后，获得由 11 个节点、24 条边组成的模块子网络（MCODE 得分 4.800），定义为"复方苦参注射液干预 HGC-27 胃癌细胞核心 ceRNA 网络"。复方苦参注射液干预 MKN-45 胃癌细胞异常表达基因 ceRNA 网络 Ⅲ 由 70 个节点、308 条边组成，见图 4-14。再根据方法部分所述执行 MCODE 模块分析后，获得由 54 个节点、217 条边组成的模块子网络（MCODE 得分 6.491），定义为"复方苦参注射液干预 MKN-45 胃癌细胞核心 ceRNA 网络"。

由于复方苦参注射液干预 HGC-27 胃癌细胞核心 ceRNA 网络中不存在 lncRNA，失去 lncRNA-miRNA-mRNA 的 ceRNA 三元关系，故后续研究仅考虑复方苦参注射液干预 MKN-45 胃癌细胞核心 ceRNA 网络。复方苦参注射液干预 MKN-45 胃癌细胞核心 ceRNA 网络的 GO、KEGG 富集分析结果主要与肽酶活性的负调控、冠状血管系统发育、血管生成等生物过程相关；与内质网腔、细胞外泌体、细胞骨架等细胞组分相关；与原肌球蛋白结合、谷胱甘肽过氧化物酶活性等分子功能相关。由于 KEGG 富集分析获得的条目较少，且 $P > 0.05$，即不具有统计学意义，故图中未展示 KEGG 富集条目。

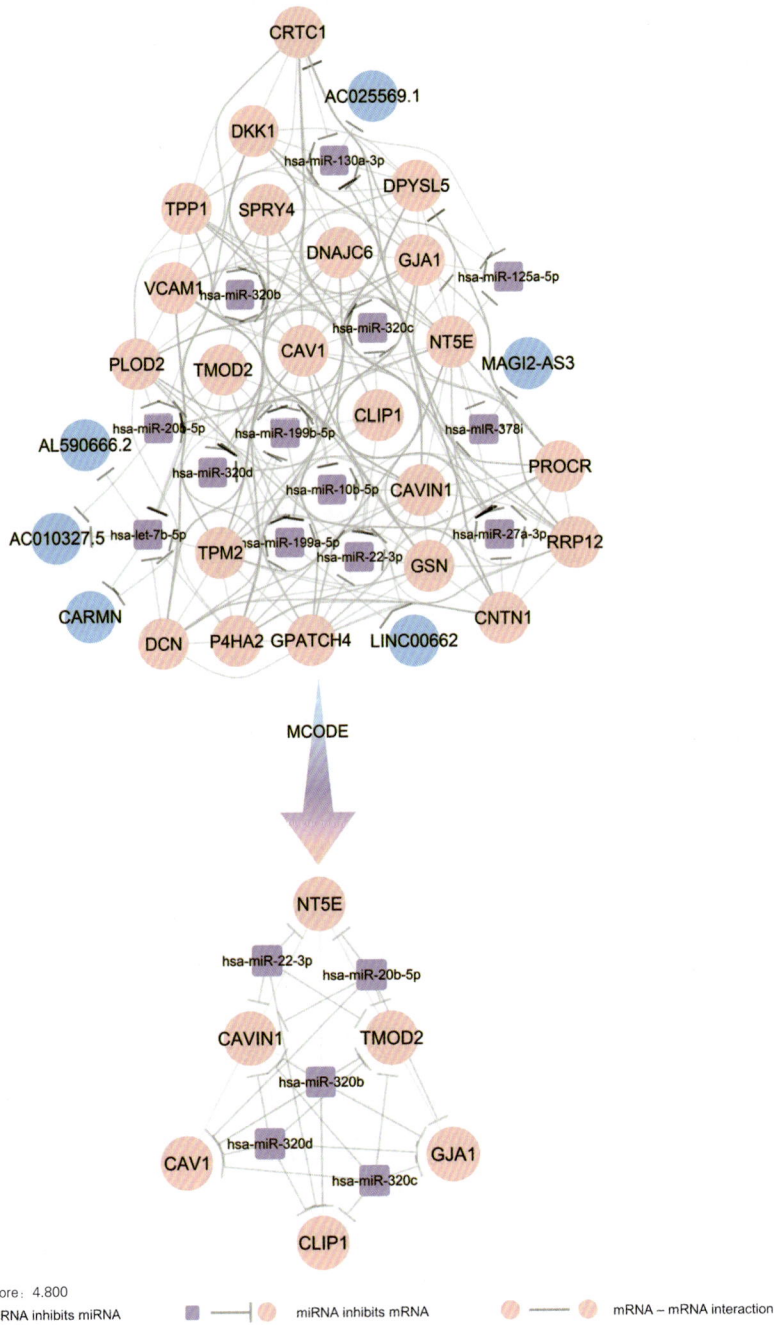

图 4-13　HGC-27 胃癌细胞复方苦参注射液 – 胃癌 ceRNA 网络Ⅲ及其核心 ceRNA 网络

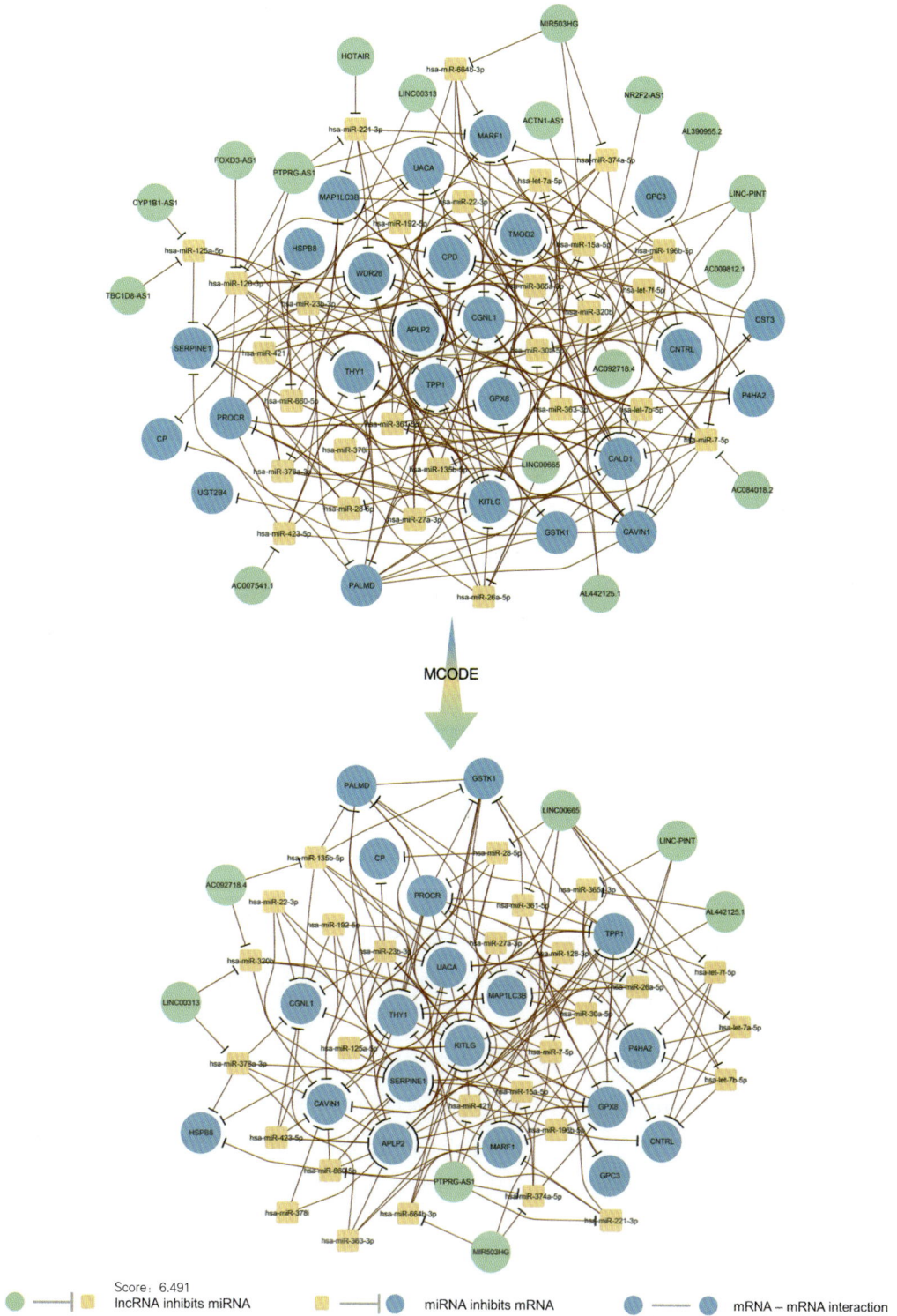

图 4-14　MKN-45 胃癌细胞复方苦参注射液－胃癌 ceRNA 网络Ⅲ及其核心 ceRNA 网络

5. 复方苦参注射液干预胃癌细胞核心 ceRNA 网络的 CNScore 分析结果

在常规的组学大数据分析中，一般用于富集分析的基因、蛋白质等原始数据数目太少，则富集分析结果不可信，往往具有较多无统计学意义的富集结果。加之 ceRNA 网络本身具有较多 ncRNA，不能同 mRNA 一样直接用于富集分析，因此本研究中 CNScore 评分方法被提出并用于 ceRNA 网络的生物意义注释和临床意义赋予。

根据方法部分所述引入胃癌患者（TCGA-STAD）的 RNA-seq 表达谱数据和临床预后信息，对复方苦参注射液干预胃癌细胞核心 ceRNA 网络中所有分子进行评分，通过后续分析从而实现对复方苦参注射液干预胃癌细胞核心 ceRNA 网络整体性地注释生物意义和赋予临床意义。与 CNScore 评分低组比较，CNScore 评分高组的差异基因 GO、KEGG 富集分析结果显示，其主要与细胞黏附、血管生成、细胞迁移等生物过程相关；与局灶性黏附、肌动蛋白骨架、细胞骨架等细胞组分相关；与整合素结合、胶原蛋白结合、纤连蛋白结合等分子功能相关；与局灶性黏附、PI3K/AKT 信号通路、细胞黏附分子等信号通路相关。其中，表达上调的基因主要与细胞黏附、血管生成、细胞迁移等生物过程相关；与局灶性黏附、细胞骨架、肌动蛋白骨架等细胞组分相关；与整合素结合、胶原蛋白结合、细胞外基质结合等分子功能相关；与局灶性黏附、PI3K/AKT 信号通路、肿瘤中的信号通路等信号通路相关。表达下调的基因主要与鞘磷脂代谢、代谢途径等生物过程相关。与 CNScore 评分低组比较，CNScore 评分高组的表达上调基因 Hallmark 数据集富集分析结果显示，其主要与 Wnt-β-catenin 信号、上皮 - 间质转化、TGF-β 信号、顶端连接等肿瘤迁移、侵袭条目相关；与 IL6-JAK-STAT3、Notch 信号、PI3K/AKT/MTOR 信号等肿瘤生长、血管生成、免疫逃逸条目相关。表达下调的基因主要与 MTORC1 信号、MYC 靶点、G2M 检查点、DNA 修复等肿瘤生长、增殖条目相关。与 CNScore 评分低组比较，CNScore 评分高组的 PI3K/AKT/MTOR 信号、TGF-β 信号、上皮 - 间质转化、Wnt/β-catenin 信号、Notch 信号、新血管生成 6 条生物信号通路均显著增强（$P < 0.05$）。

上述结果提示，CNScore 评分高组的胃癌生物表现趋向于肿瘤转移、肿瘤代谢、肿瘤分化等方面；CNScore 评分低组的胃癌生物表现趋向于肿瘤生长、肿瘤增殖等方面。

为从胃癌患者的临床意义角度观察 CNScore 评分对复方苦参注射液干预胃癌细胞核心 ceRNA 网络的分析情况，根据方法部分所述执行 KM 生存曲线分析和临床病理特征信息统计分析。与 CNScore 评分低组比较，CNScore 评分高组的胃癌患者具有较低的生存可能（HR=2.18，95% 置信区间为 1.45 ～ 3.28，P=1.2E-4）。CNScore 评分数值会随着 T 分期、N 分期的分期数值，G 分级的分级数值增大而显著增加（$P < 0.05$）。根据 CNScore 评分划分高、低组的胃癌患者临床信息比例情况。CNScore 评分高、低组胃

癌患者临床病理特征统计结果显示，与 CNScore 评分低组比较，CNScore 评分高组在 T 分期、N 分期、临床分期、生存状态共 4 个因素上具有显著差异（$P < 0.05$）。

上述结果提示，CNScore 评分注释的复方苦参注射液干预胃癌细胞核心 ceRNA 网络的生物意义可能在于胃癌的生长、迁移、侵袭等方面，临床意义可能在于胃癌的转移和生存概率预测等方面。

6. 复方苦参注射液干预胃癌细胞关键 ceRNA 轴的分析结果

复方苦参注射液干预 MKN-45 胃癌细胞核心 ceRNA 网络由 54 个节点、217 条边组成。ceRNA 网络均由 lncRNA-miRNA-mRNA 的 ceRNA 关系三元轴组成。为从现有核心 ceRNA 网络中筛选出较为重要的 ceRNA 轴，根据多年来众多学者对 ceRNA 机制的研究经验，一般情况下，除公共数据库基于碱基互补配对原则在计算水平预测的 ceRNA 关系外，ceRNA 机制更可能真实成立的额外两个条件：① 3 种分子之间的相关性，即 lncRNA 与 mRNA 的表达情况需要具备正相关性，miRNA 与 lncRNA 或 miRNA 与 mRNA 的表达情况需要具备负相关性。②需要有一定数量的 lncRNA 分子存在于细胞质中。为增加筛选出的 ceRNA 轴的真实可信度，根据方法部分所述将复方苦参注射液干预 MKN-45 胃癌细胞核心 ceRNA 网络中的所有 RNA 分子执行相关性计算，将核心网络中符合 ceRNA 关系的相关性分子保留，随后执行 lncRNA 亚细胞定位分析，获得较高真实可信度的复方苦参注射液干预 MKN-45 胃癌细胞的 ceRNA 轴。lncRNA PTPRG-AS1 与 hsa-miR-15a-5p、hsa-miR-421 等 miRNA 存在负相关性（$P < 0.05$）；PTPRG-AS1 与 hsa-miR-221-3p、hsa-miR-7-5p 等 miRNA 存在正相关性（$P < 0.05$）；LINC-PINT 与 hsa-miR-7-5p、hsa-miR-378a-3p 等 miRNA 存在负相关性（$P < 0.05$）；LINC-PINT 与 hsa-let-7b-5p、hsa-miR-30a-5p 等 miRNA 存在正相关性（$P < 0.05$）；LINC00665 与 hsa-miR-320b、hsa-miR-378a-3p 等 miRNA 存在负相关性（$P < 0.05$）；LINC00665 与 hsa-let-7b-5p、hsa-miR-26a-5p 等 miRNA 存在正相关性（$P < 0.05$）。PTPRG-AS1 与 SERPINE1、HSPB8、P4HA2 等 mRNA 存在负相关性（$P < 0.05$）；PTPRG-AS1 与 PALMD、KITLG、GPC3 等 mRNA 存在正相关性（$P < 0.05$）；LINC-PINT 与 PALMD、KITLG 等 mRNA 存在负相关性（$P < 0.05$）；LINC-PINT 与 GSTK1、PROCR、CGNL1 等 mRNA 存在正相关性（$P < 0.05$）；LINC00665 与 GPC3、PALMD、KITLG 等 mRNA 存在负相关性（$P < 0.05$）；LINC00665 与 GSTK1、P4HA2、TPP1 等 mRNA 存在正相关性（$P < 0.05$）。Hsa-miR-421 与 GPC3、KITLG、PALMD 等 mRNA 存在负相关性（$P < 0.05$）；hsa-miR-421 与 P4HA2、TPP1、GSTK1 等 mRNA 存在正相关性（$P < 0.05$）；hsa-miR-664b-3p 与 KITLG、PALMD 等 mRNA 存在负相关性（$P < 0.05$）；hsa-miR-664b-3p 与 P4HA2、

TPP1、PROCR 等 mRNA 存 在 正 相 关 性（$P < 0.05$）；hsa–let–7b–5p 与 PALMD、KITLG 等 mRNA 存 在 负 相 关 性（$P < 0.05$）；hsa–let–7b–5p 与 GSTK1、P4HA2、PROCR 等 mRNA 存在正相关性（$P < 0.05$）。待用 3 种 RNA 分子的相关性计算结果过滤复方苦参注射液干预 MKN–45 胃癌细胞核心 ceRNA 网络的节点后，剩余的 ceRNA 轴由 18 个节点组成。

随后利用 lncRNA 亚细胞定位进一步加强 ceRNA 轴的真实可信度。lncLocator 数据库根据 RNA 碱基序列来预测 lncRNA 亚细胞定位，PTPRG–AS1 在不同亚细胞器的定位预测得分分别为细胞质 0.649、细胞核 0.260、核糖体 0.015、细胞溶胶 0.050、外泌体 0.025。lncATLAS 数据库基于自研算法得出的 RCI 值来预测 lncRNA 亚细胞定位，PTPRG–AS1 的 RCI 值为 1.4。上述 2 种数据库预测结果提示，只有 PTPRG–AS1 被 2 种数据库同时预测出亚细胞定位于细胞质中，即 PTPRG–AS1 较其余 3 个 lncRNA 分子具有更大可能存在于细胞质中。因此，目前可筛选出 PTPRG–AS1/hsa–miR–374a–5p/KITLG、PTPRG–AS1/hsa–miR–421/KITLG 两个复方苦参注射液干预 MKN–45 胃癌细胞核心 ceRNA 网络的关键 ceRNA 轴。

最后，复方苦参注射液对这些 RNA 分子的调控水平和生存预后分析的 *HR* 被纳入关键 ceRNA 轴的筛选工作。综合考虑 MKN–45、HGC–27 两种胃癌细胞的基因表达谱数据，复方苦参注射液可以使 PTPRG–AS1［HR=1.71（1.15–2.53）］和 KITLG［HR=1.44（1.01–2.06）］表达下调，使 hsa–miR–374a–5p［HR=0.68（0.49–0.93）］表达下调，使 hsa–miR–421［HR=0.66（0.48–0.89）］表达上调，故最终确定 PTPRG–AS1/hsa–miR–421/KITLG 轴为复方苦参注射液干预胃癌细胞核心 ceRNA 网络的关键 ceRNA 轴，定义为"复方苦参注射液干预胃癌细胞关键 ceRNA 轴"，见图 4–15。

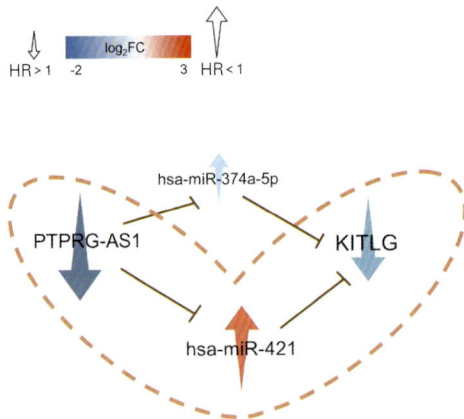

图 4–15　复方苦参注射液干预胃癌细胞的关键 ceRNA 轴

研究小结

　　本部分研究在精准网络药理学研究理念的指导下，以复方苦参注射液干预胃癌转录组、蛋白组实验数据为研究样本，以 ceRNA 网络为机制研究切入点，应用生物信息学方法开展研究。研究结果显示 PTPRG-AS1/hsa-miR-421/KITLG 轴为复方苦参注射液干预胃癌 ceRNA 网络的核心机制轴，且该轴通过 KITLG/KIT 通路影响胃癌细胞生长、增殖和迁移。

第三节　复方苦参注射液干预胃癌作用机制分子生物学研究

　　本研究以胃癌双细胞系和动物组织样本为研究素材，采用 RT-qPCR、Western blot 等分子生物学方法检验复方苦参注射液干预胃癌 PTPRG-AS1/hsa-miR-421/KITLG 轴和 KITLG/KIT 通路的情况，以验证前述生物信息学所得的 ceRNA 网络机制。

一、研究材料

　　NSG 品系小鼠，雄性，SPF 级，5～6 周龄，24 只，体重（20±2）g，购于北京唯尚立德生物科技有限公司，实验动物许可证号：SCXK（京）2021-0010；饲养于北京中医药大学实验动物中心 SPF 级动物房，实验动物使用许可证号：1121043000423。人源胃癌细胞系 HGC-27、MKN-45 和人源正常胃黏膜上皮细胞 GES-1 均购于武汉普诺赛生命科技有限公司，所有细胞系均通过 STR 鉴定，不存在细胞系污染。

二、研究方法

1. 实验与检测项目

（1）磺酰罗丹明 B（SRB）比色法检测复方苦参注射液对胃癌细胞的影响。

（2）EdU 嵌入实验检测复方苦参注射液对胃癌细胞的影响。

（3）PI 单染法检测复方苦参注射液对胃癌细胞的影响。

（4）Transwell 迁移实验检测复方苦参注射液对胃癌细胞的影响。

（5）Transwell 侵袭实验检测复方苦参注射液对胃癌细胞的影响。

（6）肿瘤组织 HE 染色。

（7）肿瘤组织免疫组织化学染色。

（8）ELISA 法检测小鼠血清因子。

（9）RT-qPCR 法检测 RNA 的表达量。

（10）Western blot 法检测相关蛋白的表达量。

2.统计学分析

所有收集、记录的数据均采用 R 软件（version 4.2.1）或 GraphPad Prism 9.0 软件进行统计学分析，除另有说明外，数据结果均以 $\bar{x} \pm SD$ 表示平均值和离散程度。非配对 Student's t test（T test）被用于两组间差异比较分析，单因素方差分析（One-way analysis of variance，one-way ANOVA）及 Tukey 多重假设检验（Tukey's Honest Significant Differencefor，Tukey's HSD）被用于多组间差异比较分析，$P < 0.05$ 被定义为具有统计学意义，即差异具有显著性。

三、研究结果

1.复方苦参注射液干预 PTPRG-AS1/hsa-miR-421/KITLG 轴且抑制 KITLG/KIT 通路

为验证复方苦参注射液对胃癌细胞中 PTPRG-AS1/hsa-miR-421/KITLG 轴的调控作用，通过 RT-qPCR 检测复方苦参注射液对该轴 3 个基因的影响。与各自细胞的对照组比较，复方苦参注射液可以显著降低 PTPRG-AS1 和 KITLG 的 RNA 表达量（$P < 0.05$），显著升高 hsa-miR-421 的 RNA 表达量（$P < 0.05$），见图 4-16。进一步运用 Western blot 检测复方苦参注射液对 PTPRG-AS1/hsa-miR-421/KITLG 轴下游 KITLG/KIT 通路相关蛋白的影响，见图 4-17、图 4-18。结果显示，复方苦参注射液可以显著抑制胃癌细胞中 KITLG、KIT、p-KIT、p-PIK3R1、p-AKT、p-GSK-3β、c-Myc 和 Cyclin D1 蛋白的表达（$P < 0.05$），上调 GSK-3β 蛋白的表达（$P < 0.05$），并且下调 PIK3R1 与 AKT 蛋白的磷酸化比例（$P < 0.05$），表明 KITLG/KIT 通路活性减弱，提示复方苦参注射液对胃癌细胞具有增殖抑制和迁移抑制作用。进一步检测 EMT 相关蛋白发现 N-cadherin 与 Vimentin 蛋白表达量显著下降（$P < 0.05$），E-cadherin 蛋白表达量显著升高（$P < 0.05$），佐证了复方苦参注射液对胃癌细胞具有迁移抑制作用。

体内实验结果显示，复方苦参注射液可以显著降低胃癌皮下瘤组织 KITLG 的蛋白表达量（$P < 0.05$），并减少小鼠血清中 KITLG 的含量（$P < 0.05$）。通过运用 RT-qPCR 法和 Western blot 法分别检测小鼠皮下瘤组织 KITLG/KIT 通路相关靶点的 RNA 和蛋白表达情况，结果显示，与模型组（Vehicle）比较，复方苦参注射液 65.0mg·kg⁻¹ 组和复方苦参注射液 130.0mg·kg⁻¹ 组均可显著下调 KITLG/KIT 通路相关靶点的 RNA 和蛋白质的表达水平（$P < 0.05$），下调趋势与体外细胞实验基本一致，见图 4-19、

图 4-20。

上述结果说明，复方苦参注射液在体内外均可通过调控 PTPRG-AS1/hsa-miR-421/KITLG 轴抑制 KITLG/KIT 信号通路，从而抑制胃癌的恶性进展。

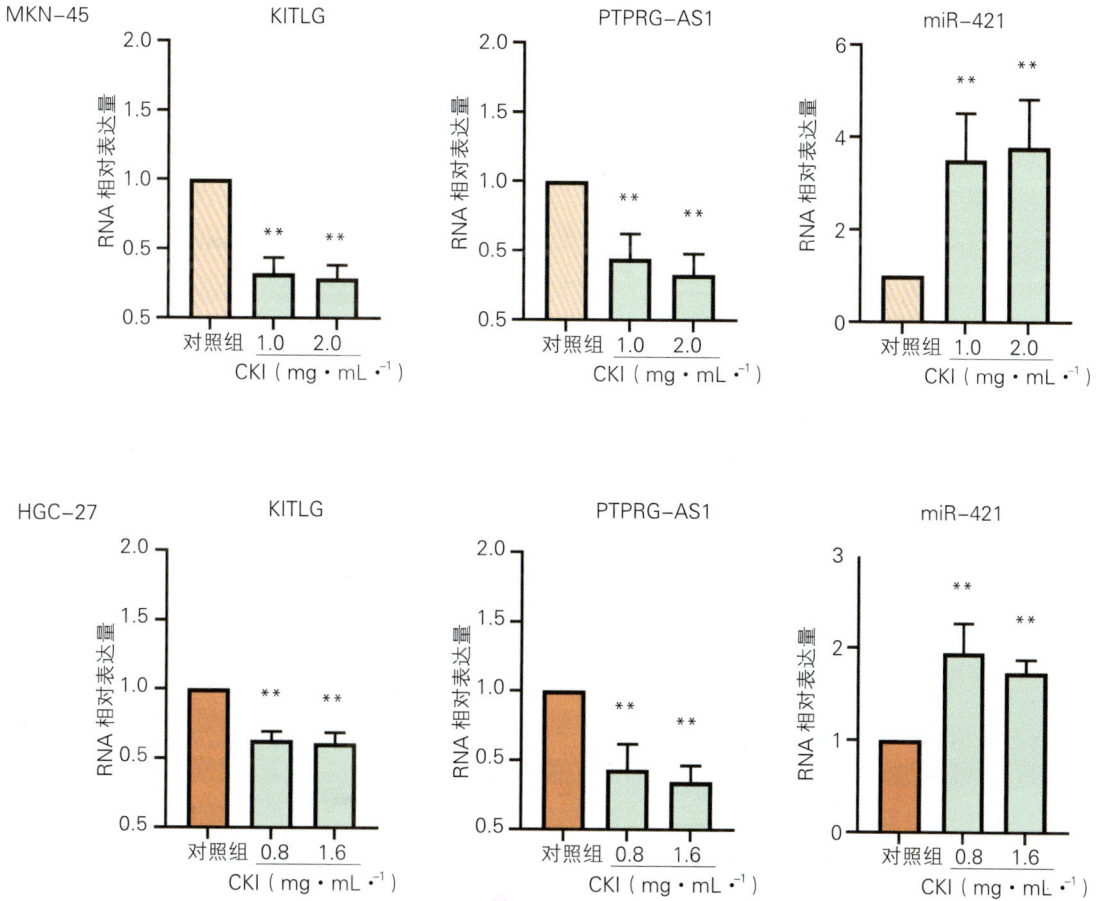

图 4-16　复方苦参注射液对胃癌细胞目的基因表达的影响

注：与对照组比较，$^{**}P < 0.01$。

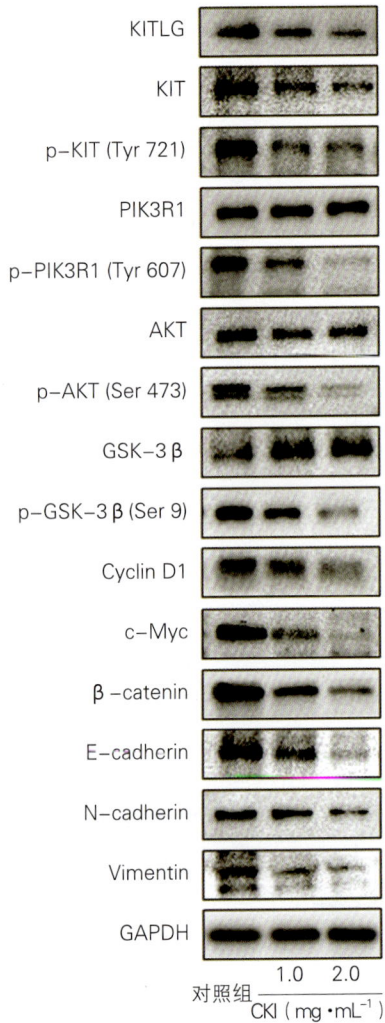

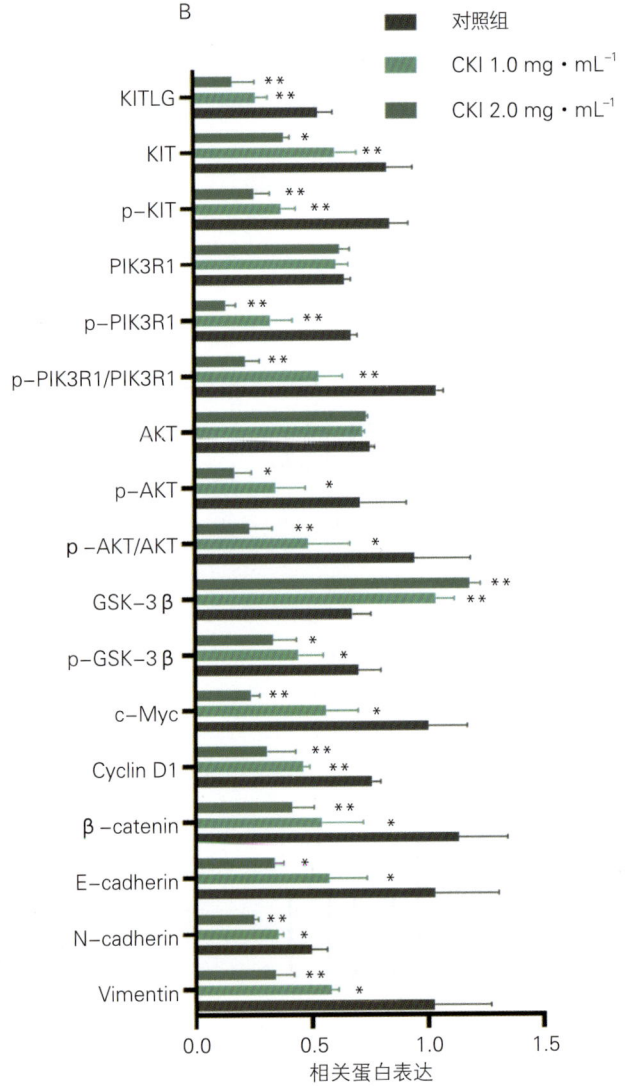

A. 胃癌细胞 KITLG/KIT 通路相关蛋白 Western blot；B.Western blot 统计分析结果。

图 4-17　复方苦参注射液对 MKN-45 胃癌细胞 KITLG/KIT 通路相关蛋白表达的影响

注：与对照组比较，$^{*}P < 0.05$；$^{**}P < 0.01$。

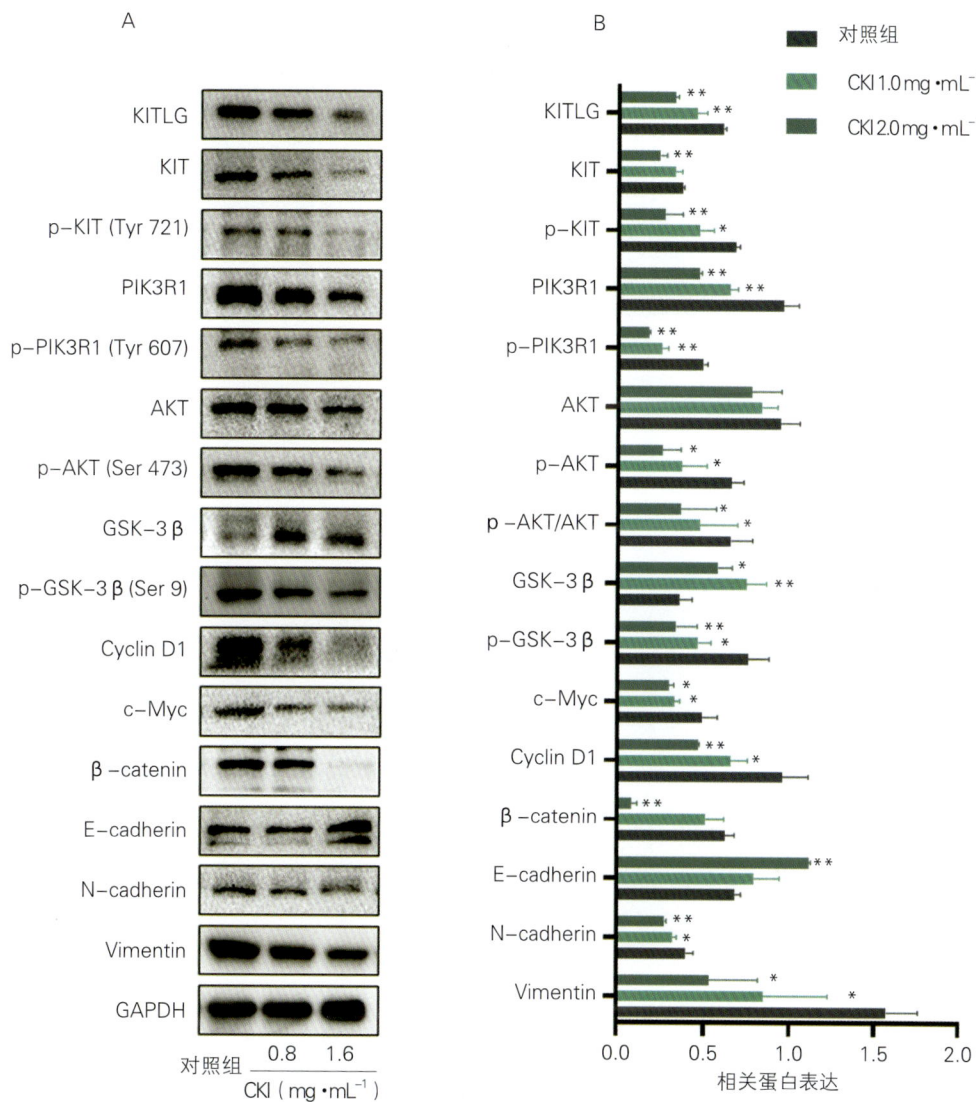

A. 胃癌细胞 KITLG/KIT 通路相关蛋白 Western blot；B.Western blot 统计分析结果。

图 4-18　复方苦参注射液对 HGC-27 胃癌细胞 KITLG/KIT 通路相关蛋白表达的影响

注：与对照组比较，$^*P < 0.05$；$^{**}P < 0.01$。

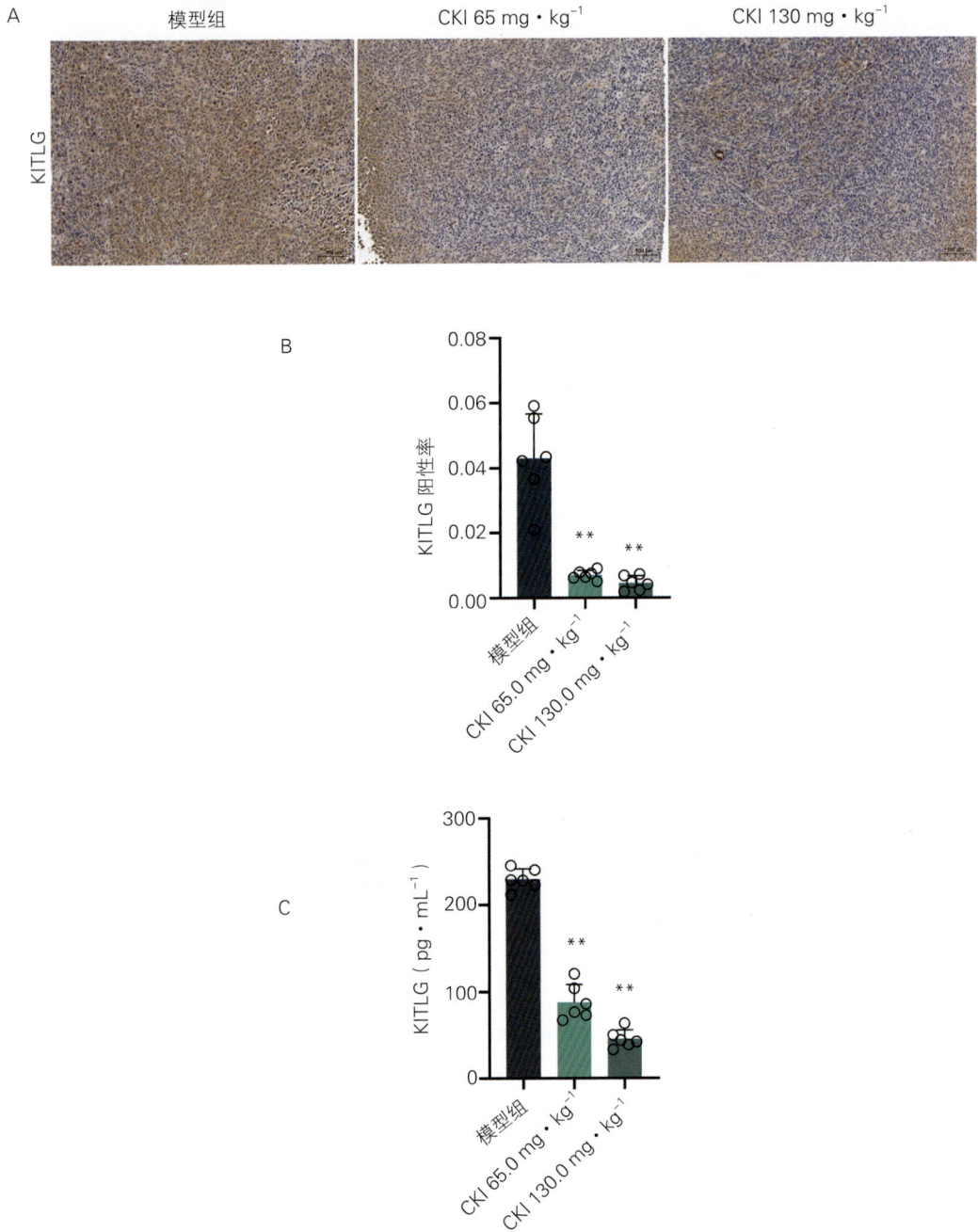

A. 免疫组织化学染色图；B. 免疫组织化学结果统计分析；C. 血清 KITLG 含量检测。

图 4-19　小鼠皮下瘤组织切片观察与 ELISA 结果

注：与模型组比较，$^{**}P < 0.01$。

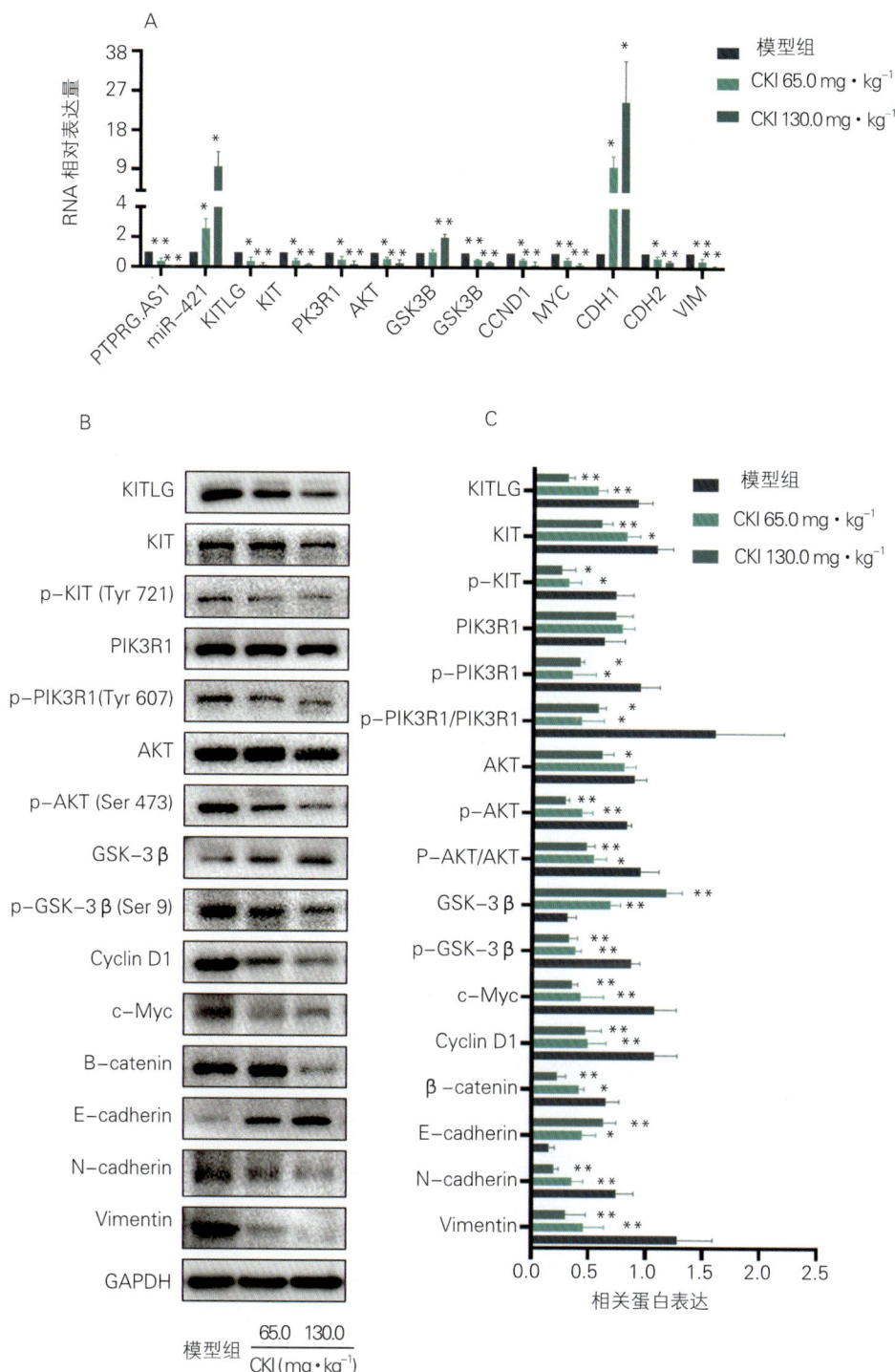

A. 胃癌细胞 KITLG/KIT 通路相关基因 RT-qPCR 检测结果；B. 胃癌细胞 KITLG/KIT 通路相关蛋白 Western blot；C.Western blot 统计分析结果。

图 4-20 复方苦参注射液对小鼠皮下瘤组织目的基因和 KITLG/KIT 通路相关靶点的 RNA 和蛋白表达的影响

注：与模型组比较，$^*P < 0.05$；$^{**}P < 0.01$。

2. 复方苦参注射液基于 PTPRG-AS1/hsa-miR-421/KITLG 轴抑制胃癌细胞恶性表型

通过 CCK-8 实验、EdU 嵌入实验和细胞周期实验评估复方苦参注射液对胃癌细胞恶性表型增强的抑制能力。全部体外挽救实验均使用复方苦参注射液 $1.0mg \cdot mL^{-1}$ 剂量。与空载体组比较，复方苦参注射液组细胞 OD 值显著降低（$P < 0.05$）。与复方苦参注射液组比较，复方苦参注射液 +OE-PTPRG-AS1 组细胞 OD 值显著升高（$P < 0.05$）。与阴性对照组比较，复方苦参注射液组细胞 OD 值显著降低（$P < 0.05$）。与复方苦参注射液组比较，复方苦参注射液 + hsa-miR-421 inhibitor 组细胞 OD 值显著升高（$P < 0.05$）。与空载体组比较，复方苦参注射液组细胞 EdU 阳性率显著降低（$P < 0.05$）。与复方苦参注射液组比较，复方苦参注射液 +OE-PTPRG-AS1 组细胞 EdU 阳性率显著升高（$P < 0.05$）。与阴性对照组比较，复方苦参注射液组细胞 EdU 阳性率显著降低（$P < 0.05$）。与复方苦参注射液组比较，复方苦参注射液 + hsa-miR-421 inhibitor 组细胞 EdU 阳性率显著升高（$P < 0.05$）。见图 4-21A、图 4-21B。

与空载体组比较，复方苦参注射液组细胞 $G_0\&G_1$ 期比例显著增加，而 S 期比例显著减少（$P < 0.05$）。与复方苦参注射液组比较，复方苦参注射液 +OE-PTPRG-AS1 组细胞 $G_0\&G_1$ 期比例显著减少，而 S 期比例显著增加（$P < 0.05$）。与阴性对照组比较，复方苦参注射液组细胞 $G_0\&G_1$ 期比例显著增加，而 S 期比例显著减少（$P < 0.05$）。与复方苦参注射液组比较，复方苦参注射液 + hsa-miR-421 inhibitor 组细胞 $G_0\&G_1$ 期比例显著减少，而 S 期比例显著增加（$P < 0.05$）。上述结果提示，复方苦参注射液可挽救过表达 PTPRG-AS1 或抑制 hsa-miR-421 引起的胃癌恶性生长、增殖能力加强。与空载体组比较，复方苦参注射液组细胞迁移、侵袭穿膜数量显著下降（$P < 0.05$），见图 4-22。与复方苦参注射液组比较，复方苦参注射液 +OE-PTPRG-AS1 组细胞迁移、侵袭穿膜数量显著增多（$P < 0.05$）。与 NC 组比较，复方苦参注射液组细胞迁移、侵袭穿膜数量显著下降（$P < 0.05$）。与复方苦参注射液组比较，复方苦参注射液 + hsa-miR-421 inhibitor 组细胞迁移、侵袭穿膜数量显著增多（$P < 0.05$）。上述结果提示，复方苦参注射液可挽救过表达 PTPRG-AS1 或抑制 hsa-miR-421 引起的胃癌迁移增强。

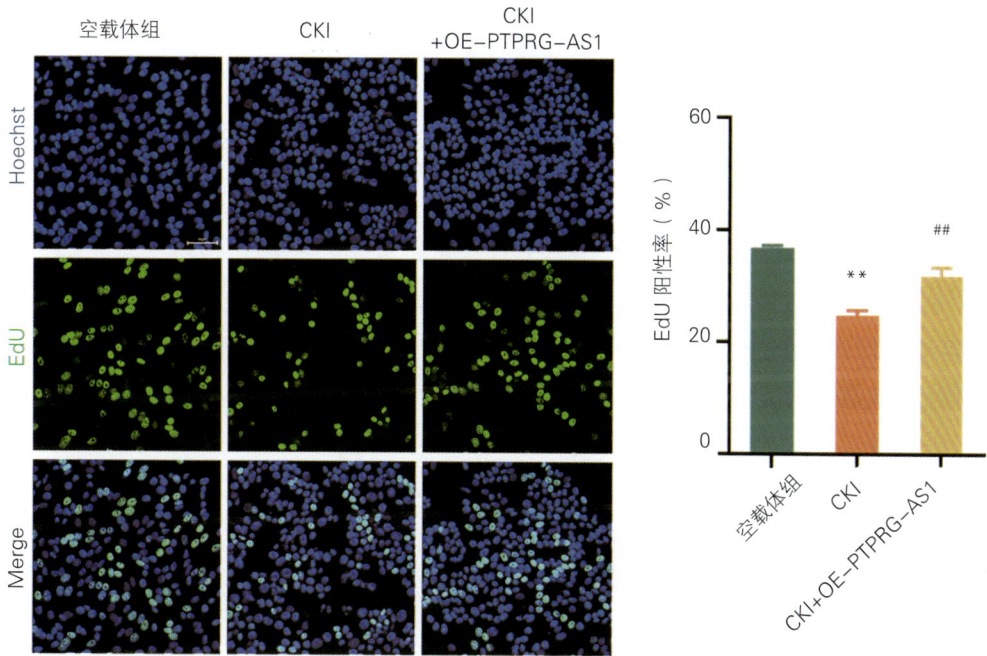

图 4-21A　HGC-27 胃癌细胞复方苦参注射液挽救实验 EdU 嵌入实验检测结果

注：与空载体组比较，$^{**}P < 0.01$；与复方苦参注射液组比较，$^{##}P < 0.01$。

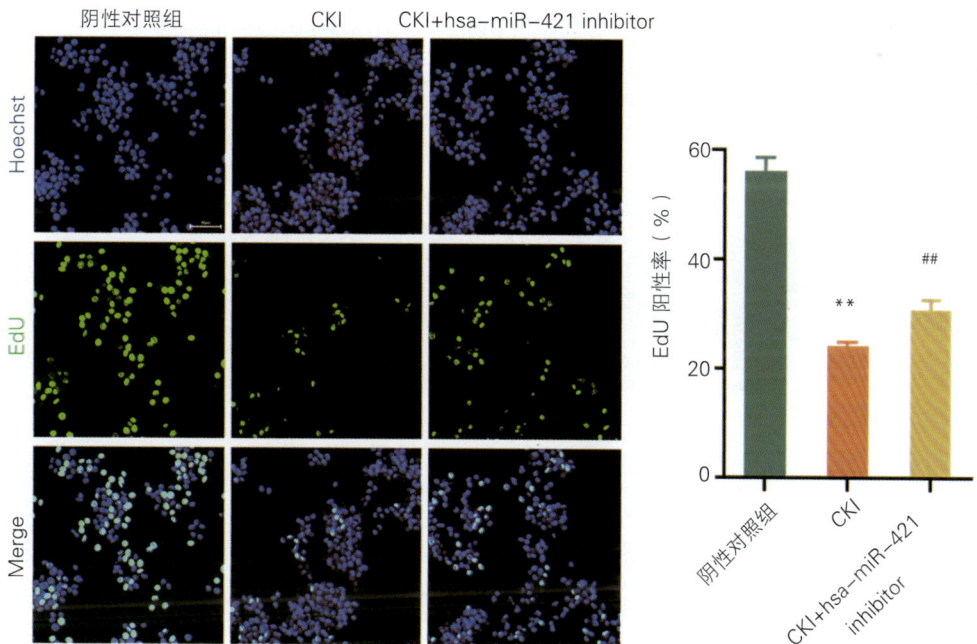

图 4-21B　MKN-45 胃癌细胞复方苦参注射液挽救实验 EdU 嵌入实验检测结果

注：与阴性对照组比较，$^{**}P < 0.01$；与复方苦参注射液组比较，$^{##}P < 0.01$。

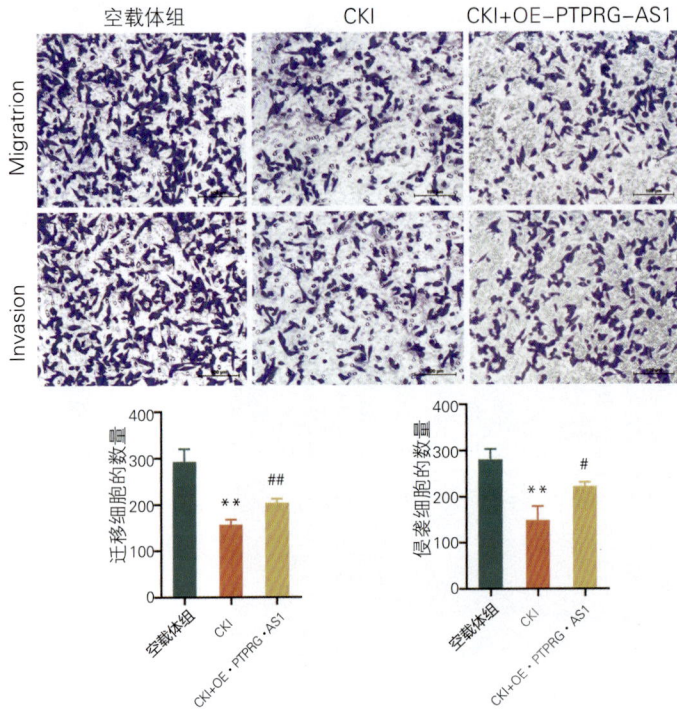

图 4-22A　HGC-27 胃癌细胞复方苦参注射液挽救实验迁移、侵袭实验检测结果

注：与空载体组比较，$**P < 0.01$；与复方苦参注射液组比较，$#P < 0.05$，$##P < 0.01$。

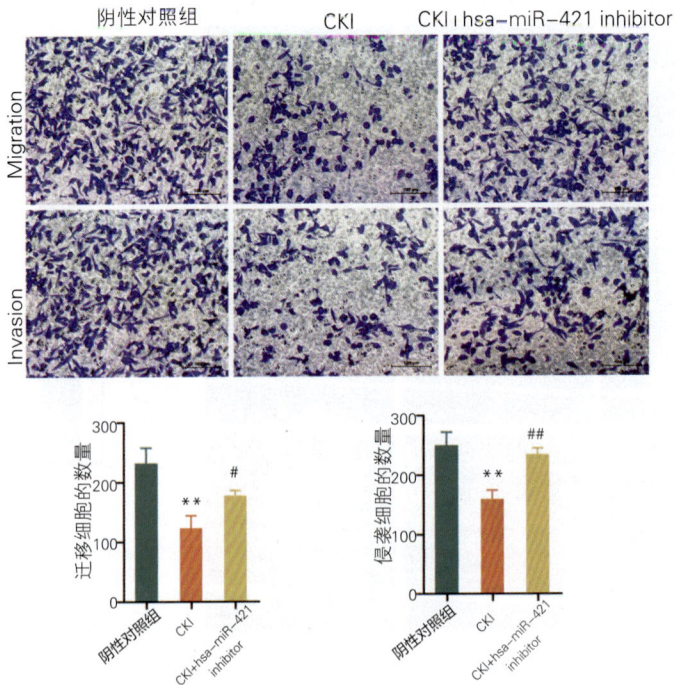

图 4-22B　MKN-45 胃癌细胞复方苦参注射液挽救实验迁移、侵袭实验检测结果

注：与阴性对照组比较，$**P < 0.01$；与复方苦参注射液组比较，$#P < 0.05$，$##P < 0.01$。

3. 复方苦参注射液基于 PTPRG-AS1/hsa-miR-421/KITLG 轴抑制胃癌细胞 KITLG/KIT 通路

与复方苦参注射液组比较，空载体组细胞 KITLG 的 RNA 表达量显著升高（$P < 0.05$），复方苦参注射液 +OE-PTPRG-AS1 组细胞 KITLG 的 RNA 表达量显著升高（$P < 0.05$）。与复方苦参注射液组比较，阴性对照组细胞 KITLG 的 RNA 表达量显著升高（$P < 0.05$），复方苦参注射液 + hsa-miR-421 inhibitor 组细胞 KITLG 的 RNA 表达量显著升高（$P < 0.05$）。上述结果提示复方苦参注射液可挽救 PTPRG-AS1/hsa-miR-421/KITLG 轴异常活化引起的靶基因 KITLG 异常上调。

进一步 Western blot 检测复方苦参注射液基于 PTPRG-AS1/hsa-miR-421/KITLG 轴对 KITLG/KIT 通路相关蛋白的影响。结果显示，与复方苦参注射液组比较，空载体组 KITLG、KIT、p-KIT、p-PIK3R1、p-AKT、p-GSK-3β、β-catenin、c-Myc 和 Cyclin D1 蛋白表达量显著升高（$P < 0.05$），GSK-3β 蛋白表达量显著降低（$P < 0.05$），并且上调 PIK3R1 与 AKT 蛋白的磷酸化比例（$P < 0.05$）。而复方苦参注射液 +OE-PTPRG-AS1 组观察到 KITLG、KIT、p-KIT、p-PIK3R1、p-AKT、p-GSK-3β、β-catenin、c-Myc 和 Cyclin D1 蛋白表达量显著升高（$P < 0.05$），GSK-3β 蛋白表达量显著降低（$P < 0.05$），并且有上调 PIK3R1 与 AKT 蛋白的磷酸化比例（$P < 0.05$）的挽救现象，见图 4-23、图 4-24。上述结果表明，复方苦参注射液可挽救过表达 PTPRG-AS1 引起的 KITLG/KIT 通路异常活化。

进一步检测 EMT 相关蛋白发现，过表达 PTPRG-AS1 后 E-cadherin 蛋白显著下降，N-cadherin 与 Vimentin 蛋白表达量显著升高（$P < 0.05$），佐证了复方苦参注射液基于 PTPRG-AS1/hsa-miR-421/KITLG 轴促进胃癌细胞迁移。与复方苦参注射液组比较，阴性对照组 KITLG、KIT、p-KIT、p-PIK3R1、p-AKT、p-GSK-3β、β-catenin、c-Myc 和 Cyclin D1 蛋白表达量显著升高（$P < 0.05$），GSK-3β 蛋白表达量显著降低（$P < 0.05$），并且上调 PIK3R1 与 AKT 蛋白的磷酸化比例（$P < 0.05$）。而复方苦参注射液 + hsa-miR-421 inhibitor 组观察到 KITLG、KIT、p-KIT、p-PIK3R1、p-AKT、p-GSK-3β、β-catenin、c-Myc 和 Cyclin D1 蛋白表达量显著升高（$P < 0.05$），GSK-3β 蛋白表达量显著降低（$P < 0.05$），并且有上调 PIK3R1 与 AKT 蛋白的磷酸化比例（$P < 0.05$）的挽救现象。上述结果表明复方苦参注射液可挽救抑制 hsa-miR-421 引起的 KITLG/KIT 通路异常活化。

综上所述，复方苦参注射液在体外通过靶向 PTPRG-AS1/hsa-miR-421/KITLG 轴抑制 KITLG/KIT 信号通路，从而抑制胃癌细胞的生长、增殖、迁移和侵袭能力。

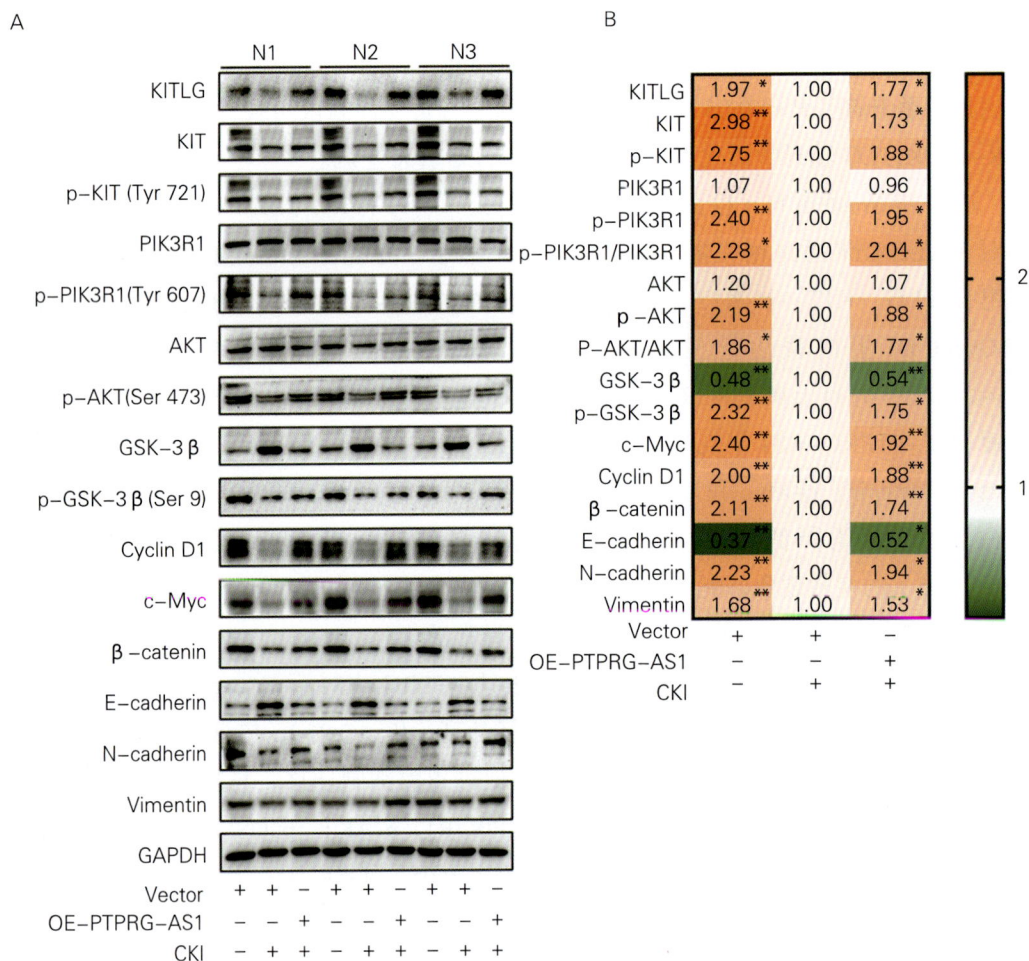

A. HGC-27 胃癌细胞 KITLG/KIT 通路相关蛋白 Western blot；B. Western blot 统计分析结果。

图 4-23 HGC-27 胃癌细胞复方苦参注射液挽救实验 KITLG/KIT 通路蛋白水平检测结果

注：与复方苦参注射液组比较，$^*P < 0.05$，$^{**}P < 0.01$。

A

	N1	N2	N3

KITLG
KIT
p-KIT (Tyr 721)
PIK3R1
p-PIK3R1(Tyr 607)
AKT
p-AKT(Ser 473)
GSK-3β
p-GSK-3β (Ser 9)
Cyclin D1
c-Myc
β-catenin
E-cadherin
N-cadherin
Vimentin
GAPDH

	+	+	−	+	+	−	+	+	−
nhibitor NC									
miR-421 inhibitor	−	−	+	−	+	−	−	−	+
CKI	−	+	+	−	+	+	−	+	+

B

KITLG	1.79**	1.00	1.49*
KIT	1.64**	1.00	1.38*
p-KIT	2.95**	1.00	1.66*
PIK3R1	0.85	1.00	0.87
p-PIK3R1	2.69**	1.00	2.21**
p-PIK3R1/PIK3R1	3.15*	1.00	2.59*
AKT	0.90	1.00	0.85
p-AKT	1.57**	1.00	1.22*
P-AKT/AKT	1.79**	1.00	1.44*
GSK-3β	0.67*	1.00	0.59*
p-GSK-3β	1.81**	1.00	1.46*
c-Myc	3.66**	1.00	2.90*
Cyclin D1	1.37*	1.00	1.38*
β-catenin	1.56*	1.00	1.50*
E-cadherin	1.39**	1.00	0.71*
N-cadherin	2.65**	1.00	2.12*
Vimentin	2.78**	1.00	1.73*
inhibitor NC	+	+	−
miR-421 inhibitor	−	−	+
CKI	−	+	+

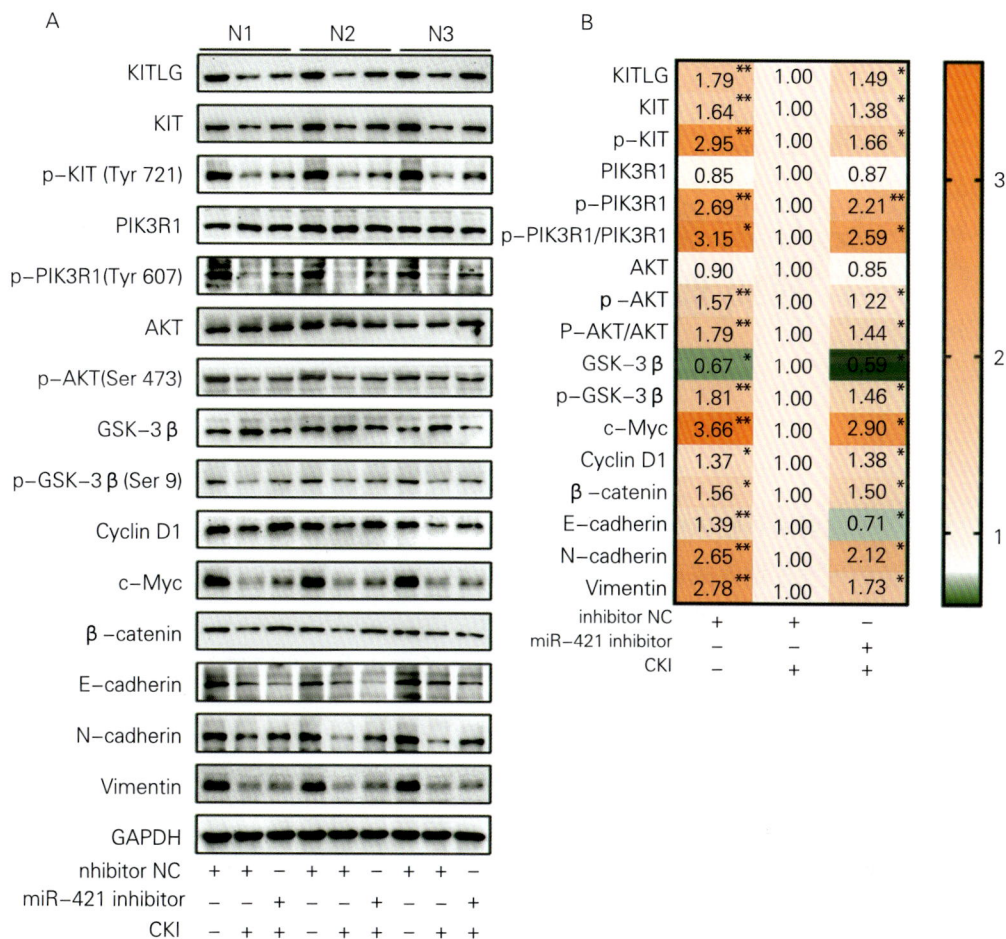

A.MKN-45 胃癌细胞 KITLG/KIT 通路相关蛋白 Western blot；B.Western blot 统计分析结果。

图4-24　MKN-45 胃癌细胞复方苦参注射液挽救实验 KITLG/KIT 通路蛋白水平检测结果

注：与复方苦参注射液组比较，$^{*}P < 0.05$，$^{**}P < 0.01$。

研究小结

　　本研究以胃癌双细胞系和组织样本为实验素材，应用网络药理学方法深入解析了复方苦参注射液通过调控 KITLG/KIT 通路和 PTPRG-AS1/hsa-miR-421/KITLG 轴干预胃癌恶性进展的机制，验证了前述生物信息学所得结果，为深入揭示复方苦参注射液干预胃癌机制提供了重要实验证据。复方苦参注射液作为复方中药制剂，其作用机制特点具有多尺度、多通路、多靶点的特性，本研究仅从 ceRNA 网络角度进行了分析，其他可能机制尚有待进一步研究证实。

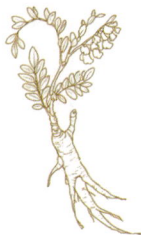

第五章
复方苦参注射液
干预乳腺癌的研究

复方苦参注射液是临床中常用于乳腺癌治疗的中药注射液之一。其与化疗等方式共同干预乳腺癌可发挥增效减毒作用。本章选取乳腺癌中最难治愈的三阴性乳腺癌为研究对象，综合应用网络药理学、生物信息学、单细胞转录组学、蛋白质组学和经典分子生物学等方法，以免疫功能改善和免疫微环境改变为切入点，开展复方苦参注射液干预乳腺癌的分子机制研究。

第一节　复方苦参注射液干预三阴性乳腺癌的网络药理学研究

本研究通过公共数据库获取复方苦参注射液干预三阴性乳腺癌细胞的转录组测序数据，计算差异表达基因，应用基因集变异分析（Gene set variation analysis，GSVA）算法探究复方苦参注射液显著调节的信号通路。通过单样本基因集富集分析（Single sample gene set enrichment analysis，ssGSEA）算法预测三阴性乳腺癌患者肿瘤组织中28种免疫细胞的相对浸润水平，采用无监督一致性聚类（Consensus clustering）算法将这些患者分为不同的免疫亚型，并分析不同亚型的差异表达基因。通过单因素Cox回归分析筛选与免疫相关的预后基因，并将其与复方苦参注射液调节的差异基因取交集，得到复方苦参注射液调节的免疫相关的预后基因，基于LASSO（Least absolute shrinkage and selection operator）回归算法构建免疫相关基因的预后模型，以预测三阴性乳腺癌的死亡风险，并在验证队列中测试该模型的预后预测能力。

一、研究方法

1.转录组测序数据的获取

本研究纳入的复方苦参注射液干预三阴性乳腺癌 MDA-MB-231 细胞的转录组测序数据为 SRP182663，原始数据（FASTQ 格式）通过 European Nucleotide Archive（ENA；http://www.ebi.ac.uk/ena）下载，数据集编号为 PRJNA517432。SRP182663 数据集包含 6 个复方苦参注射液干预三阴性乳腺癌 MDA-MB-231 细胞 48h 的样本和 6 个对照样本。这些样本通过 Illumina HiSeq X Ten 平台进行转录组测序，采用双端文库，样本组织类型为 Homo sapiens。

本研究使用了 2 个三阴性乳腺癌肿瘤样本公共数据集，分别为 METABRIC 数据集和 GSE58812 数据集。METABRIC 数据集通过 cBioPortal 数据库下载。该队列包含 320 名三阴性乳腺癌患者的基因芯片表达谱数据，排除非原发性乳腺癌病例或无基因表达谱的患者，最终保留 298 例原发性三阴性乳腺癌患者（全部为女性，平均年龄为 55.64 ± 13.76 岁）作为本研究的训练集，所采用的生存时间为疾病特异性生存期（Disease-specific survival，DSS）。GSE58812 数据集通过 GEO 数据库下载。该队列包含 107 名三阴性乳腺癌患者（全部为女性，平均年龄为 56.97 ± 12.80 岁）的基因芯片表达谱数据。将其作为测试集用以验证生存模型的性能，所采用的生存时间为无转移生存期（Metastasis-free survival，MFS）。下载该芯片数据的 CEL 格式文件，数据标准化采用 affy 包的 RMA（Robust Multi-array Average）算法。纳入的 2 个公共数据集——METABRIC 和 GSE58812，满足如下条件：①包含大于 100 例三阴性乳腺癌患者样本。②样本类型为原发肿瘤组织样本。③有完整的转录组基因表达谱数据。④有完整的生存时间数据。

2.转录组测序数据上游分析

在转录组数据上游分析中，使用 FastQC（版本 0.11.9，Babraham Bioinformatics）检查原始数据的质量，使用 Trim_galore（版本 0.6.6，Babraham Bioinformatics）去除接头和低质量序列。基于参考基因组（GRCh38，Ensembl Release 103）的 DNA 序列和 GTF（Gene transfer format）文件，通过 STAR 软件（版本 2.7.7a）构建参考基因组索引，同样利用 STAR 软件将质控后的 Reads 比对到参考基因组索引，并通过 samtools 软件（版本 1.10）对 BAM（Binary Alignment/Map）格式文件进行排序。使用 RSEM（v1.3.3）对基因表达进行定量，计算 Read counts 值。

3. 基因差异表达分析

转录组数据基因差异表达分析使用 DESeq2、edgeR 和 limma 三种方法进行。本研究采用 Bioconductor 中三个 R 语言包官方手册中的流程进行分析，差异分析过程中消除了批次效应的影响。使用 edgeR 中的"filterByExpr"函数过滤低表达基因，通过 TMM（Trimmed mean of M values）方法计算标准化因子，将原始文库大小转换为有效文库大小。在使用 DESeq2 方法进行差异表达分析时，通过"lfcShrink"函数中的 apeglm 方法缩放差异倍数（Fold change，FC）。差异基因筛选阈值为校正后 $P < 0.05$ 且 $|\log_2FC| > 0.58$。三种方法均识别为差异表达的基因作为本研究的差异基因。通过 voom 算法获得转录组数据的标准化表达量，采用 sva 包去除批次效应以用于后续分析。

4. 基因集富集分析

通路分析主要包括三部分内容：①基于 Molecular Signatures Database 数据库（MSigDB，版本 7.4）中 Hallmark 特征基因集的分析。②基于基因本体（Gene Ontology，GO）数据库生物学过程（Biological process，BP）的分析。③基于京都基因与基因组百科全书（Kyoto Encyclopedia of Genes and Genomes，KEGG）中六大类通路的分析，包括代谢（Metabolism）、遗传信息处理（Genetic information processing）、环境信息处理（Environmental information processing）、细胞过程（Cellular processes）、组织系统（Organismal systems）和人类疾病（Human diseases）相关的信号通路。GSVA 富集分析算法通过调用 R 语言程序包 GSVA 包实现，基于转录组基因表达谱计算每个样本中每个基因集的富集得分。应用 limma 包中的经验贝叶斯方法确认显著差异的通路，将校正后 $P < 0.05$ 作为显著性阈值。

5. 计算肿瘤免疫浸润相对丰度

本研究使用了 28 种类型的肿瘤浸润性免疫细胞特征基因集，包括 13 种固有免疫细胞和 15 种适应性免疫细胞。13 种固有免疫细胞分别为活化的树突状细胞（Activated dendritic cell，Activated DC）、CD56bright 自然杀伤细胞（Natural killer cell，NK cell）、CD56dim 自然杀伤细胞、嗜酸性粒细胞（Eosinophil）、未成熟的树突状细胞（Immature dendritic cell，Immature DC）、巨噬细胞（Macrophage）、肥大细胞（Mast cell）、髓系来源抑制细胞（Myeloid-derived suppressor cells，MDSC）、单核细胞（Monocyte）、自然杀伤细胞、自然杀伤 T 细胞（Natural killer T cell，NKT cell）、中性粒细胞（Neutrophil）、浆细胞样树突状细胞（Plasmacytoid dendritic cell，pDC）。15 种适应性免疫细胞分别为活化的 B 细胞（Activated B cell）、活化的 CD4+ T 细胞

（Activated CD4$^+$ T cell）、活化的 CD8$^+$ T 细胞（Activated CD8$^+$ T cell）、CD$_4^+$ 中枢记忆 T 细胞（CD4$^+$ central memory T cell）、CD8$^+$ 中枢记忆 T 细胞（CD8$^+$ central memory T cell）、CD4$^+$ 效应记忆 T 细胞（CD4$^+$ effector memory T cell）、CD8$^+$ 效应记忆 T 细胞（CD8$^+$ effector memory T cell）、γδ T 细胞、未成熟的 B 细胞（Immature B cell）、记忆 B 细胞（Memory B cell）、调节性 T 细胞（Regulatory T cell，Treg）、滤泡辅助性 T 细胞（T follicular helper cell，Tfh）、1 型辅助性 T 细胞（Type 1 T helper cell，Th1 cell）、17 型辅助性 T 细胞（Type 17 T helper cell，Th17 cell）、2 型辅助性 T 细胞（Type 2 T helper cell，Th2 cell）。调用内置于 GSVA 包的 ssGSEA 算法，量化 28 种免疫细胞类型在肿瘤微环境中的相对浸润。使用 ssGSEA 计算所得的免疫细胞特征的标准化富集得分（Normalized enrichment score，NES），表征每个三阴性乳腺癌样本浸润性免疫细胞的相对丰度。各类细胞亚群的预后价值通过单因素 Cox 比例风险回归模型评估。应用 ESTIMATE 软件计算免疫细胞（Immune score）和基质细胞（Stromal score）的相对丰度，并预测肿瘤纯度（Tumor purity）。

6. 筛选免疫相关预后基因

通过 Consensu Cluster Plus 软件包中基于 Euclidean distance 和 Ward's linkage 的 Pam 方法进行无监督一致性聚类，寻找稳定的三阴性乳腺癌免疫分类的最优聚类数，并重复 10 万次计算以确保分类的稳定性。同时，运用层次聚类（Hierarchical clustering）、k 均值聚类（k-means clustering）、主成分分析和 t-SNE 降维验证分类的鲁棒性。不同免疫分型之间的预后差异通过 Kaplan-Meier 生存分析和 log-rank 检验进行比较。根据免疫细胞浸润情况将 METABRIC 队列中的患者分为三组，通过 limma 包中的经验贝叶斯方法确定不同免疫亚型的差异表达基因，将满足校正后 $P < 0.05$ 且 $|\log_2 FC| > 0.58$ 条件的基因作为肿瘤微环境相关基因。采用单因素 Cox 比例风险回归模型评估基因与疾病特异性生存期的相关性，将 $P < 0.05$ 的基因作为预后相关基因。最终保留同时与肿瘤微环境和预后都相关的基因，用于后续分析。

7. 构建免疫相关基因预后模型

将复方苦参注射液干预的基因同免疫相关预后基因取交集，保留复方苦参注射液下调且 HR > 1 的基因，以及复方苦参注射液上调且 HR < 1 的基因。采用超几何分布检验（详见公式 5-1）对复方苦参注射液调节的免疫相关预后基因进行功能注释。

$$P = 1 - \sum_{i=0}^{m-1} \frac{\binom{M}{i}\binom{N-M}{n-i}}{\binom{N}{n}} \tag{5-1}$$

其中 N 表示背景基因的数目，即 GO 注释到的所有基因的数目；n 表示 N 中目标基因的数目；M 表示某特定 GO 条目上的基因数目；m 表示落在某特定 GO 条目中的基因数目。通过 Benjamini–Hochberg 方法校正 P 值，校正后 $P < 0.05$ 的 GO 条目被定义为显著富集的 GO 条目。

为了获得训练集中最优的免疫相关预后标志物，采用 glmnet 包中的 LASSO 回归算法进行特征选择，基因表达量采用 Z-score 标准化后的数值。通过五折交叉验证确定惩罚参数 λ 的最优值，选用 lamda.min，即平均交叉验证误差最小的 λ，其指征的基因用于构建预后模型。最后将这些基因拟合到多因素 Cox 比例风险回归模型中，预后风险评分为基因表达值与相应回归系数的乘积之和。

调用 survminer 软件包，利用最大选择秩统计量确定的最优分界点，将患者划分为高风险组或低风险组，同时将每组样本的最低比例设置为总样本的 30%。使用 Kaplan–Meier 法绘制生存曲线，通过 log–rank 检验评估高、低风险组之间的差异。通过 ROC 曲线和 C-index 评价预后模型对生存的预测准确性。在测试集中采用同样的方法对模型的性能进行验证。采用单因素和多因素 Cox 比例风险回归模型分析风险评分的预后意义。首先分别将年龄、肿瘤大小、阳性淋巴结数量和 PAM50 分型纳入单因素 Cox 比例风险回归模型中，然后将所有具有统计学意义的变量作为协变量添加到多因素 Cox 比例风险回归模型中。重新构建两个多因素 Cox 比例风险回归模型，一个模型将肿瘤大小和阳性淋巴结数量作为协变量，另一个将风险评分作为第二个协变量。通过比较两个模型的预测能力，进一步验证风险评分的预后价值，以时间依赖性 C-index 和时间依赖性 ROC 曲线的 AUC 值作为模型预测能力的评价指标。

8. 统计分析

使用 Shapiro–Wilk 检验评估数据是否服从正态分布。本研究中的变量均为非正态分布。两组非正态变量的统计学差异采用 Wilcoxon 检验进行比较，两组以上非正态变量的统计学差异采用 Kruskal–Wallis 检验进行比较。相关性系数（ρ）为 Spearman 相关性。生存曲线采用 Kaplan–Meier 法绘制，通过 log–rank 检验评估生存差异。使用单因素和多因素 Cox 比例风险回归模型对生存数据进行分析。除另有说明外，均使用双侧检验，$P < 0.05$ 为具有统计学意义。涉及 P 值校正的部分均采用 Benjamini–Hochberg 校正以降低假阳性率。本研究中所有的统计分析均在 R 软件（版本 4.0.3，http://www.R-project.org）中完成。

二、研究结果

1. 复方苦参注射液干预三阴性乳腺癌细胞系转录组差异表达分析

研究对 12 个独立样本进行了主成分分析及相关性分析。12 个独立样本被分为两组，尽管有一定的批次效应，但每组的 6 个重复样本在 PCA 中仍能聚集在一起，见图 5-1A。去除批次效应后的 PCA 显示，每组的 6 个重复样本在 PCA 中更加紧密地聚集在一起，表明去除批次效应的有效性，见图 5-1B。相关性分析显示，组内样本比组间样本具有更高的相关系数值，见图 5-1C。由以上结果可知，6 个重复样本间具有重现性，表明转录组数据的可靠性。通过三种算法进行基因差异表达分析，根据校正后 $P < 0.05$ 且 $|\log_2 FC| > 0.58$ 的筛选条件，被三种算法同时确认为差异表达的下调基因为 1767 个，上调基因为 1925 个，见图 5-1D。通过三种方法计算的基因差异表达倍数（$\log_2 FC$）具有高度的正相关关系，相关性系数均大于 0.9，表明本研究差异表达分析的稳定性和可靠性高，见图 5-1E。差异基因的热图和火山图分别见图 5-1F 和图 5-1G。

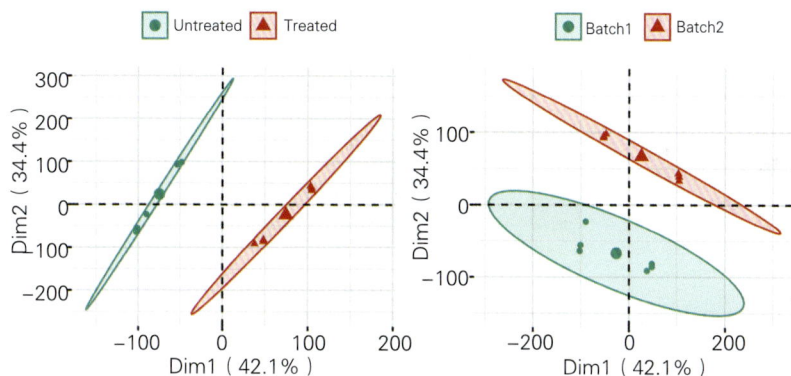

图 5-1A　去除批次效应前的 PCA 分析

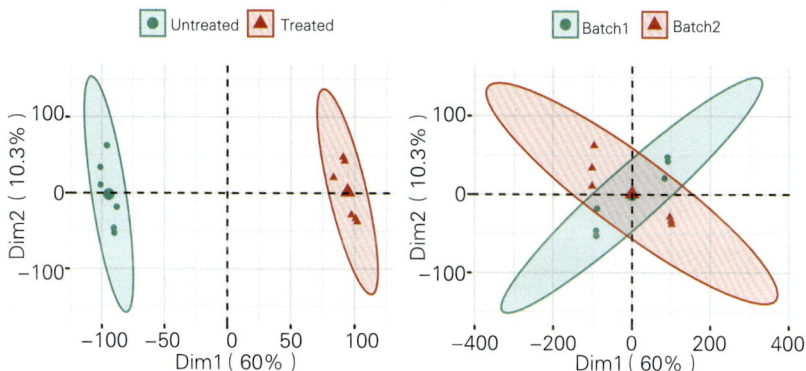

图 5-1B　去除批次效应后的 PCA 分析

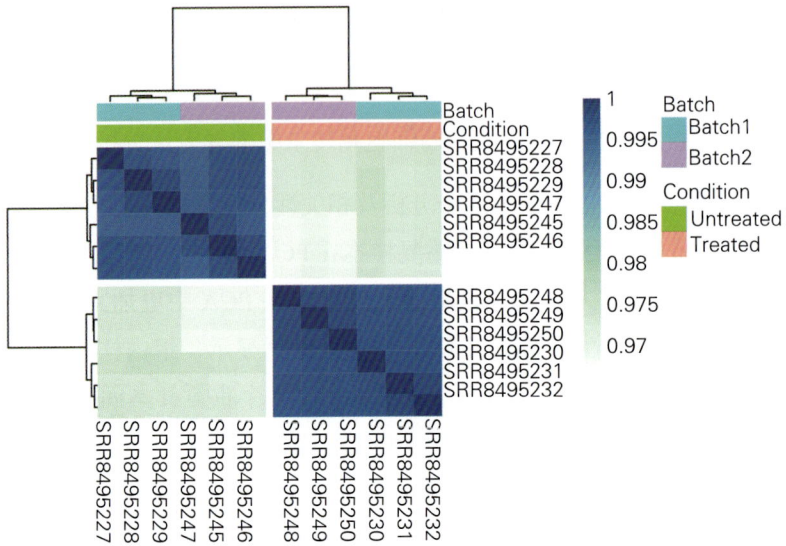

图 5-1C　样本相关性分析

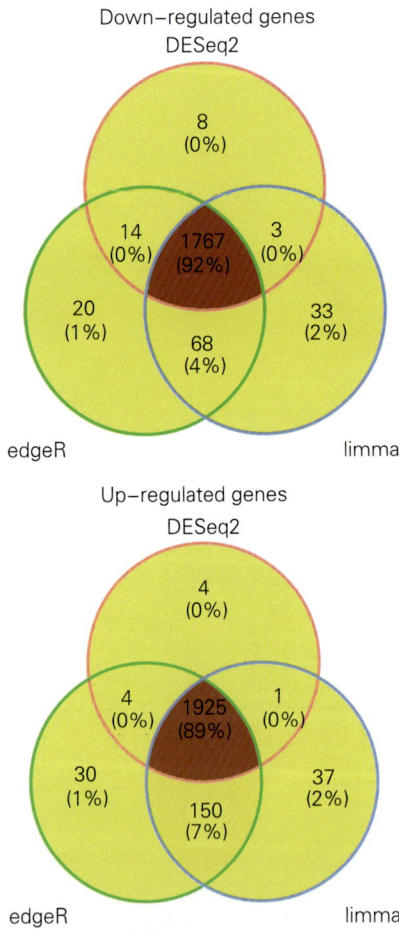

图 5-1D　三种算法识别差异基因韦恩图

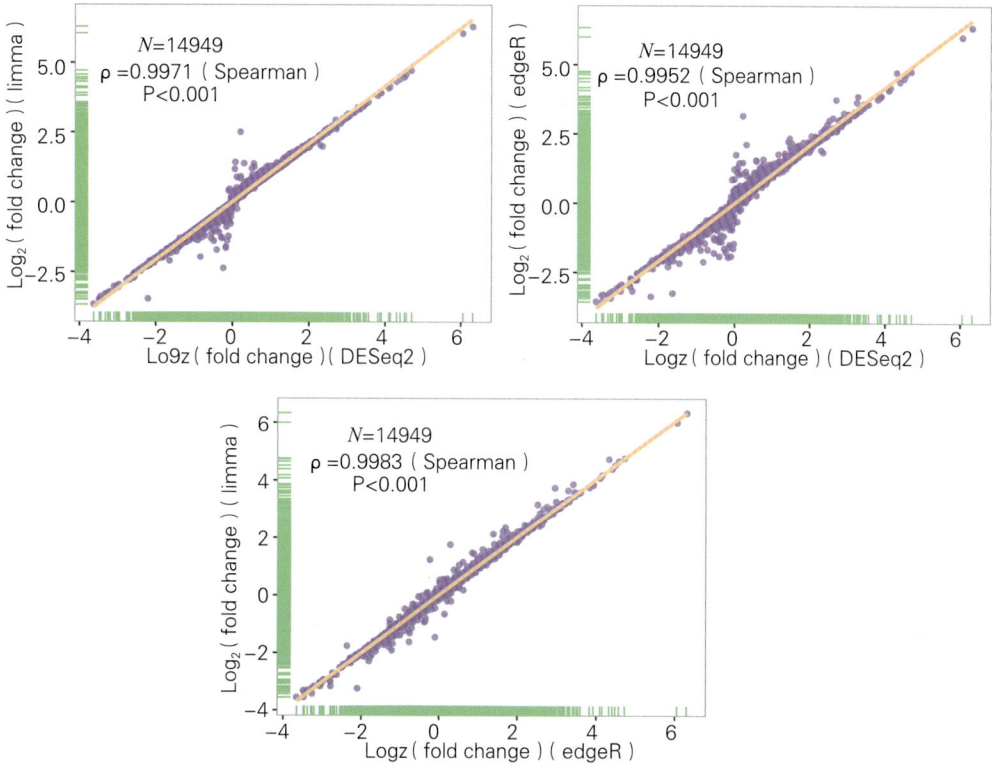

图 5-1E　三种算法识别差异基因的 log_2FC 相关性

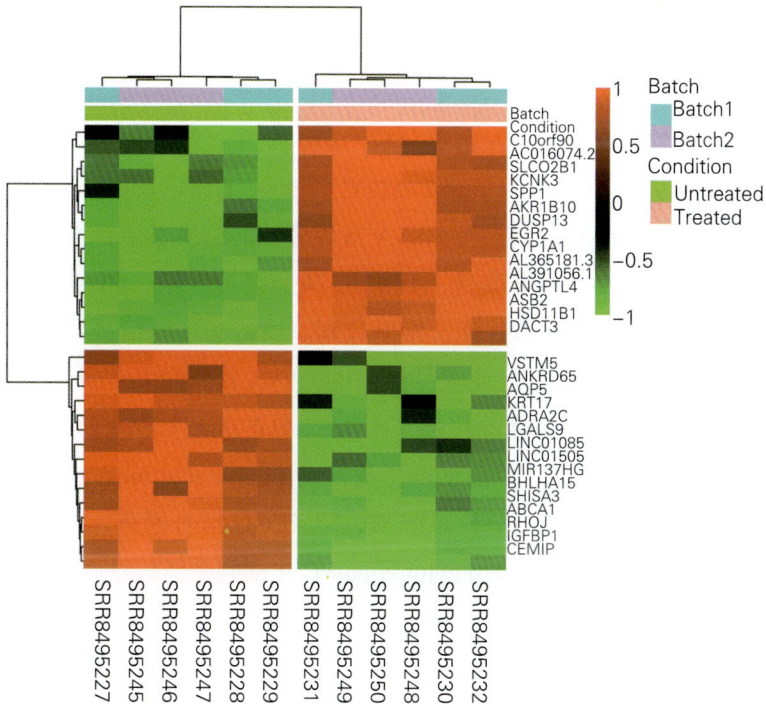

图 5-1F　差异基因热图

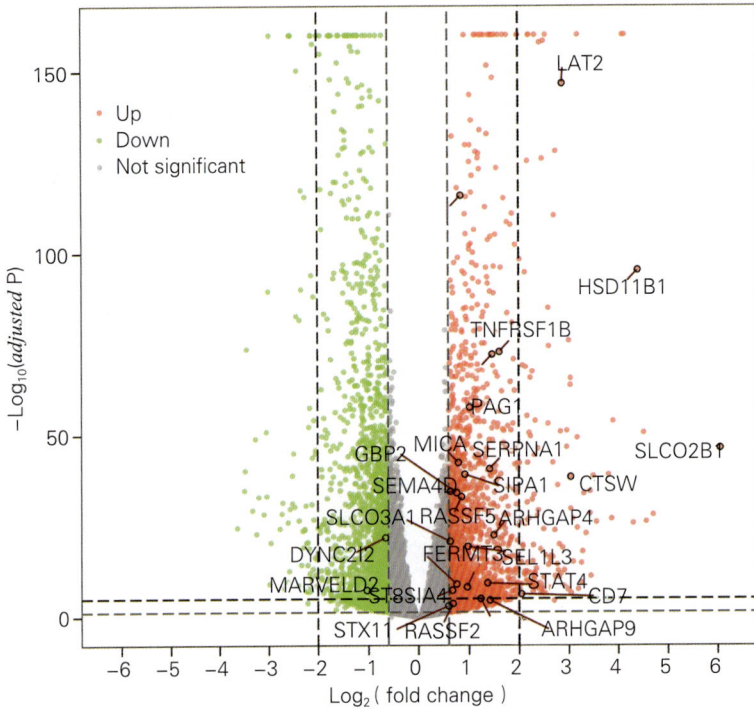

红色表示上调基因；绿色表示下调基因。

图 5-1G　差异基因火山图

2. 复方苦参注射液调节的信号通路分析

对 Hallmark 基因集进行 GSVA 富集分析的结果显示，与对照组比较，复方苦参注射液处理组的细胞周期相关基因集，如 MYC targets、G2M checkpoint 和 E2F targets，被显著抑制。对 KEGG 信号通路进行 GSVA 富集分析的结果显示，复方苦参注射液处理组中 113 条信号通路发生显著变化，其中 53 条通路被激活、60 条通路被抑制，表明复方苦参注射液可以参与调节代谢、细胞过程、遗传和环境信息处理、组织系统等多种生命活动。对 KEGG 代谢相关信号通路的 GSVA 富集分析结果显示，复方苦参注射液抑制了核苷酸代谢中的嘌呤代谢（Purine metabolism）和嘧啶代谢（Pyrimidine metabolism），抑制了脂质代谢中的脂肪酸生物合成（Fatty acid biosynthesis）。与对照组比较，复方苦参注射液干预后与免疫系统相关的 KEGG 信号通路，如 NK 细胞介导的细胞毒性（Natural killer cell mediated cytotoxicity）、T 细胞受体信号通路（T cell receptor signaling pathway）、Th1 和 Th2 细胞分化（Th1 and Th2 cell differentiation）、Th17 细胞分化（Th17 cell differentiation）和 B 细胞受体信号通路（B cell receptor signaling pathway），被显著富集，体现了复方苦参注射液潜在的免疫调节活性。对 GO 生物学过程的 GSVA 富集分析结果显示，复方苦参注射液干预后大多数促进免疫应答的生物学过程被显著激活。与对照组的样本比较，大多数促进 T 细胞增殖、分化，以及 T 细胞受体信号通路的生物学过程在复方苦参注射液干预后被显著激活，而大多数抑制 T 细胞活化、增殖、分化和 T 细胞受体信号通路的生物学过程，以及诱导 T 细胞死亡的生物学过程在复方苦参注射液干预后被显著抑制。同时，复方苦参注射液可显著上调与 NK、NKT 和 B 细胞活化和增殖相关的生物学过程。对于执行抗肿瘤免疫功能的 Th1 细胞，复方苦参注射液能够上调促进 Th1 细胞活性的多个生物学过程，如 Th1 细胞因子生成的正调控（Positive regulation of T-helper 1 cell cytokine production）和 Th1 细胞免疫应答的正调控（Positive regulation of T-helper 1 type immune response）。然而，对于执行促肿瘤、免疫抑制功能的 Th2 细胞，复方苦参注射液能够下调与 Th2 细胞因子生成相关的生物学过程。

3. 三阴性乳腺癌免疫分型和免疫相关基因

相关性分析显示，执行抗肿瘤免疫功能的细胞类型（Activated CD4$^+$ T cell、Activated CD8$^+$ T cell、CD4$^+$ central memory T cell、CD8$^+$ central memory T cell、CD4$^+$ effector memory T cell、CD8$^+$ effector memory T cell、Th1 cell、Th17 cell、Activated dendritic cell、CD56bright NK cell、NK cell、NKT cell）富集得分与执行促肿瘤、免疫抑制功能的细胞类型（Treg、Th2 cell、CD56dim NK cell、Immature DC、Macrophage、MDSC、Neutrophil、pDC）富集得分之间呈显著正相关，见图 5-2A。大多数肿瘤浸润免疫细胞的相对丰度与基质评分和免疫评分呈正相关，与肿瘤纯度呈负相关。依据 28 个免疫细胞基因特征的富集得分，进行无监督聚类，将三阴性乳腺癌样本划分为 3 个独立的亚型，分别命名为低免疫组、中免疫组和高免疫组，见图 5-2B、图 5-3A ～图 5-3F。3 个分组免疫细胞亚群的相对浸润水平，见图 5-2C、图 5-2D、图 5-3G、图 5-4。基质评分、免疫评分和肿瘤纯度，见图 5-2E、图 5-3H，具有显著性差异。

鉴于肿瘤微环境在预后中的重要作用，故而对免疫分组的临床相关性进行探讨。Kaplan-Meier 生存分析显示，免疫分组与疾病特异性生存期之间存在显著相关性（log-rank 检验 $P=0.012$），中免疫组或高免疫组的患者比低免疫组生存时间更长，见图 5-3I。多因素 Cox 回归分析显示，免疫分型是三阴性乳腺癌预后的独立预测因子（中免疫组 HR=0.55，95% 置信区间为 0.36 ～ 0.82，$P=0.004$；高免疫组：HR=0.47，95% 置信区间为 0.26 ～ 0.84，$P=0.011$）。对 3 个免疫亚型中免疫检查点基因 PD-L1、PD-1 和 CTLA4 表达水平的分析显示，高免疫组的特征是高表达 PD-L1、PD-1 和 CTLA4 基因，而低免疫组的 PD-L1、PD-1 和 CTLA4 基因表达水平较低，见图 5-5，表明高免疫组的患者在免疫治疗中获益的可能性更大。

GSF58812 队列

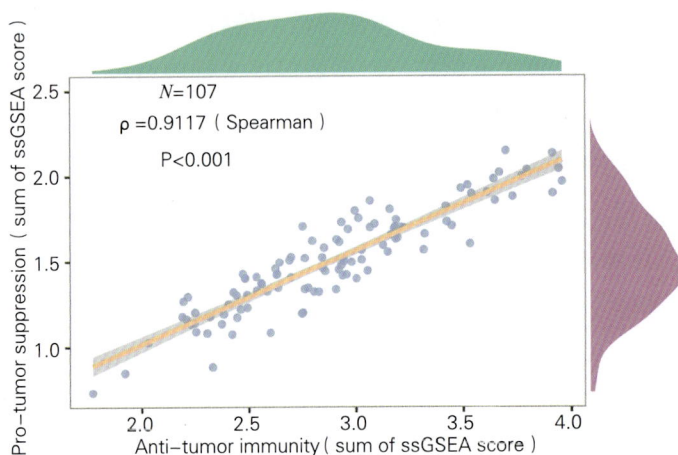

图 5-2A　执行抗肿瘤免疫功能的细胞类型与执行促肿瘤免疫功能的细胞类型之间的相关性

GSF58812 队列

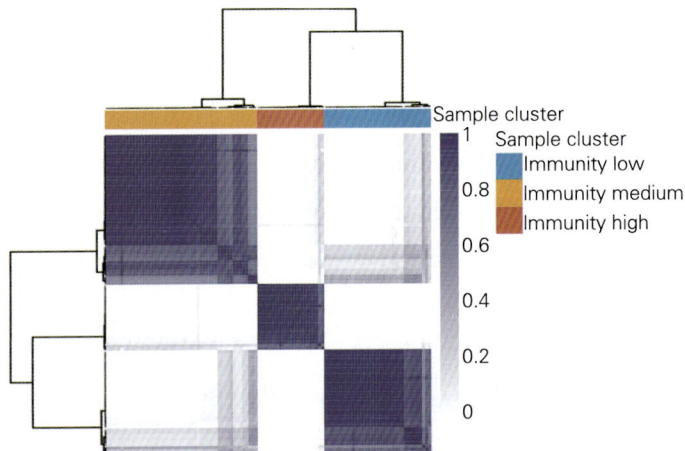

图 5-2B　依据免疫细胞富集得分通过一致性聚类对样本分类

GSF58812 队列

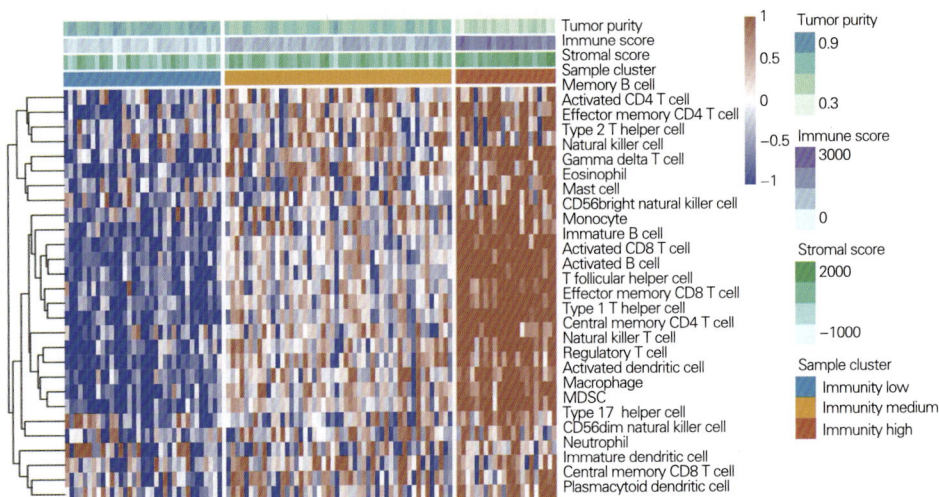

图 5-2C　三阴性乳腺癌免疫表型聚类热图

GSF58812 队列

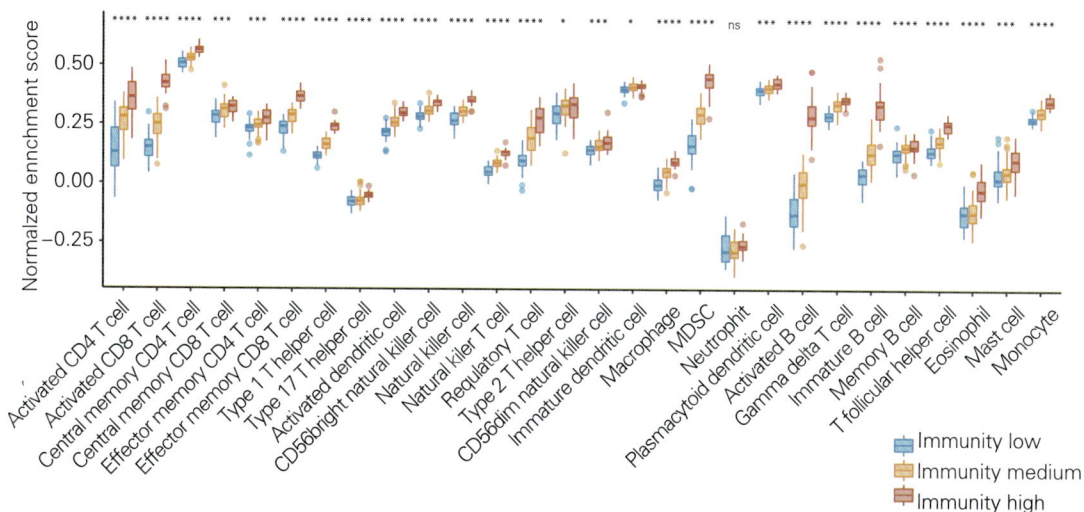

图 5-2D 三个免疫亚型肿瘤浸润免疫细胞相对丰度的比较

GSF58812 队列

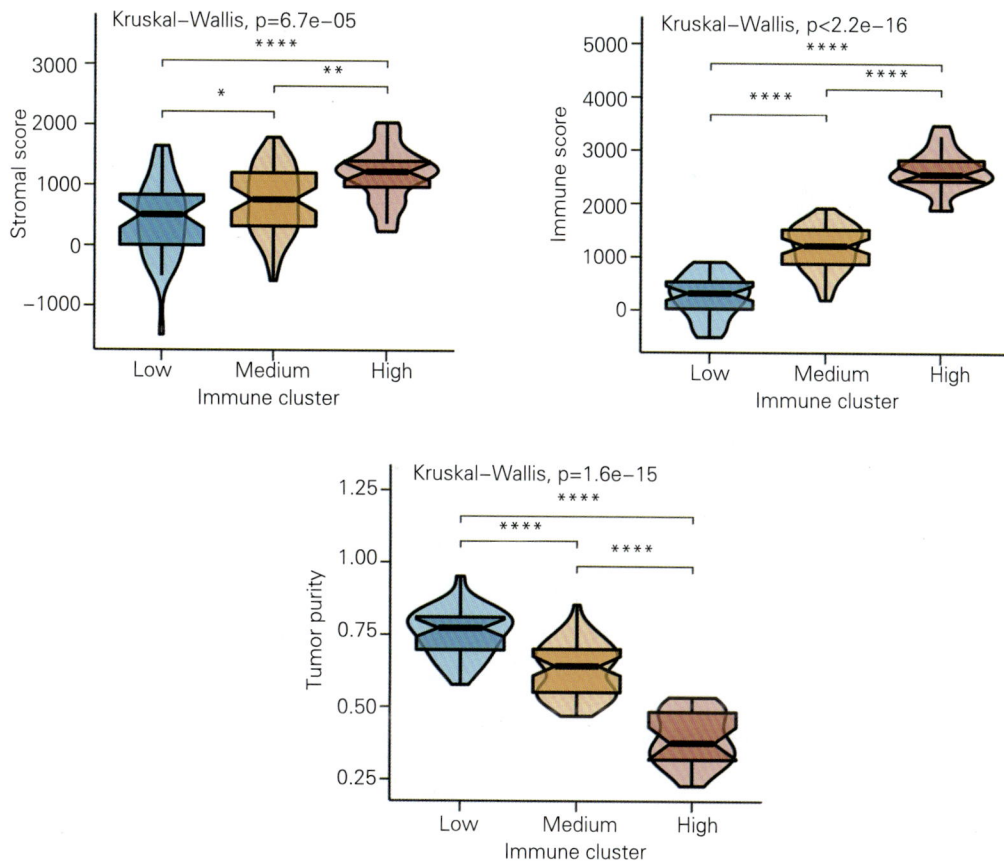

图 5-2E 三个免疫亚型基质评分、免疫评分和肿瘤纯度的比较

METABRIC 队列

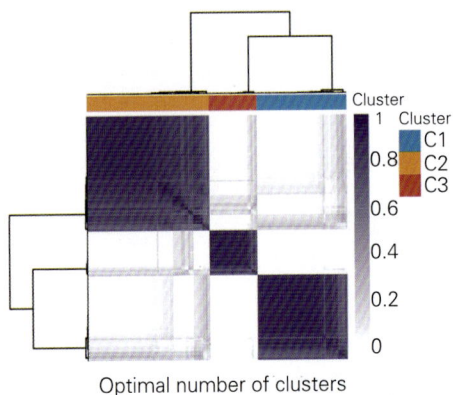

图 5-3A　依据免疫细胞富集得分通过一致性聚类对样本分类

METABRIC 队列

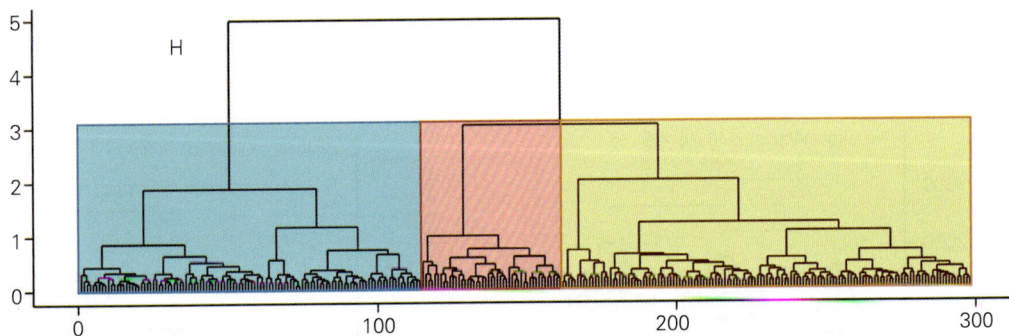

图 5-3B　依据免疫细胞富集得分通过层次聚类对样本分类

METABRIC 队列

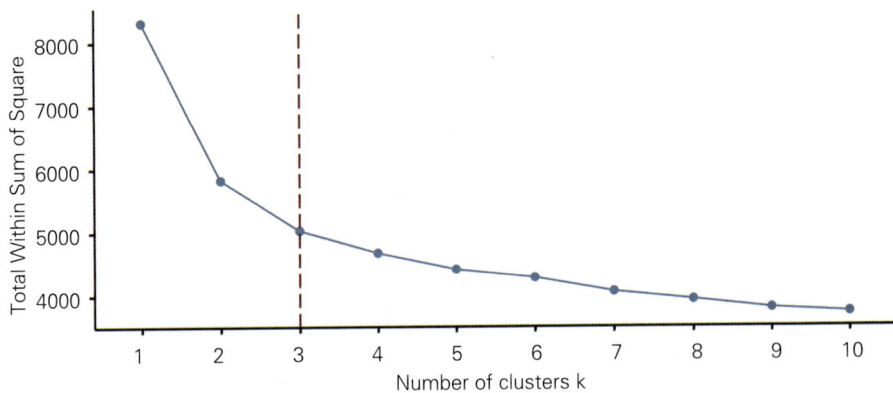

图 5-3C　筛选 K-means 聚类的最优聚类数目

METABRIC 队列

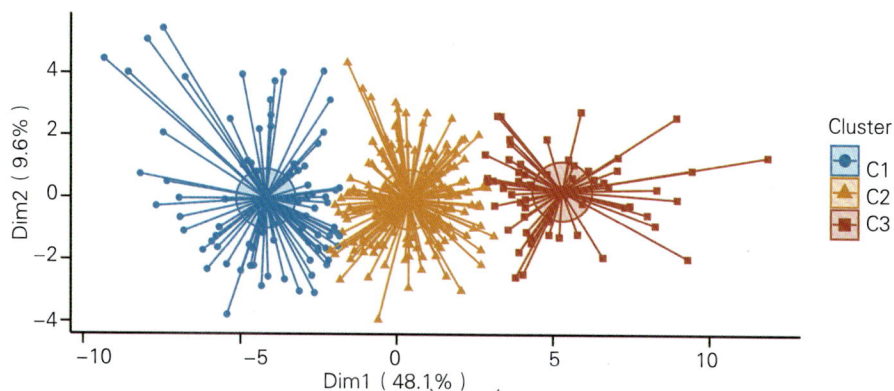

图 5-3D　依据免疫细胞富集得分通过 K-means 聚类对样本分类

METABRIC 队列

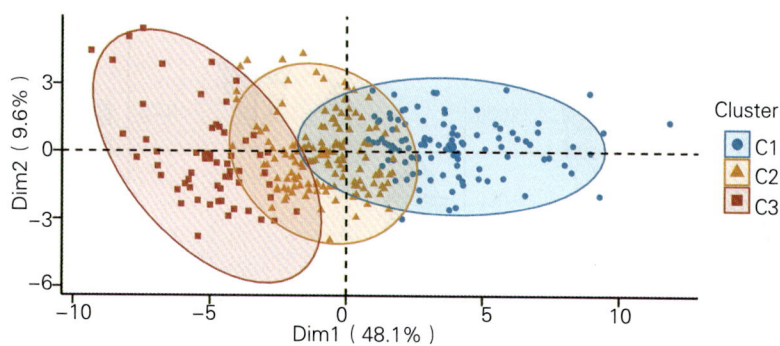

图 5-3E　通过 PCA 对样本降维

METABRIC 队列

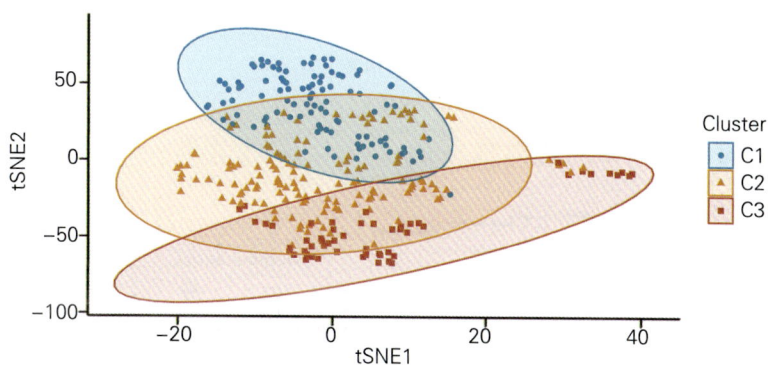

图 5-3F　通过 t-SNE 对样本降维

METABRIC 队列

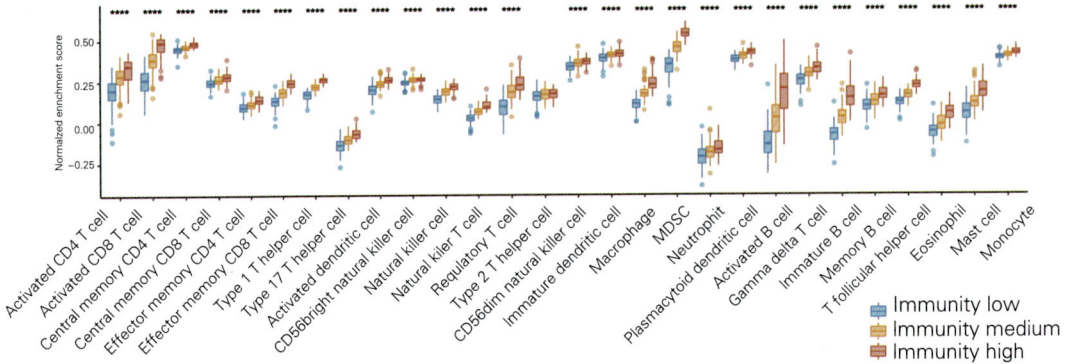

图 5-3G　三个免疫亚型肿瘤浸润免疫细胞相对丰度的比较

METABRIC 队列

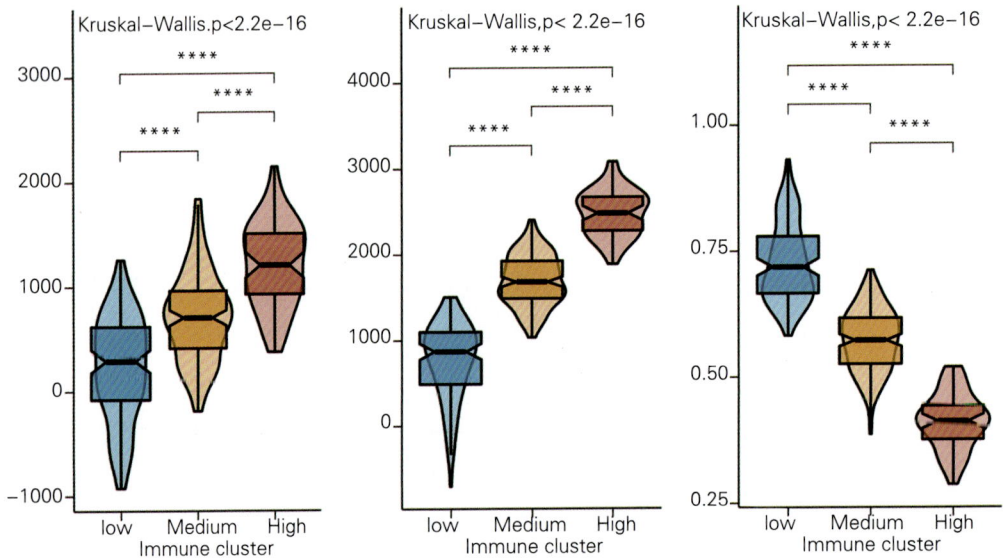

图 5-3H　三个免疫亚型基质评分、免疫评分和肿瘤纯度的比较

METABRIC 队列

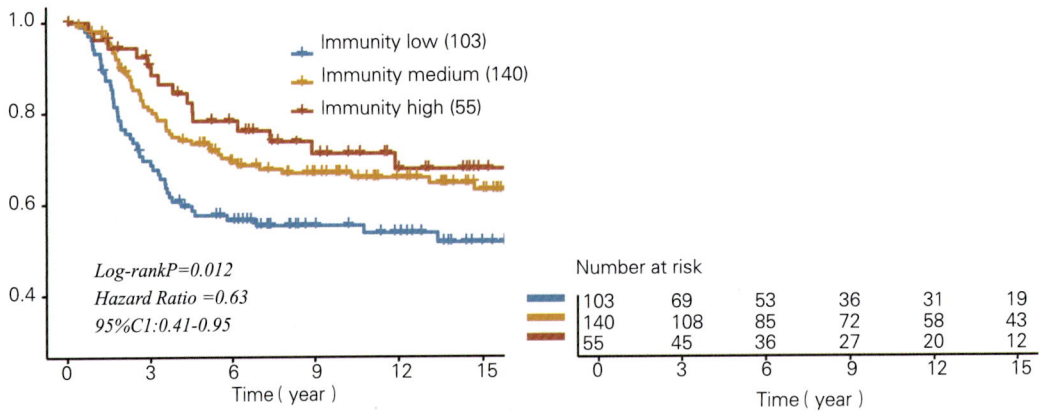

图 5-3I　三个免疫亚型的 Kaplan-Meier 生存曲线

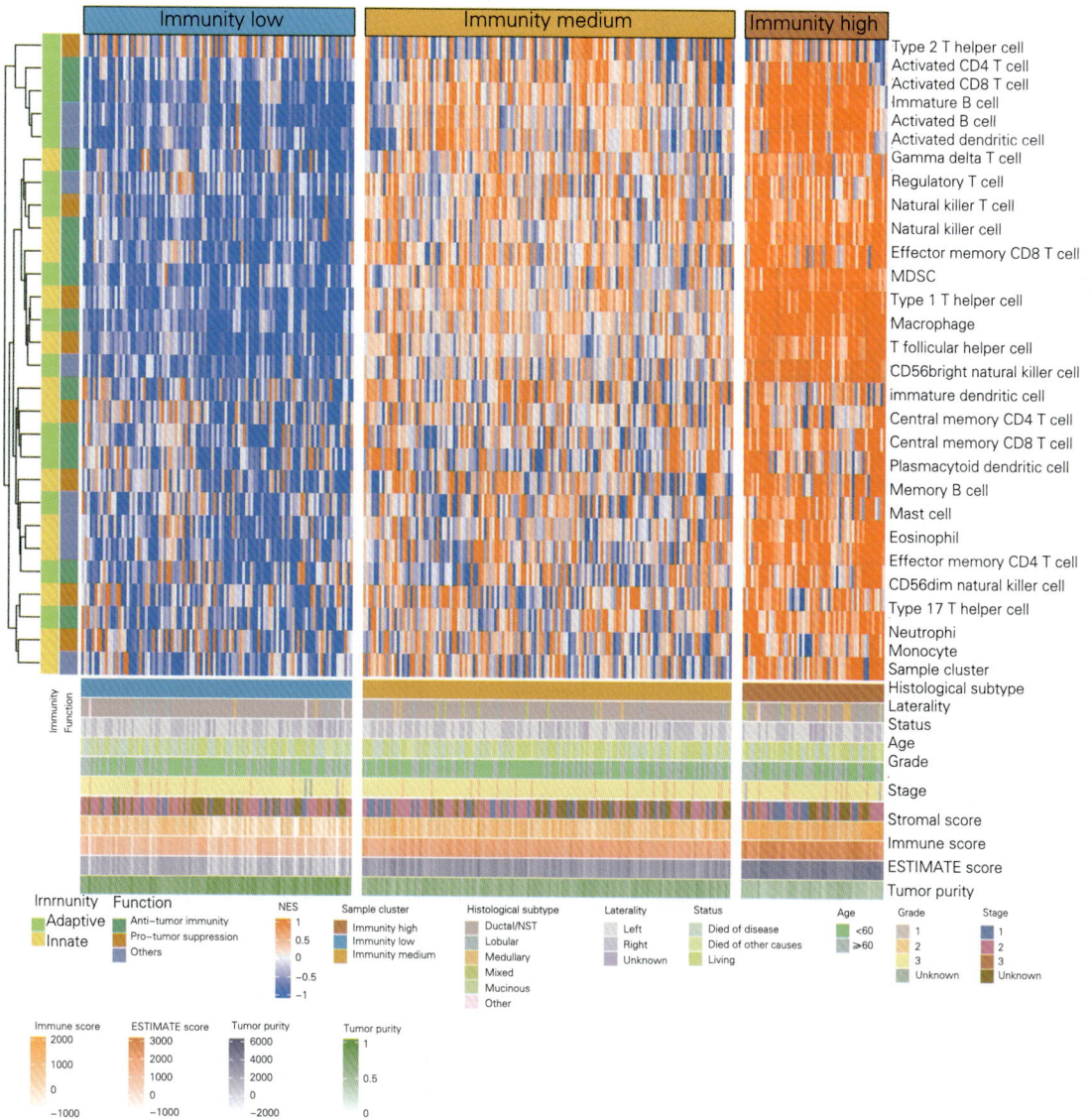

图 5-4　基于 METABRIC 队列的三阴性乳腺癌免疫表型聚类热图

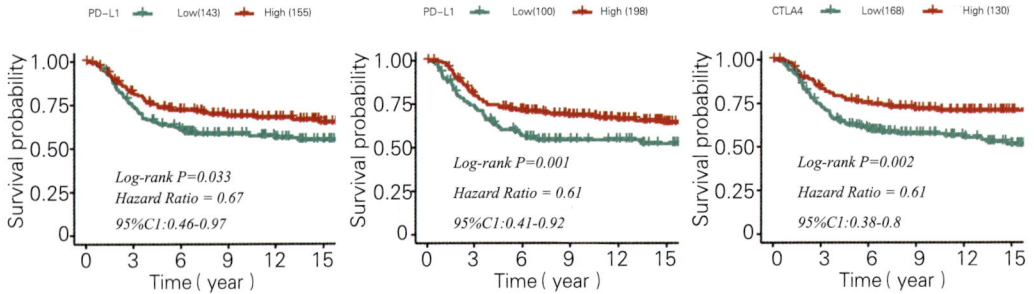

图 5-5A　METABRIC 队列中 PD-L1、PD-1 和 CTLA4 表达与生存时间的关系

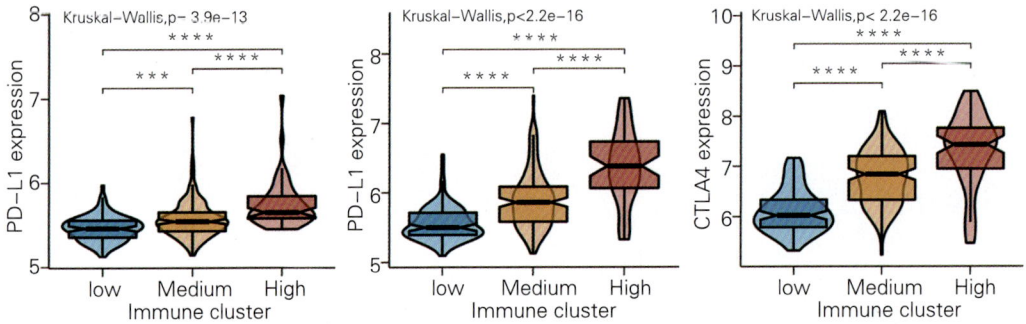

图 5-5B　METABRIC 队列中三个免疫亚型 PD-L1、PD-1 和 CTLA4 表达的比较

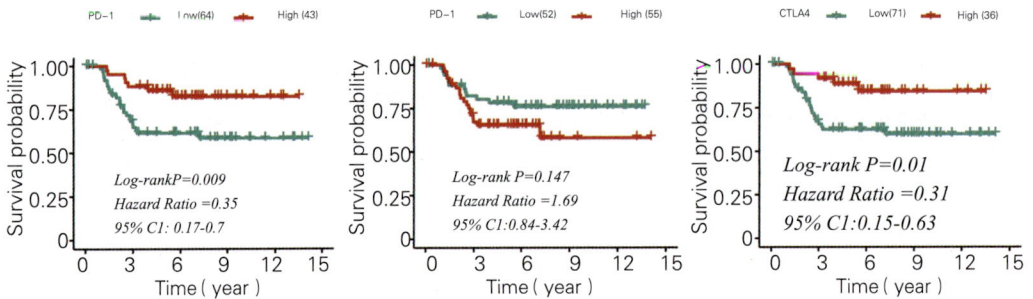

图 5-5C　GSE58812 队列中 PD-L1、PD-1 和 CTLA4 表达与生存时间的关系

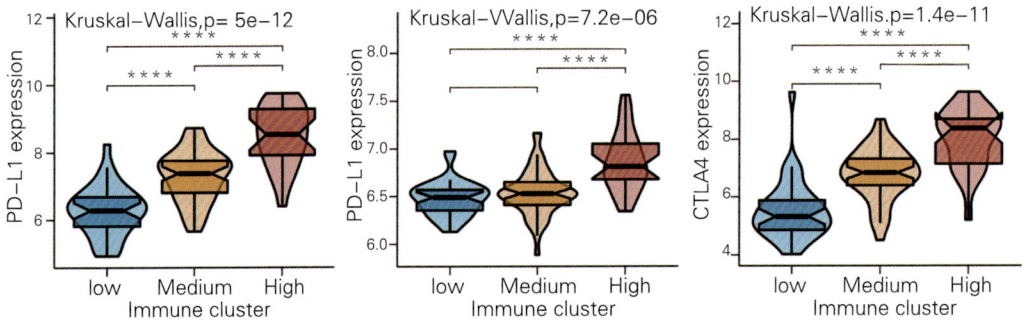

图 5-5D　GSE58812 队列中三个免疫亚型 PD-L1、PD-1 和 CTLA4 表达的比较

4. 复方苦参注射液调节的关键免疫基因及其预后价值分析

本研究对 1593 个三阴性乳腺癌免疫相关基因进行单因素 Cox 回归分析，得到 304 个预后基因（$P < 0.05$），其中 2 个 HR > 1 的风险基因（DYNC2I2 和 MARVELD2）可以被复方苦参注射液下调，26 个 HR < 1 的保护基因（PRKCH、TNFRSF1B、PAG1、LAT2、ARHGAP4、SEL1L3、RASSF2、LPXN、IL23A、ALDH2、ST8SIA4、HSD11B1、ARHGAP9、STX11、SLCO2B1、STAT4、FERMT3、GBP2、CTSW、CD7、SLCO3A1、SEMA4D、SERPINA1、MICA、SIPA1 和 RASSF5）可以被复方苦参注射液上调。因此，将这 28 个基因作为复方苦参注射液调节三阴性乳腺癌肿瘤微环境的关键预后基因。复方苦参注射液上调的 26 个保护基因与大多数免疫细胞的相对浸润丰度呈正相关，而复方苦参注射液下调的 2 个风险基因与大多数免疫细胞的相对浸润丰度呈负相关。GO 富集分析显示，复方苦参注射液调节的 28 个关键预后基因显著富集在免疫系统过程（Immune system process）、免疫应答（Immune response）、免疫应答调控（Regulation of immune response）、适应性免疫应答（Adaptive immune response）、T 细胞活化（T cell activation）和 T 细胞介导的免疫（T cell mediated immunity）等生物学过程。复方苦参注射液上调的 26 个基因与免疫检查点 PD–L1、PD–1 和 CTLA4 的表达呈正相关，而复方苦参注射液下调的 2 个基因与其他 26 个基因的表达呈负相关。

通过 LASSO 回归和多因素 Cox 回归构建了包含 5 个基因的预后模型，其中 2 个 HR > 1 的基因（DYNC2I2 和 MARVELD2）为风险基因，3 个 HR < 1 的基因（RASSF2、FERMT3 和 RASSF5）为保护基因。依据每个基因在多因素 Cox 回归模型中的回归系数，计算生存风险得分（risk score）=（0.1202×DYNC2I2 的表达量）+（0.2372×MARVELD2 的表达量）+（–0.3560×RASSF2 的表达量）+（–0.4986×FERMT3 的表达量）+（–0.5813×RASSF5 的表达量）。对于训练集，206 名风险评分高于风险评分临界值（1.464）的患者被分入高风险组，而其余 92 名患者被分入低风险组。Kaplan–Meier 生存分析显示，与低风险组患者比较，高风险组患者的生存时间更短，死亡人数更多，提示这 5 个基因的表达可以有效区分该队列中三阴性乳腺癌患者的生存风险。在训练集中，模型的 C-index 为 0.646，1 年、2 年、3 年、5 年、7 年和 10 年生存期 ROC 曲线的 AUC 值分别为 0.70、0.68、0.68、0.68、0.68 和 0.66，表明预后模型具有良好的预测性能。对于测试集，83 名风险评分高于风险评分临界值（1.464）的患者被分入高风险组，而其余 24 名患者被分入低风险组。Kaplan–Meier 生存分析显示，与低风险组患者比较，高风险组患者的生存时间更短，死亡人数更多，提示这 5 个基因的表达可以有效区分该队列中三阴性乳腺癌患者的生存风险。在测试集中，模型的 C-index 为 0.696，2 年、3 年、5 年、7 年和 10 年生存期 ROC 曲线的 AUC

值分别为 0.72、0.73、0.72、0.71 和 0.72，表明预后模型具有良好的预测性能。

多因素 Cox 回归分析显示，风险评分是三阴性乳腺癌不良预后的独立预测因子（HR=1.51，95% 置信区间为 1.27 ～ 1.81，$P < 0.001$）。通过时间依赖性 C-index 曲线和时间依赖性 ROC 曲线比较两个 Cox 比例风险回归模型（一个模型包含肿瘤大小和淋巴结数目两个协变量，另一个模型增加风险评分作为第三个协变量），分析显示，在 Cox 比例风险回归模型中增加风险评分变量可提升模型的预测性能。DYNC2I2 和 MARVELD2 基因的高表达与较差的预后相关，而 RASSF2、FERMT3 和 RASSF5 基因的高表达与较好的预后相关。DYNC2I2 和 MARVELD2 基因在高风险组中的表达高于低风险组，而 RASSF2、FERMT3 和 RASSF5 基因在高风险组中的表达低于低风险组。复方苦参注射液上调的 RASSF2、FERMT3 和 RASSF5 基因与免疫检查点基因 PD-L1、PD-1 和 CTLA4 的表达呈正相关，而复方苦参注射液下调的 MARVELD2 和 WDR34 基因与 RASSF2、FERMT3 和 RASSF5 基因的表达呈负相关。对高、低风险组中免疫检查点基因 PD-L1、PD-1 和 CTLA4 表达水平的分析显示，低风险组的特征是高表达 PD-L1、PD-1 和 CTLA4 基因，而高风险组的 PD-L1、PD-1 和 CTLA4 基因表达水平较低，表明低风险组的患者在免疫治疗中获益的可能性更大。复方苦参注射液下调的 MARVELD2 和 WDR34 基因与大多数免疫细胞的相对浸润丰度呈负相关，而复方苦参注射液上调的 RASSF2、FERMT3 和 RASSF5 基因与大多数免疫细胞的相对浸润丰度呈正相关。

研究小结

本研究对复方苦参注射液干预三阴性乳腺癌细胞的转录组测序数据进行分析，确认了复方苦参注射液调节的 3692 个差异表达基因。通过 GSVA 富集分析发现，复方苦参注射液可显著调节与细胞周期、代谢和免疫等相关的生物学通路。通过 ssGSEA 算法预测三阴性乳腺癌患者肿瘤组织中 28 种免疫细胞的相对浸润水平，采用一致性聚类将三阴性乳腺癌划分为三种不同的免疫亚型，并分析得到不同亚型的 1593 个差异表达基因，其中 304 个基因与生存相关。将其与复方苦参注射液调节的差异基因取交集，得到 2 个复方苦参注射液下调的 HR ＞ 1 的风险基因和 26 个复方苦参注射液上调的 HR ＜ 1 的保护基因，作为复方苦参注射液调节的免疫相关预后基因。最终，基于 LASSO 回归构建了一个包含 5 个三阴性乳腺癌免疫相关基因的预后模型，以预测三阴性乳腺癌的死亡风险，通过 C-index 和 ROC 曲线证明该模型在训练集和测试集中均表现出良好的预测能力。综上所述，本研究构建了复方苦参注射液调节的免疫相关基因预后模型。这些基因对三阴性乳腺癌患者的预后具有良好的预测能力，有望成为复方苦参注射液干预三阴性乳腺癌的免疫生物标志物。

第二节　复方苦参注射液干预三阴性乳腺癌细胞系的研究

本部分研究以人三阴性乳腺癌 MDA-MB-231 细胞为实验材料，综合采用 CCK-8 实验、克隆形成实验、细胞划痕实验三种方法考查复方苦参注射液对三阴性乳腺癌细胞的作用效果及特点。

一、研究材料

1. 实验细胞

人三阴性乳腺癌 MDA-MB-231 细胞购自北纳创联生物科技有限公司。

2. 实验药品

复方苦参注射液（批号 20200329，国药准字 Z14021231），由山西振东制药股份有限公司提供。

二、研究方法

1. 实验与检测项目

（1）CCK-8 细胞增殖实验。
（2）克隆形成实验。
（3）细胞划痕实验。

2. 统计与分析

采用 R 软件（版本 4.2.1）进行统计分析，所有计数资料均采用均值 ± 标准差（mean ± SD）表示。采用非配对双尾 Student T-test 进行两组间差异的显著性比较，采用 One-way ANOVA 进行多组间差异的显著性比较，以 $P < 0.05$ 表示具有统计学意义。

三、研究结果

1. 复方苦参注射液对 MDA-MB-231 细胞活力的影响

本研究通过 CCK-8 法检测不同浓度复方苦参注射液干预 MDA-MB-231 细胞不同时间后的细胞活力，得出 0.5mg/mL 的复方苦参注射液在 24h 和 48h 不能抑制 MDA-MB-231 细胞的增殖，在 72h 可显著性抑制 MDA-MB-231 细胞的增殖，见图 5-6A、图 5-6C。1mg/mL、2mg/mL、4mg/mL、8mg/mL、16mg/mL 的复方苦参注射液在 24h、48h 和 72h 能显著性抑制 MDA-MB-231 细胞的增殖。具体而言，1mg/mL、2mg/mL 的复方苦参注射液在 24h 可抑制 MDA-MB-231 细胞的增殖，在 48h 和 72h 的抑制作用更加显著，呈浓度依赖性和时间依赖性；4mg/mL、8mg/mL、16mg/mL 的复方苦参注射液在 24h、48h 和 72h 均能显著性抑制 MDA-MB-231 细胞的增殖，不再呈现浓度依赖性和时间依赖性，见图 5-6A、图 5-6C。复方苦参注射液干预 MDA-MB-231 细胞 24h 的 IC_{50} 为（2.62 ± 0.52）mg/mL；复方苦参注射液干预 MDA-MB-231 细胞 48h 的 IC_{50} 为（1.89 ± 0.10）mg/mL；复方苦参注射液干预 MDA-MB-231 细胞 72h 的 IC_{50} 为（1.42 ± 0.39）mg/mL，见图 5-6B。

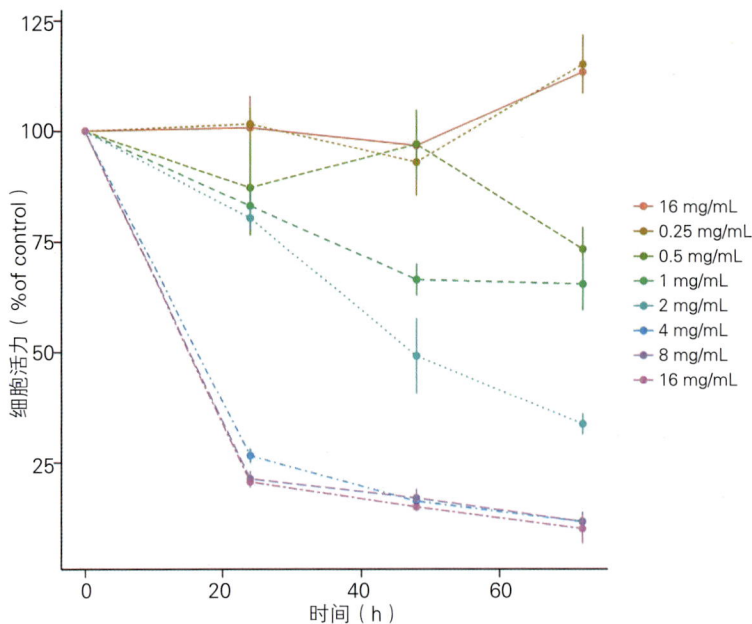

图 5-6A　MDA-MB-231 细胞活力与复方苦参注射液干预时间的关系

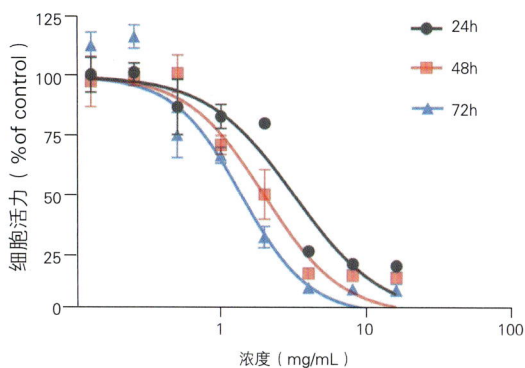

图 5-6B　MDA-MB-231 细胞活力与复方苦参注射液浓度的关系

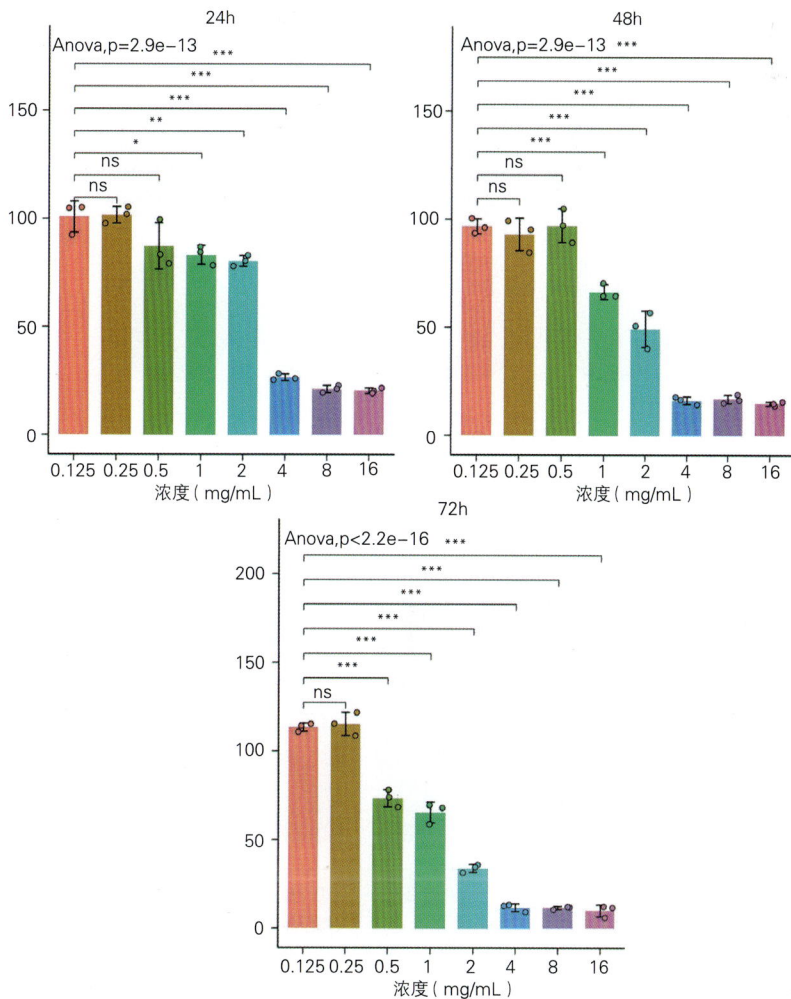

图 5-6C　不同浓度复方苦参注射液干预 24h、48h、72h 后的 MDA-MB-231 细胞活力

2. 复方苦参注射液对 MDA-MB-231 细胞克隆形成能力的影响

克隆形成实验结果表明，复方苦参注射液可以显著抑制 MDA-MB-231 细胞的克隆形成，呈浓度依赖性。0.375mg/mL 复方苦参注射液对 MDA-MB-231 细胞的克隆形成没有影响，而 0.75mg/mL 和 1.5mg/mL 复方苦参注射液均可显著抑制 MDA-MB-231 细胞的克隆形成，差异均具有统计学意义（$P < 0.01$），并且 1.5mg/mL 复方苦参注射液与 MDA-MB-231 细胞孵育 10 天，几乎没有克隆形成，见图 5-7。

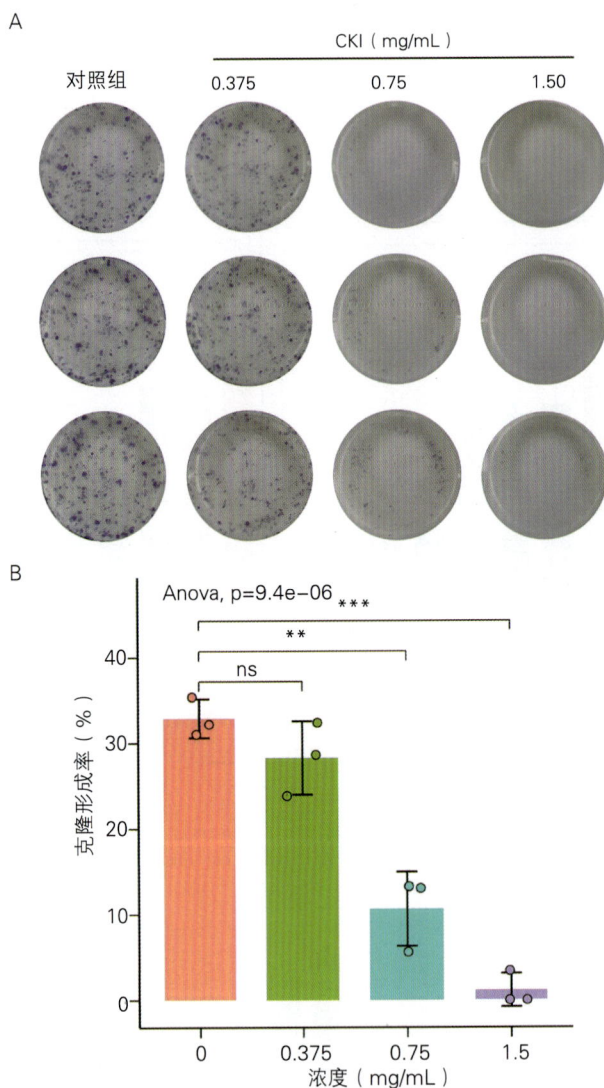

A. 克隆形成图像；B. 不同浓度复方苦参注射液干预后的克隆形成率。

图 5-7　复方苦参注射液对人三阴性乳腺癌 MDA-MB-231 细胞克隆形成的影响

3. 复方苦参注射液对 MDA-MB-231 细胞迁移能力的影响

细胞划痕实验结果显示，复方苦参注射液可抑制 MDA-MB-231 细胞的迁移能力，呈浓度依赖性和时间依赖性。0.375mg/mL 复方苦参注射液在 6h、12h、24h 和 48h 对 MDA-MB-231 细胞的迁移能力均无影响；0.75mg/mL 复方苦参注射液作用 6h、12h、24h 对 MDA-MB-231 细胞的迁移能力均无影响，作用 48h 可显著抑制 MDA-MB-231 细胞迁移（$P < 0.05$）；1.5mg/mL 复方苦参注射液作用 6h 和 12h 对 MDA-MB-231 细胞的迁移能力均无影响，作用 24h 和 48h 均能显著抑制 MDA-MB-231 细胞迁移，差异均具有统计学意义（$P < 0.05$），见图 5-8A ～图 5-8C。

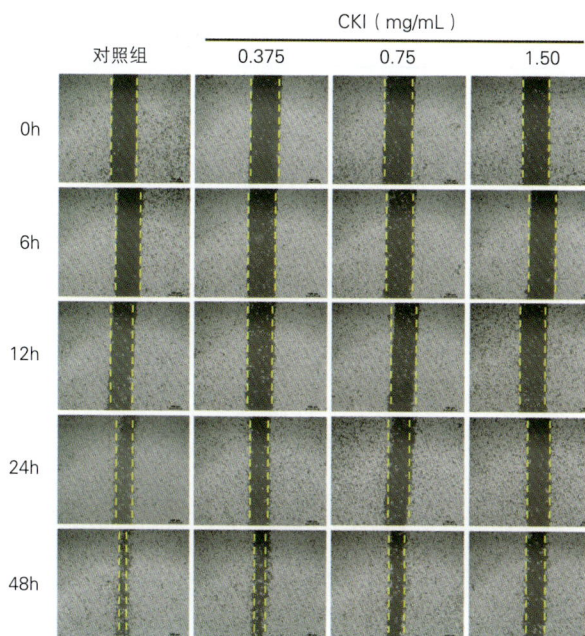

图 5-8A　MDA-MB-231 细胞划痕图像

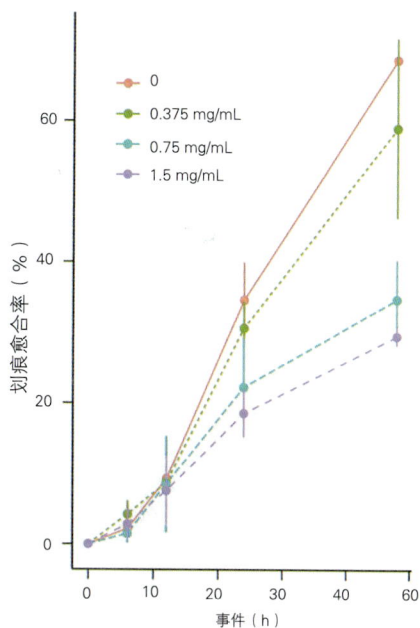

图 5-8B　MDA-MB-231 细胞划痕愈合率与复方苦参注射液干预时间的关系

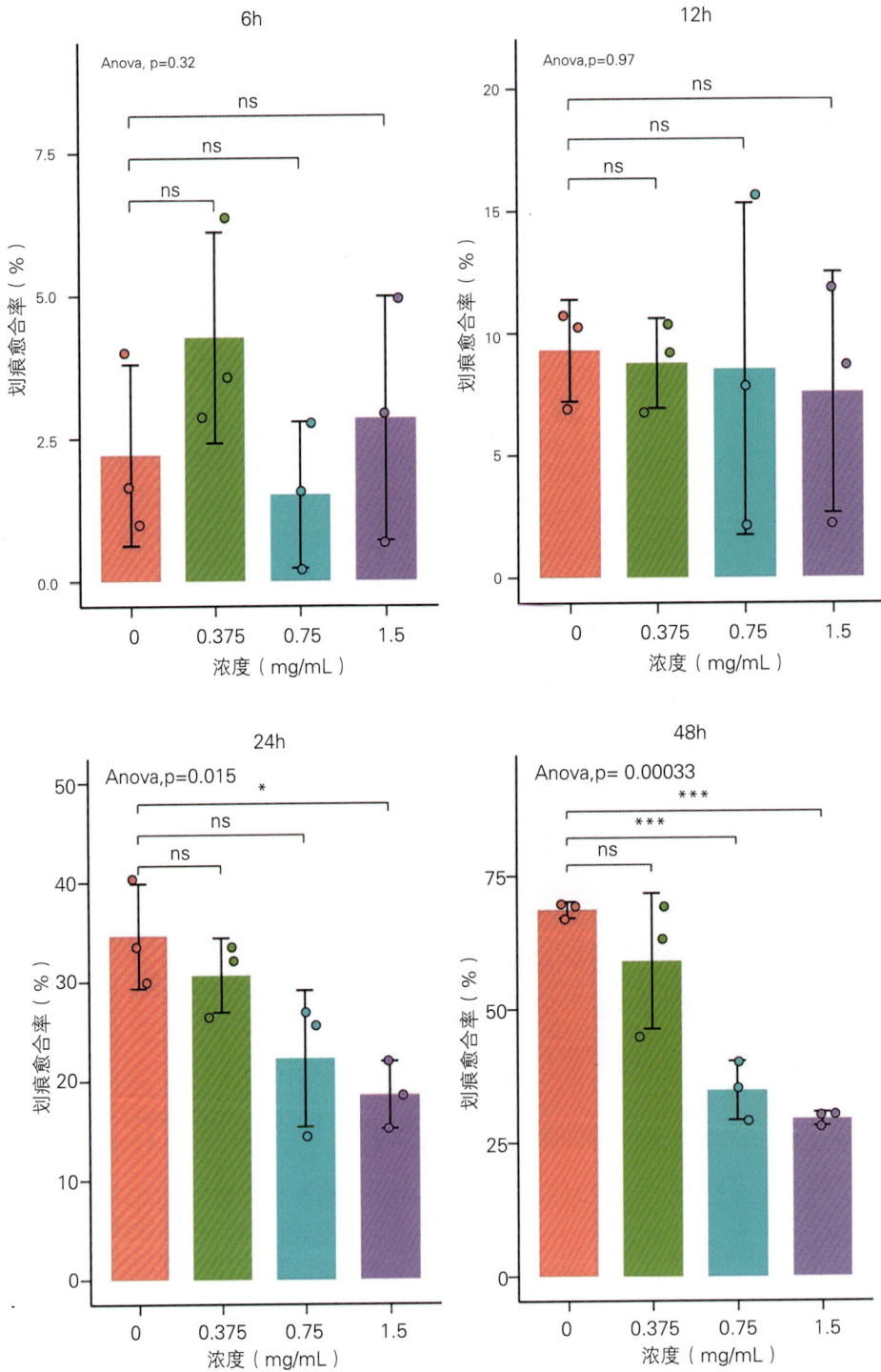

图 5-8C　不同浓度复方苦参注射液干预不同时间的 MDA-MB-231 细胞划痕愈合率

本实验在已有研究的基础上，采用 CCK-8 细胞增殖实验、克隆形成实验和细胞划痕实验，在细胞水平进一步探讨了复方苦参注射液对三阴性乳腺癌 MDA-MB-231 细胞增殖、克隆形成能力和迁移能力的影响。研究显示，1mg/mL、2mg/mL、4mg/mL、8mg/mL、16mg/mL 复方苦参注射液作用于 MDA-MB-231 细胞 24h、48h 和 72h 能显著抑制乳腺癌细胞的增殖；0.75mg/mL 和 1.5mg/mL 复方苦参注射液可显著抑制乳腺癌细胞的克隆形成；0.75mg/mL 和 1.5mg/mL 复方苦参注射液作用于 MDA-MB-231 细胞 48h 能显著抑制乳腺癌细胞的迁移。综上，复方苦参注射液在细胞水平具有确切的抗乳腺癌作用。

第三节　基于蛋白质组的复方苦参注射液干预三阴性乳腺癌作用机制研究

本节采用 TMT 定量蛋白质组学技术，对复方苦参注射液干预三阴性乳腺癌细胞的蛋白质组表达谱进行分析，力求阐释复方苦参注射液影响乳腺癌细胞的蛋白质表达变化情况及其参与的功能过程，以探究复方苦参注射液干预三阴性乳腺癌的作用机制。

一、研究材料

1. 实验细胞

人三阴性乳腺癌 MDA–MB–231 细胞购自北纳创联生物科技有限公司。

2. 实验药品

复方苦参注射液（批号 20200329，国药准字 Z14021231），由山西振东制药股份有限公司提供。

二、研究方法

1. 质谱实验方法

（1）蛋白质提取和肽段酶解。

（2）TMT 标记。

（3）SCX 分级。

（4）LC–MS/MS 数据采集。

（5）蛋白质鉴定和定量分析。

2. 蛋白质组数据分析步骤

（1）确认差异表达蛋白质。

（2）确认显著变化的功能基因集。

（3）确认显著变化的预后蛋白。

（4）计算肿瘤免疫浸润相关性。

3. 统计分析

通过单因素 Cox 比例风险回归模型和 Kaplan–Meier 法对生存数据进行分析。采用 Kaplan–Meier 法绘制生存曲线，通过 log–rank 检验评估生存差异。使用 survminer 软件包中的"surv–cutpoint"函数反复测试所有可能的切割点，以找到最大的秩统计量。利用最大选择秩统计量确定最优分界点，根据选择的结果指标将队列分为两组。相关性系数（ρ）采用 Spearman 相关性，以 $P < 0.05$ 表示具有统计学意义。本研究中所有的统计分析均在 R 软件（版本 4.0.3，http://www.R–project.org）中完成。

三、研究结果

1. 蛋白差异表达分析

本研究对 12 个独立样本进行主成分分析及相关性分析。12 个独立样本被分为两组，每组的 6 个重复样本在 PCA 中紧密地聚集在一起，见图 5–9A。相关性分析显示，组内样本比组间样本具有更高的相关系数值，见图 5–9B。由以上结果可知，6 个重复样本间具有重现性，表明蛋白质组数据的可靠性。通过 Student T–test 进行蛋白差异表达分析，根据校正后 $P < 0.05$ 且 $|log_2FC| > 0.26$ 的筛选条件，筛选出 1322 个差异表达蛋白，其中下调的差异表达蛋白为 598 个，上调的差异表达蛋白为 724 个，见图 5–9C、图 5–9D。

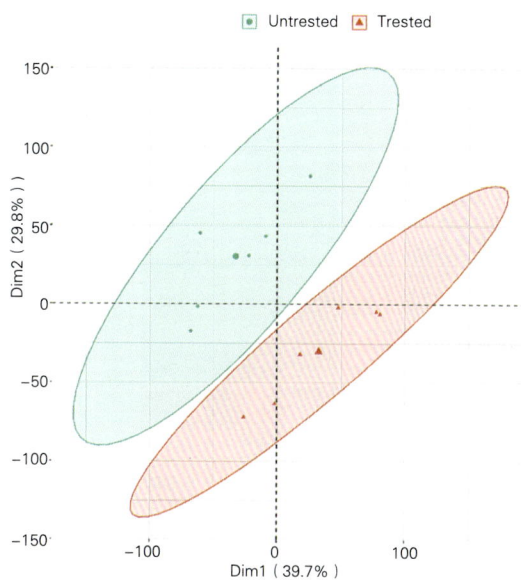

图 5-9A　复方苦参注射液干预三阴性乳腺癌细胞系蛋白质组主成分分析

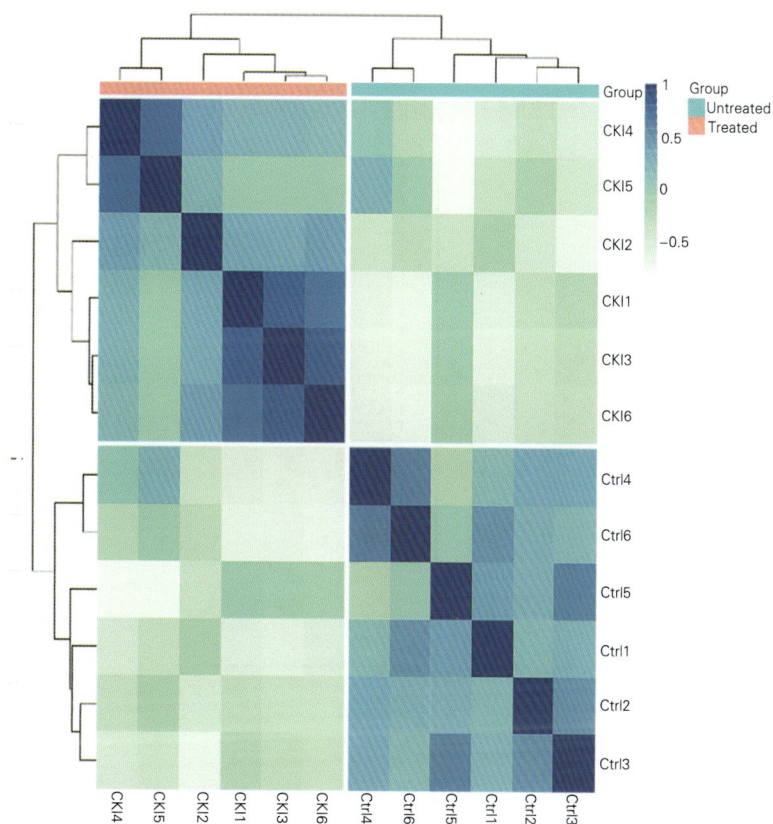

图 5-9B　复方苦参注射液干预三阴性乳腺癌细胞系蛋白质组样本相关性分析

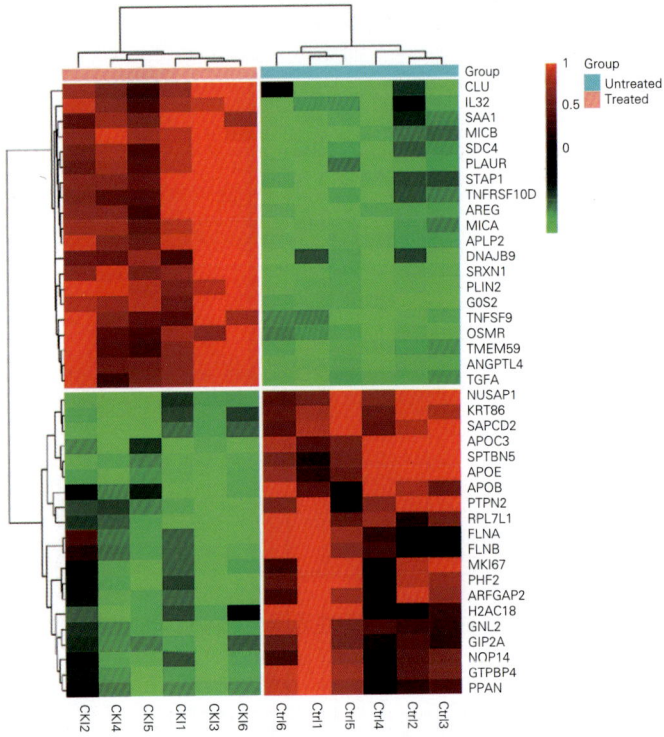

图 5-9C　复方苦参注射液干预三阴性乳腺癌细胞系蛋白质组差异蛋白热图

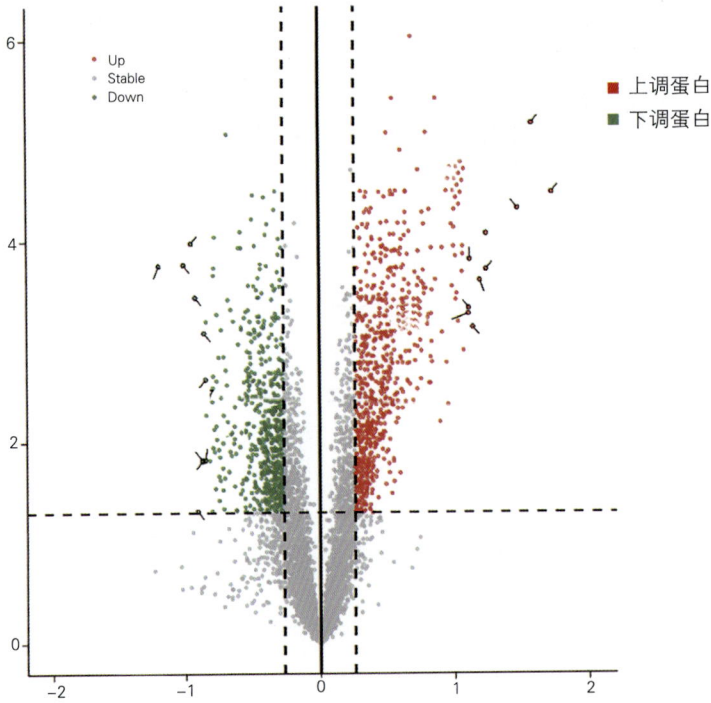

图 5-9D　复方苦参注射液干预三阴性乳腺癌细胞系蛋白质组差异蛋白火山图

2. 基因集富集分析

基于蛋白质组数据，对 Hallmark 基因集进行 GSEA 富集分析的结果显示，复方苦参注射液干预的样本在 Hallmark 基因集中收录的 6 个与细胞增殖相关的基因集均有显著富集，特别是其可显著抑制 Mitotic spindle、E2F targets、G2M checkpoint、MYC targets variant 2 和 MYC targets variant 1 基因集，表明复方苦参注射液能够显著调节细胞增殖。此外，复方苦参注射液还能显著激活 Hallmark 中免疫相关的基因集，如炎症反应（Inflammatory response）、补体（Complement）、IL-6/JAK/STAT3 信号（IL6 JAK STAT3 signaling）、干扰素 α 应答（Interferon alpha response）和干扰素 γ 应答（Interferon gamma response）等免疫相关的基因集。对 KEGG 信号通路进行 GSEA 富集分析的结果显示，复方苦参注射液不仅显著抑制了细胞周期（Cell cycle）、DNA 复制（DNA replication）和错配修复（Mismatch repair）信号通路，还能调节细胞因子 – 细胞因子受体相互作用（Cytokine-cytokine receptor interaction）信号通路，并且显著激活了抗原加工提呈（Antigen processing and presentation）和 NK 细胞介导的细胞毒性（Natural killer cell mediated cytotoxicity）等免疫相关信号通路。同时，对 Reactome 信号通路进行 GSEA 富集分析的结果显示，与对照组比较，复方苦参注射液处理组与细胞周期相关的信号通路被显著抑制，如有丝分裂细胞周期（Cell cycle, mitotic）、细胞周期（Cell cycle）、DNA 复制（DNA replication）、有丝分裂 M–M/G_1 期（Mitotic M–M/G_1 phases）、G_2/M 检查点（G_2/M checkpoints）、有丝分裂 G_2–G_2/M 期（Mitotic G_2–G_2/M phases）和 DNA 修复（DNA Repair）等信号通路，涉及细胞周期的不同阶段。同时，与免疫相关的信号通路如淋巴细胞和非淋巴细胞间的免疫调节相互作用、抗原加工交叉提呈等在复方苦参注射液处理组被显著激活。

3. 基因集变异分析

基于蛋白质组数据，对 Hallmark 基因集进行 GSVA 富集分析的结果同样显示，与对照组比较，复方苦参注射液干预后的样品中 E2F targets、G2M checkpoint、MYC targets variant 2、Mitotic spindle 和 MYC targets variant 1 等与细胞增殖相关的基因集被显著抑制。同时，炎症反应（Inflammatory response）、补体（Complement）、IL-6/JAK/STAT3 信号（IL6 JAK STAT3 signaling）、干扰素 α 应答（Interferon alpha response）和干扰素 γ 应答（Interferon gamma response）等免疫相关的基因集在复方苦参注射液干预后被显著激活。对 KEGG 信号通路进行 GSVA 富集分析的结果显示，复方苦参注射液干预后 55 条信号通路发生显著变化，其中 42 条通路被激活，13 条通路被抑制，表明复方苦参注射液具有广谱调节作用。复方苦参注射液可显著抑制 DNA 复制（DNA replication）、细胞周期（Cell cycle）和错配修复（Mismatch repair）等促进细胞增殖的信号通路，同时又可显著激活 NK 细胞介导的细胞毒性（Natural killer cell mediated cytotoxicity）、抗原加工提呈（Antigen processing and presentation）、Th1 和 Th2 细胞分化（Th1 and Th2 cell differentiation）等免疫系统相关的信号通路。对 GO 生物学过程进行 GSVA 富集分析的结果显示，复方苦参注射液能够抑制细胞周期过程的多个阶段，如细胞周期 DNA 复制（Cell cycle DNA replication）、细胞周期中/后期转化（Metaphase/anaphase transition of cell cycle）、细胞周期检查点（Cell cycle checkpoint）、细胞周期转化（Cell cycle phase transition）、有丝分裂细胞周期纺锤体组装检查点（Mitotic cell cycle spindle assembly checkpoint）、细胞周期 G_2/M 期转化（Cell cycle G_2/M phase transition）、有丝分裂细胞周期 G_1/S 期转化（G_1/S transition of mitotic cell cycle）等。

4. 差异蛋白预后分析

复方苦参注射液干预三阴性乳腺癌细胞系的差异蛋白包括 598 个下调蛋白和 724 个上调蛋白。将复方苦参注射液调节的差异蛋白同二阴性乳腺癌预后相关基因取交集，得到 10 个复方苦参注射液下调且 HR > 1 的蛋白（ABCA12、CIZ1、CLN3、COMP、DNLZ、NIBAN2、ODF2、RBM28、TSSK4、ZC3H11A），28 个复方苦参注射液上调且 HR < 1 的蛋白（ALDH2、ARRB1、B2M、BTN3A2、CD40、CD83、CSF2RA、EFNB2、ENPP4、FAM135A、GBP2、GLRX、GMFG、HLA-A、HLA-B、HLA-F、IL32、LCP1、LGALS3BP、LPXN、MBP、MICA、NEDD8、PSME1、SLAMF7、SRGN、TNFSF13B、WARS1），作为复方苦参注射液调节的关键预后蛋白，见图 5-10A ～图 5-10D。在 METABRIC 队列中的三阴性乳腺癌临床样本中，复方苦参注射液下调的蛋白与患者的总生存期均呈负相关，其中大部分蛋白同时与患者的无复发生存期呈负相关。复方苦参注射液上调的蛋白与患者的总生存期均呈正相关，其中大部分蛋白同时与患者的无复发生存期呈正相关。

5. 肿瘤免疫浸润相关性分析

基于多个基因集的免疫浸润分析显示，大部分复方苦参注射液上调的蛋白与多种免疫细胞的相对丰度呈显著正相关，而大部分复方苦参注射液下调的蛋白与免疫细胞的相对丰度无相关性。针对 $CD8^+$ T 细胞的相对浸润程度而言，大部分复方苦参注射液上调的蛋白与 $CD8^+$ T 细胞的浸润呈显著正相关，而大部分复方苦参注射液下调的基因与 $CD8^+$ T 细胞的浸润无相关性。

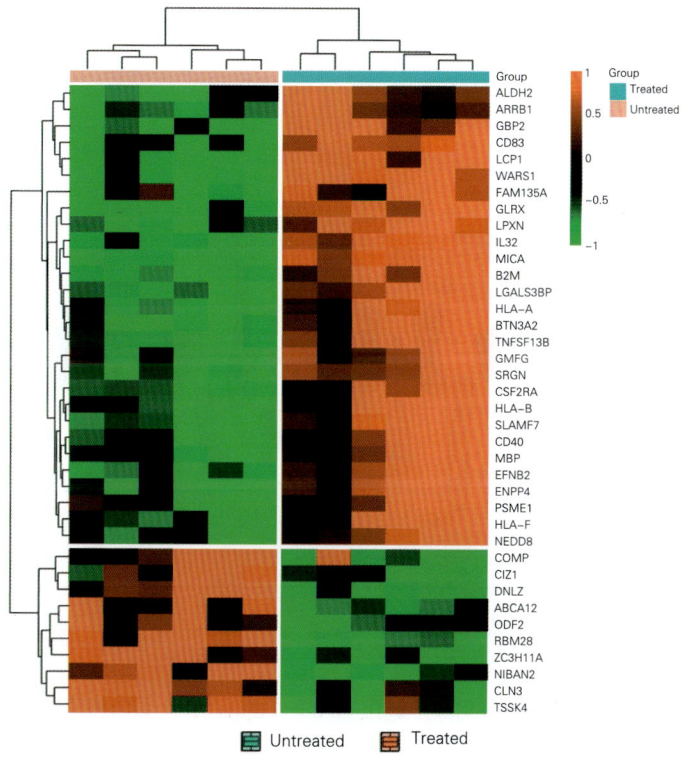

图 5-10A　复方苦参注射液调节的生存相关蛋白热图

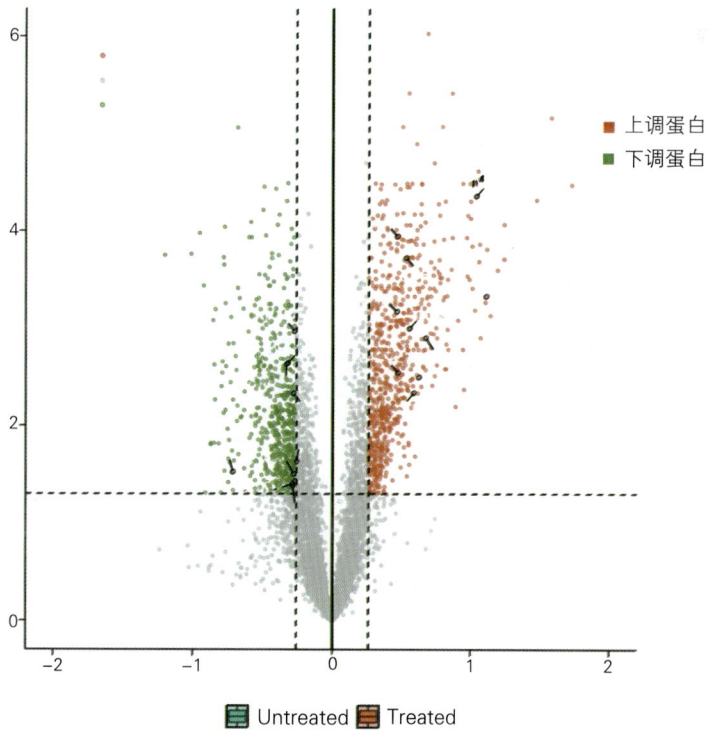

图 5-10B　复方苦参注射液调节的生存相关蛋白火山图

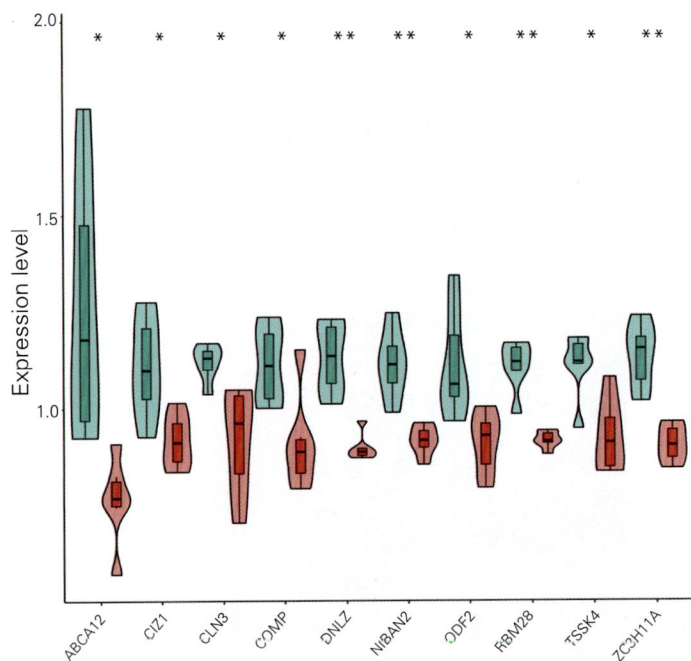

图 5-10C　复方苦参注射液下调且 HR > 1 的前 10 个蛋白差异表达情况

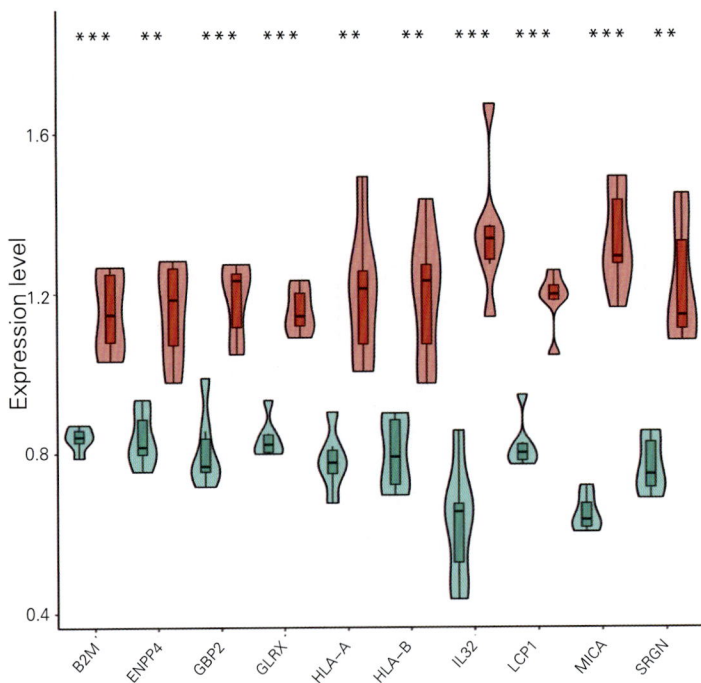

图 5-10D　复方苦参注射液上调且 HR < 1 的前 10 个蛋白差异表达情况

研究小结

本研究分析得到了复方苦参注射液干预 MDA-MB-231 细胞的 1322 个差异表达蛋白，通过基因集富集分析和基因集变异分析，发现复方苦参注射液能够显著抑制 E2F targets、G2M checkpoint、MYC targets variant 2、Mitotic spindle 和 MYC targets variant 1 等与细胞增殖相关的基因集；同时与细胞周期调控相关的多个生物学过程如细胞周期 DNA 复制、细胞周期检查点、细胞周期中 / 后期转换、细胞周期 G_1/S 期转换、细胞周期 G_2/M 期转换和有丝分裂细胞周期纺锤体组装检查点等在复方苦参注射液干预后均被显著抑制。与免疫相关的基因集，如炎症反应、补体、IL-6/JAK/STAT3 信号、干扰素 γ 应答、干扰素 α 应答和抗原加工提呈等基因集在复方苦参注射液处理组被显著富集，表明复方苦参注射液具有潜在的免疫调节活性。此外，本研究得到了 10 个复方苦参注射液下调且 HR > 1 的预后风险蛋白，以及 28 个复方苦参注射液上调且 HR < 1 的预后保护蛋白。这些蛋白不仅与患者总生存期相关，而且大部分蛋白还与患者无复发生存期具有相关性，提示复方苦参注射液可能通过调节这些预后相关蛋白，起到改善患者预后的作用。同时，大部分复方苦参注射液上调的蛋白与多种免疫细胞在肿瘤组织的浸润程度呈正相关，提示复方苦参注射液可能通过调节免疫发挥抗肿瘤的作用。

第四节　复方苦参注射液干预三阴性乳腺癌单细胞转录组研究

本节共分为两部分，第一部分为复方苦参注射液对三阴性乳腺癌小鼠的抑瘤作用研究。通过 4T1 乳腺癌荷瘤小鼠模型检测复方苦参注射液联合化疗在小鼠体内对肿瘤生长的抑制作用，通过 HE 染色评估复方苦参注射液联合化疗的体内安全性，通过 TUNEL 染色分析其对肿瘤组织细胞凋亡的影响，采用流式细胞术检测其对脾脏和肿瘤组织免疫细胞群的作用。第二部分为基于单细胞转录组的复方苦参注射液治疗三阴性乳腺癌的作用机制研究，采用单细胞转录组测序技术，观察复方苦参注射液联用紫杉醇对乳腺癌小鼠肿瘤组织的影响，依次通过单细胞转录组数据质控、多样本整合、降维、聚类、基因差异表达分析、细胞类型鉴定、T 淋巴细胞亚群细分、基因集变异分析和基因集富集分析等步骤，在单细胞水平进一步解析复方苦参注射液对肿瘤微环境的作用。

一、复方苦参注射液对三阴性乳腺癌小鼠的抑瘤作用研究

（一）研究材料

1. 实验动物及细胞

雌性 BALB/c 小鼠购自斯贝福（北京）生物技术有限公司，实验动物生产许可证 SCXK（京）2019-0010，SPF 级，体重为（20±5）g，4～5 周龄。动物实验涉及的实验方案均按照北京中医药大学医学与实验动物伦理委员会批准的伦理政策和程序进行（伦理编号：BUCM-4-2021032001-1088）。鼠三阴性乳腺癌 4T1 细胞购自上海富衡生物科技有限公司。

2. 实验药品

复方苦参注射液（批号 20200329，国药准字 Z14021231），由山西振东制药股份有限公司提供。顺铂注射液（批号 601201102，国药准字 H20040813），购自江苏豪森药业集团有限公司。紫杉醇注射液（批号 202007012，国药准字 H20059962），购自哈药集团生物工程有限公司。

（二）研究方法

1. 实验分组、给药方法与剂量

（1）空白对照组（正常小鼠 6 只）：0.9% 无菌生理盐水，0.2mL/d，腹腔注射，共注射 17 次。

（2）阴性对照组（模型小鼠 8 只）：0.9% 无菌生理盐水，0.2mL/d，腹腔注射，共注射 17 次。

（3）复方苦参注射液组（模型小鼠 8 只）：4mL/（kg·d），腹腔注射，共注射 17 次。

（4）顺铂组（模型小鼠 8 只）：3mg/（kg·3d），腹腔注射，共注射 6 次。

（5）紫杉醇组（模型小鼠 8 只）：10mg/（kg·3d），尾静脉注射，共注射 6 次。

（6）顺铂＋复方苦参注射液联合组（模型小鼠 8 只）：复方苦参注射液 4mL/（kg·d），腹腔注射，共注射 17 次。顺铂注射液，3mg/（kg·3d），腹腔注射，共注射 6 次。

（7）紫杉醇＋复方苦参注射液联合组（模型小鼠 8 只）：复方苦参注射液 4mL/（kg·d），腹腔注射，共注射 17 次。紫杉醇注射液，10mg/（kg·3d），尾静脉注射，

共注射 6 次。

2. 小鼠常规观察与肿瘤监测

每天观察各组荷瘤小鼠的生长情况，每 3 天记录一次小鼠的体重。每 3 天在体外用游标卡尺测量小鼠瘤体的长径和短径，计算瘤体大小，绘制瘤体生长曲线。

3. 实验与检测项目

（1）苏木素 - 伊红（HE）染色分析。
（2）TUNEL 法检测肿瘤组织细胞凋亡。
（3）流式细胞术测定免疫细胞。

4. 统计与分析

采用 R 软件（版本 4.2.1）进行统计分析，所有计数资料均采用均值 ± 标准误（mean ± SEM）表示。采用非配对双尾 Student T-test 进行两组间差异的显著性比较，采用 One-way ANOVA 进行多组间差异的显著性比较，以 $P < 0.05$ 表示具有统计学意义。

（三）研究结果

1. 小鼠健康状况、体重和肿瘤体积

接种 4T1 细胞后，小鼠活动未见明显异常，食欲正常。接种癌细胞 1 周左右，在小鼠左侧腹部皮下可触摸到结节，即实体瘤。伴随小鼠生长，肿瘤体积逐渐增大，外观多成不规则的类圆形或类椭圆形。后期生理盐水组小鼠反应迟钝，肿瘤体积较大并严重影响自由活动，肿瘤局部皮肤出现溃烂、渗血及结痂现象。

在进行生理盐水、复方苦参注射液、顺铂注射液、紫杉醇注射液、顺铂联用复方苦参注射液及紫杉醇联用复方苦参注射液干预过程中（给药情况，见图 5-11A），记录各组代表小鼠肿瘤样本（图 5-11B）、体重变化曲线（图 5-11C），可见 6 组小鼠体重均平稳增加，未见骤降趋势，考虑系由肿瘤体积增加导致，且药物未见明显毒副作用，组间比较无统计学差异（$P > 0.05$）。

小鼠在注射癌细胞后，各组肿瘤体积随着时间的延长而逐渐增大（图 5-11D）。其中，与其他组比较，生理盐水组小鼠的皮下肿瘤生长速度更快。顺铂＋复方苦参注射液联合组的肿瘤体积在第 21 天（$P < 0.001$，图 5-11E）、第 24 天（$P < 0.001$，图 5-11F），以及第 27 天（$P < 0.01$，图 5-11G）明显小于生理盐水组；类似的，紫杉醇＋复方苦参注射液联合组的肿瘤体积在第 21 天（$P < 0.001$，图 5-11E）、第 24 天（$P < 0.001$，

图 5-11F），以及第 27 天（$P < 0.01$，图 5-11G）也明显小于生理盐水组。与顺铂或紫杉醇单药治疗比较，化疗药物与复方苦参注射液联合治疗对肿瘤生长有更显著的抑制作用。具体而言，顺铂＋复方苦参注射液联合组的肿瘤体积在第 21 天明显小于单用顺铂组（$P < 0.001$，图 5-11E），在第 24 天也明显小于单用顺铂组，但未达到统计学显著性差异（$P=0.068$，图 5-11F）。紫杉醇＋复方苦参注射液联合组的肿瘤体积在第 21 天（$P=0.051$，图 5-11E）和第 24 天（$P < 0.01$，图 5-11F）明显小于单用紫杉醇组。由以上结果可知，复方苦参注射液可有效增强顺铂或紫杉醇的体内抗肿瘤作用。

2. 小鼠肿瘤和脏器组织病理学观察

各组小鼠肿瘤组织病理形态学变化，见图 5-11H。

（1）生理盐水组：肿瘤组织结构基本正常，组织内未见明显变性，未见炎症细胞浸润。

（2）复方苦参注射液组：肿瘤组织结构轻度异常，组织空泡化，组织局部可见坏死，并可见深色的炎症细胞。

（3）顺铂组：肿瘤组织结构中度异常，组织空泡化，组织小面积区域变性坏死，可见核分裂象，可见深色的炎症细胞。

（4）紫杉醇组：肿瘤组织结构中度异常，并可见组织空泡化，组织小面积区域变性坏死，可见核分裂象，可见深色的炎症细胞。

（5）顺铂＋复方苦参注射液联合组：肿瘤组织结构重度异常，组织大面积变性坏死，可见明显核分裂象，并可见深色的炎症细胞。

（6）紫杉醇＋复方苦参注射液联合组：肿瘤组织结构重度异常，结构排列紊乱，胞核稀疏，胞核大小不一，组织大面积变性坏死，可见明显核分裂象，并可见深色的炎症细胞。各组心肌组织、肝组织、脾组织、肺组织及肾组织的病理形态未见明显差异，表明复方苦参注射液的应用未对器官产生明显的毒副作用，具有一定的体内安全性。

3. 小鼠肿瘤组织细胞凋亡情况

各组小鼠肿瘤组织 TUNEL 染色结果，见图 5-11H。与生理盐水组比较，复方苦参注射液组、顺铂注射液组、紫杉醇注射液组、顺铂＋复方苦参注射液联合组及紫杉醇＋复方苦参注射液联合组的凋亡细胞均显著增加，差异均具有统计学意义（$P < 0.01$）。同时，与单用顺铂组比较，顺铂＋复方苦参注射液联合组的凋亡细胞显著增加（$P < 0.05$）；与单用紫杉醇组比较，紫杉醇＋复方苦参注射液联合组的凋亡细胞显著增加（$P < 0.01$）。以上结果进一步证实了，复方苦参注射液与化疗药物联合应用可以协同抑制肿瘤生长。

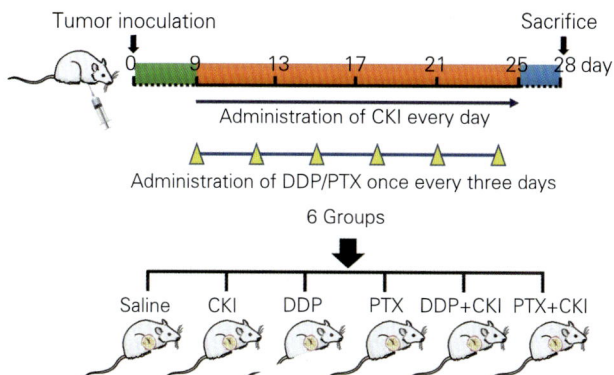

图 5-11A　6 组荷瘤小鼠给药情况示意图

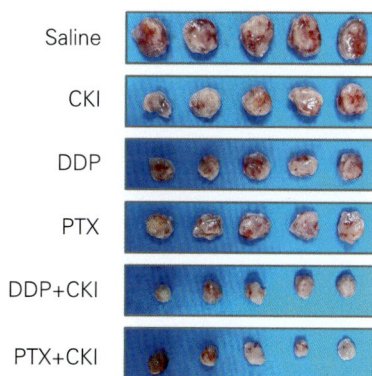

图 5-11B　6 组荷瘤小鼠肿瘤代表性图像

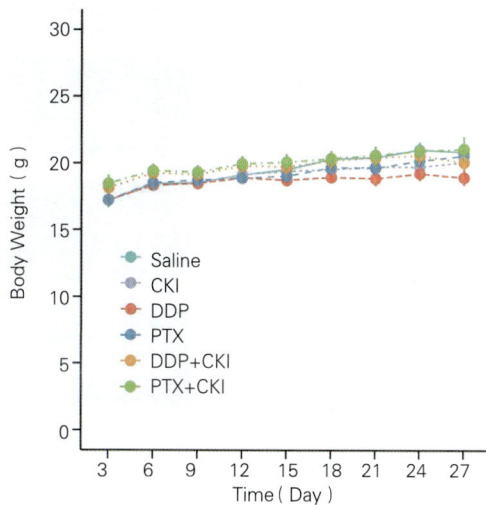

图 5-11C　6 组荷瘤小鼠体重变化曲线　　　图 5-11D　6 组荷瘤小鼠肿瘤体积增长变化曲线

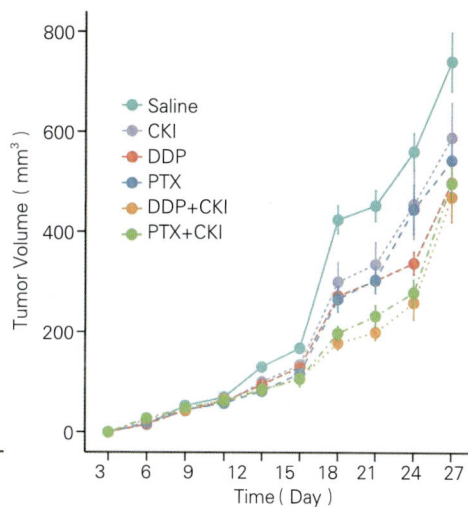

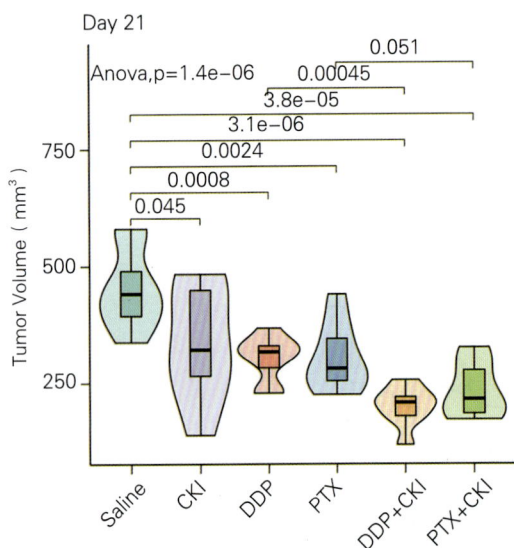

图 5-11E 6 组荷瘤小鼠第 21 天肿瘤体积

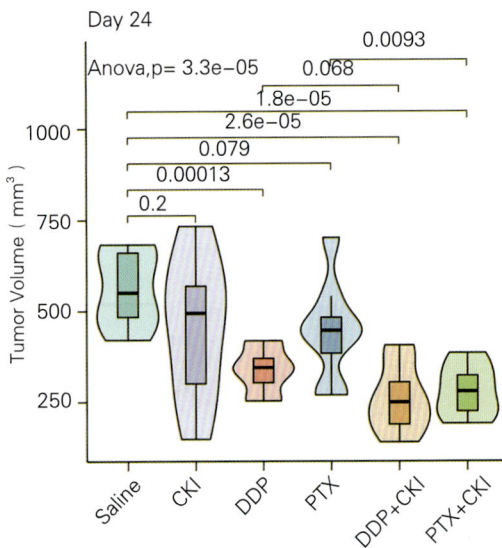

图 5-11F 6 组荷瘤小鼠第 24 天肿瘤体积

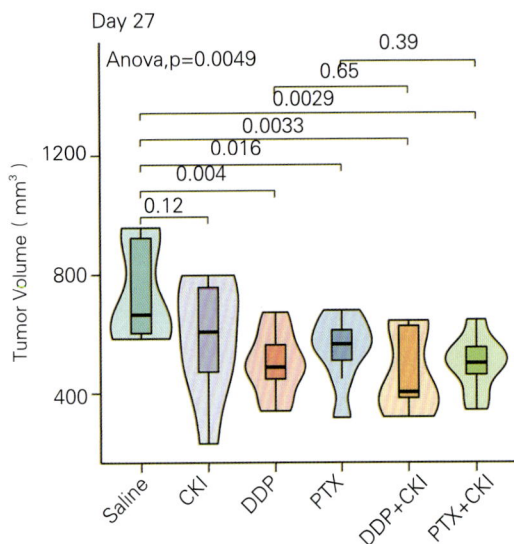

图 5-11G 6 组荷瘤小鼠第 27 天肿瘤体积

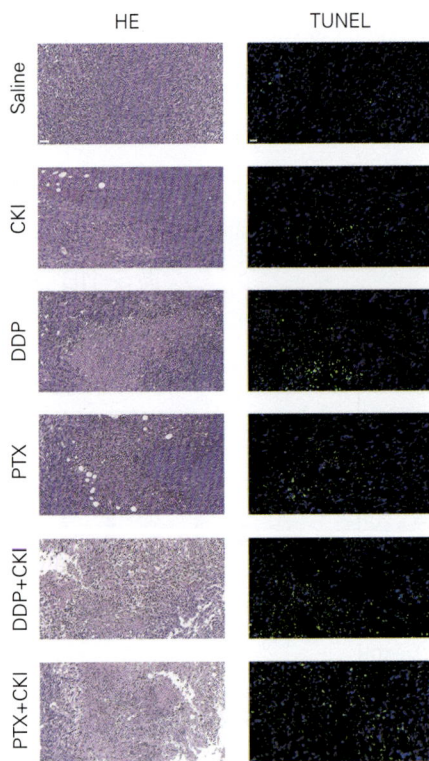

图 5-11H 6 组荷瘤小鼠肿瘤组织 HE 染色
和 TUNEL 染色代表性图像

4. 脾脏淋巴细胞亚群差异

应用流式细胞术检测小鼠脾脏组织内各类淋巴细胞亚群的数量及比例。与生理盐水组比较，顺铂联用复方苦参注射液组小鼠脾脏内 CD3+ T 细胞、CD8+ T 细胞、CD4+ T 细胞和 NK 细胞的比例均显著升高，差异均具有统计学意义（$P < 0.05$）。与生理盐水组比较，紫杉醇联用复方苦参注射液组小鼠脾脏内 CD3+ T 细胞、CD8+ T 细胞、CD4+ T 细胞和 NK 细胞的比例均显著升高，差异均具有统计学意义（$P < 0.01$）。此外，顺铂联用复方苦参注射液组小鼠脾脏内 CD3+ T 细胞、CD8+ T 细胞、CD4+ T 细胞和 NK 细胞的比例均高于单用顺铂组（$P < 0.05$）；紫杉醇联用复方苦参注射液组小鼠脾脏内 CD3+ T 细胞、CD8+ T 细胞、CD4+ T 细胞和 NK 细胞的比例均高于单用紫杉醇组（$P < 0.05$）。

5. 肿瘤浸润淋巴细胞亚群差异

应用流式细胞术检测小鼠肿瘤组织内浸润的各类淋巴细胞亚群的数量及比例。与生理盐水组比较，复方苦参注射液组小鼠肿瘤浸润性 CD3+ T 细胞和 NK 细胞的比例均显著升高，差异均具有统计学意义（$P < 0.05$）。与生理盐水组比较，顺铂联用复方苦参注射液组小鼠肿瘤浸润性 CD3+ T 细胞、CD8+ T 细胞和 NK 细胞的比例均显著升高，差异均具有统计学意义（$P < 0.05$）。与生理盐水组比较，紫杉醇联用复方苦参注射液组小鼠肿瘤浸润性 CD3+ T 细胞、CD8+ T 细胞和 NK 细胞的比例均显著升高，差异均具有统计学意义（$P < 0.05$）。此外，顺铂联用复方苦参注射液组小鼠肿瘤浸润性 CD3+ T 细胞、CD8+ T 细胞和 NK 细胞的比例高于单用顺铂组（$P < 0.05$）；紫杉醇联用复方苦参注射液组小鼠肿瘤浸润性 CD3+ T 细胞、CD8+ T 细胞和 NK 细胞的比例高于单用紫杉醇组（$P < 0.05$）。

研究小结

本部分研究使用 BALB/c 小鼠构建 4T1 小鼠乳腺癌模型，分别观察了复方苦参注射液、顺铂注射液、紫杉醇注射液、顺铂联合复方苦参注射液和紫杉醇联合复方苦参注射液对 4T1 小鼠乳腺癌模型肿瘤生长和免疫调节的影响。结果表明，复方苦参注射液联合化疗药物顺铂或紫杉醇可协同抑制肿瘤生长，且无明显的器官毒性。与单独使用化疗药物比较，复方苦参注射液联合顺铂或紫杉醇不仅能显著增加荷瘤小鼠脾脏中 CD3+、CD8+、CD4+ T 淋巴细胞和 NK 细胞的比例，亦可增加肿瘤组织中浸润性淋巴细胞的比例，表明复方苦参注射液与化疗药物顺铂或紫杉醇联合使用对 4T1 乳腺癌荷瘤小鼠具有免疫调节作用。

二、基于单细胞转录组的复方苦参注射液干预三阴性乳腺癌作用机制研究

（一）研究材料

取生理盐水组、复方苦参注射液组、紫杉醇注射液组和紫杉醇＋复方苦参注射液联合组的小鼠肿瘤组织进行单细胞转录组测序，每组 3 只小鼠。小鼠麻醉处死后，将 75%酒精喷于小鼠腹部，剔除肿瘤表面覆盖的毛发，用组织剪小心剥离肿瘤。将新鲜切除的肿瘤组织用无菌 PBS 溶液清洗，迅速切成小块，立即转移到预冷的组织保护溶液中，并置于 4℃保存和运输。取材后 48h 内完成单细胞转录组测序。

（二）研究方法

1. 单细胞转录组测序

（1）细胞悬液制备。
（2）细胞计数和细胞活率测定。
（3）10×Genomics 上机及反转录。
（4）测序文库构建。
（5）上机测序。

2. 单细胞转录组测序数据分析

（1）单细胞转录组测序数据质量控制。
（2）多样本整合分析与降维、聚类。
（3）基因差异表达分析。
（4）细胞类型鉴定。
（5）T 淋巴细胞亚群细分。
（6）单细胞基因集富集分析。

3. 统计与分析

采用 R 软件（版本 4.2.1）进行统计分析，采用非配对双尾 Student T-test 进行两组间差异的显著性比较，采用 One-way ANOVA 进行多组间差异的显著性比较，以 P

< 0.05 表示具有统计学意义。

（三）研究结果

1. 单细胞转录组测序结果质控和数据过滤

取生理盐水组、复方苦参注射液组、紫杉醇注射液组和紫杉醇＋复方苦参注射液联合组的小鼠肿瘤组织进行单细胞转录组测序。利用 Cell Ranger 软件将单细胞数据从 FASTQ 文件转到细胞表达矩阵。进行细胞过滤之前的样本信息共收获 174434 个细胞，中位 UMI 为 3263，中位基因数为 1087。根据基因检出数、UMI 总数、线粒体基因 UMI 占比和血红蛋白基因 UMI 占比等指标对细胞进行过滤，保留 104940 个高质量细胞，中位 UMI 为 5998，中位基因数为 1900。

2. 多样本整合与 PCA 降维

在 SCT 标准化过程中，基于所有基因平均值和分散度（方差／平均值）确认每个样本 Top3000 变异最大的基因。选择每个样本中 Top3000 高变基因作为整合特征，采用 CCA 结合 MNN 的算法对多个样本进行整合分析，以去除样本间的批次效应。通过 PCA 降维分析，计算前 50 个主成分，并依据主成分贡献度提取前 20 个维度的信息代表细胞的转录特征进行后续分析。

3. 细胞亚群的聚类结果

本部分研究对来自 12 个三阴性乳腺癌小鼠肿瘤组织的 104940 个细胞进行聚类分析，参考不同分辨率下聚类关系之间的聚类树，将分辨率设定为 0.8。采用 t-SNE 及 UMAP 降维算法进行数据可视化，在二维空间上展示细胞的分布情况。经 CCA 整合分析后，样本间的批次效应得到较好的消除，见图 5-12A、图 5-12B。上述 104940 个细胞聚集成 29 个亚群，见图 5-13。筛选各细胞亚群的差异基因，并对 Top 基因进行可视化。

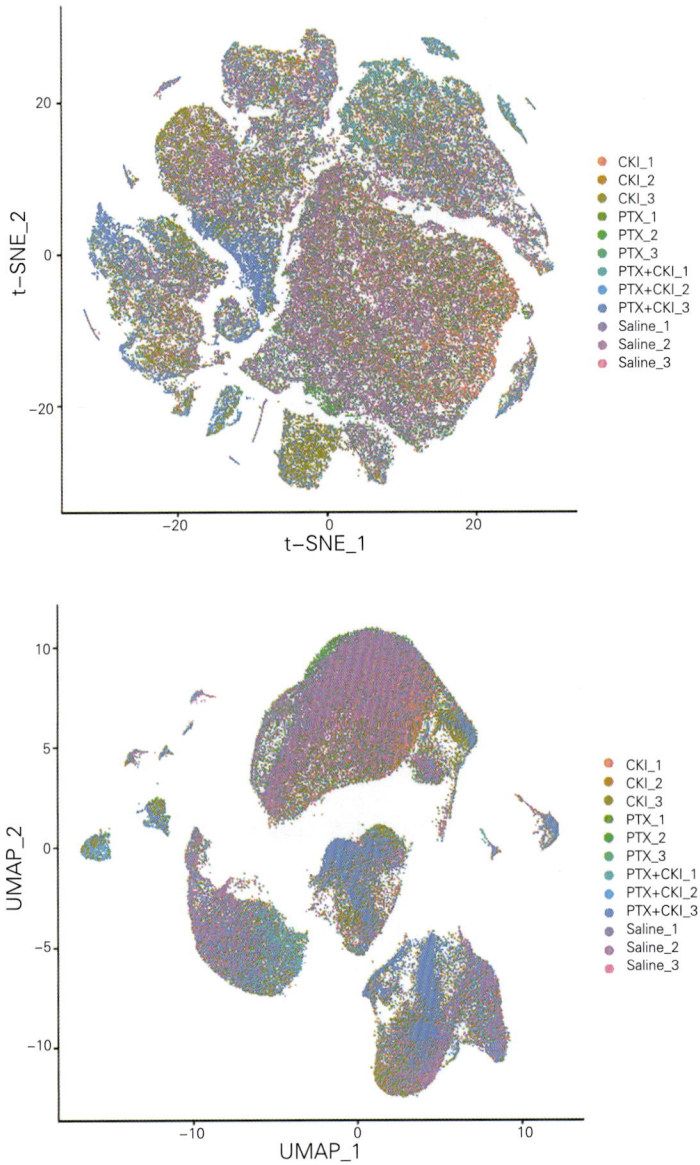

图 5-12A　去除批次效应前 t-SNE 和 UMAP 聚类图

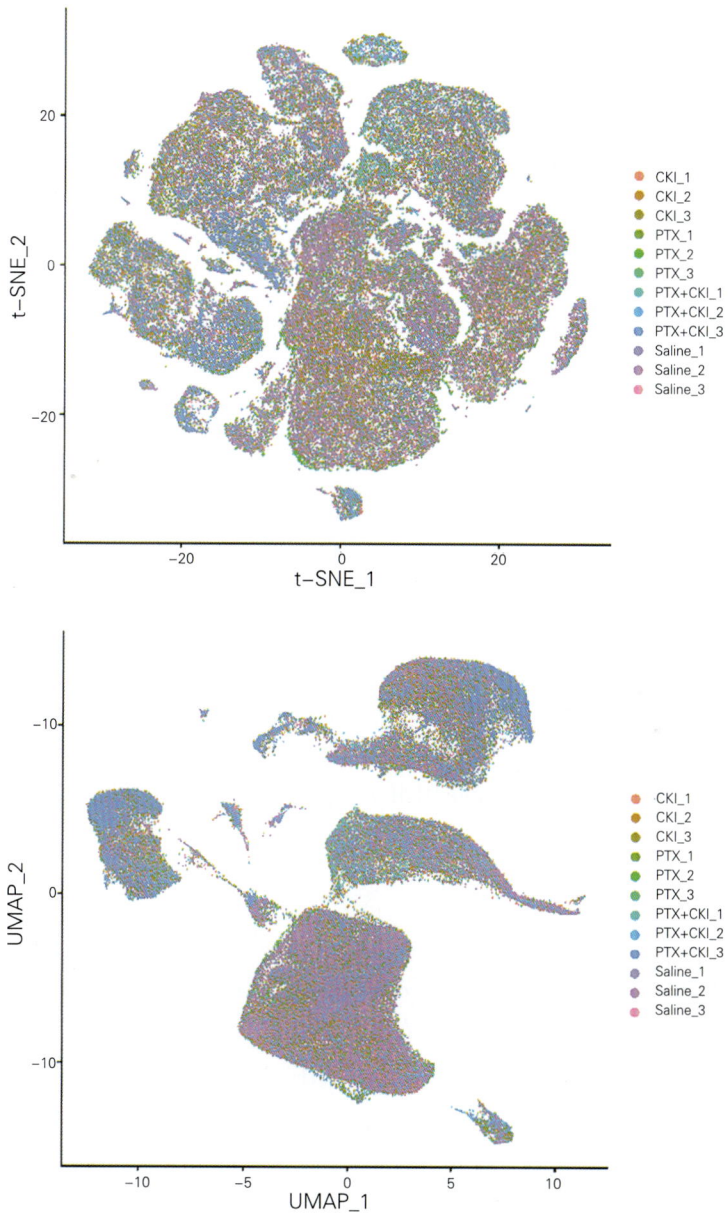

图 5-12B　去除批次效应后 t-SNE 和 UMAP 聚类图

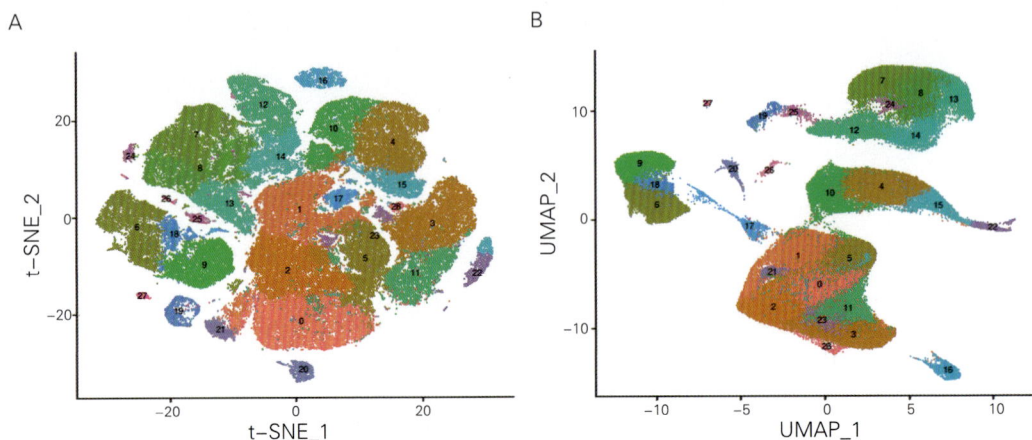

A. 细胞亚群的 t-SNE 聚类图；B. 细胞亚群的 UMAP 聚类图。

图 5-13　细胞亚群聚类的可视化图

4. 细胞类型的鉴定结果

基于已知的 Marker 基因对各细胞亚群的细胞类型进行注释，从 104940 个细胞中共鉴定得到 9 种细胞类型。其中 4 个最主要的细胞亚群为上皮细胞、中性粒细胞、巨噬细胞和 T 淋巴细胞，分别包含 48634 个、15444 个、15261 个和 12181 个细胞。其余 5 个细胞亚群为单核细胞、树突状细胞、成纤维细胞、B 淋巴细胞和肥大细胞，分别包含 8541 个、1656 个、1608 个、1112 个和 503 个细胞。与未接受含复方苦参注射液治疗的小鼠（生理盐水组和紫杉醇组）比较，接受含复方苦参注射液治疗的小鼠（复方苦参注射液组、紫杉醇＋复方苦参注射液联用组）肿瘤组织中 T 淋巴细胞比例显著升高，上皮细胞比例显著降低。

5. T 淋巴细胞亚群分析

（1）T 淋巴细胞的多样本整合与 PCA 降维：提取每个样本中的 T 淋巴细胞重新进行分析，在 SCT 标准化过程中，基于所有基因平均值和分散度（方差／平均值）确认每个样本 Top3000 变异最大的基因。选择每个样本中 Top3000 高变基因作为整合特征，采用 CCA 结合 MNN 的算法对多个单细胞样本的 T 淋巴细胞进行整合，以去除样本间的批次效应。通过 PCA 降维分析，计算前 50 个主成分，并依据主成分贡献度的结果提取前 20 个维度的信息代表细胞的转录特征进行后续分析。

（2）T 淋巴细胞亚群的聚类结果：本研究对来自 12 个三阴性乳腺癌小鼠肿瘤组织的 12181 个 T 淋巴细胞进行聚类分析，参考不同分辨率下聚类关系之间的聚类树，将分辨率设定为 1.4。采用 t-SNE 及 UMAP 降维算法进行数据可视化，在二维空间上展示细胞的分布情况。经 CCA 整合分析后，样本间的批次效应得到较好的消除。上述 12181

个细胞聚集成 23 个亚群，通过双细胞预测结果，得出 23 个 T 细胞亚群中有 3 个潜在的双细胞聚类亚群，分别为亚群 7、11 和 20。为避免其影响分析结果准确性，故而在后续研究中将这些细胞去除，筛选各细胞亚群的差异基因，并对 Top 基因进行可视化，见图 5-14。

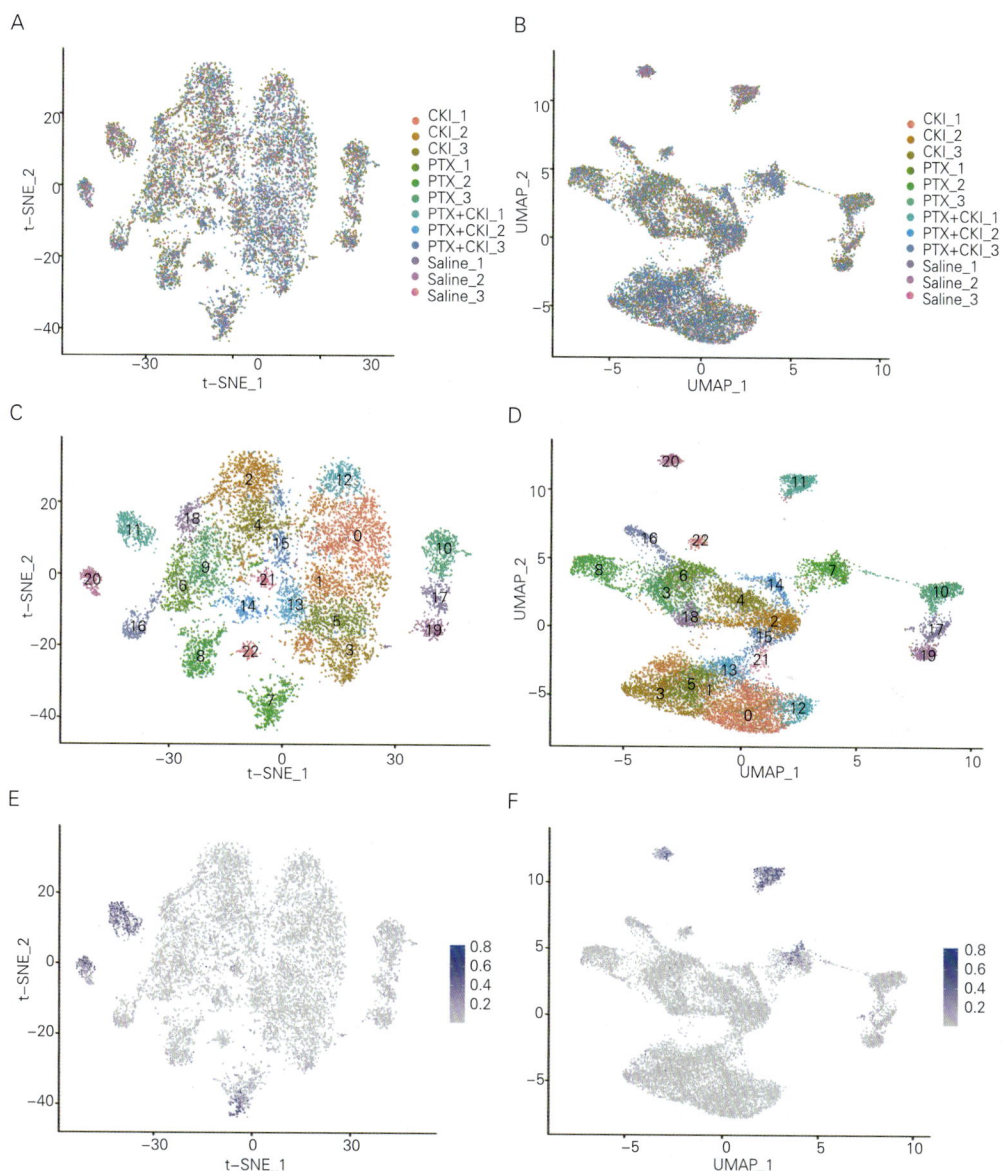

A. 标记样本信息的 T 淋巴细胞亚群 t-SNE 聚类图；B. 标记样本信息的 T 淋巴细胞亚群 UMAP 聚类图；C. 标记分类信息的 T 淋巴细胞亚群 t-SNE 聚类图；D. 标记分类信息的 T 淋巴细胞亚群 UMAP 聚类图；E. 标记 Doublet score 的 T 淋巴细胞亚群 t-SNE 聚类图；F. 标记 Doublet score 的 T 淋巴细胞亚群 UMAP 聚类图。

图5-14 T 淋巴细胞亚群聚类的可视化

（3）T淋巴细胞类型的鉴定结果：基于已知的Marker基因对各细胞亚群的细胞类型进行注释，去除1301个潜在的双细胞，剩余的10880个T淋巴细胞共鉴定得到9种细胞类型，包括4788个耗竭性CD8$^+$T细胞、2364个细胞毒性CD8$^+$T细胞、1220个传统类型的CD4$^+$T细胞、869个自然杀伤细胞、603个调节性T细胞、346个$\gamma\delta$T细胞、297个初始型T细胞、265个自然杀伤T细胞和128个耗竭性CD4$^+$T细胞。对于细胞毒性CD8$^+$T细胞，大多数细胞的细胞毒性特征得分高于T细胞功能失调得分；对于耗竭性CD8$^+$T细胞，大多数细胞的T细胞功能失调得分高于细胞毒性特征得分，证明了T细胞亚群鉴定的合理性。与接受紫杉醇注射液单独治疗的样本比较，接受紫杉醇+复方苦参注射液联合治疗的样本肿瘤浸润性CD8$^+$T细胞占总T淋巴细胞的比例和占总细胞的比例均显著增加。接受含复方苦参注射液治疗的样本（复方苦参注射液组和紫杉醇+复方苦参注射液联用组）中CD8$^+$T细胞占总细胞的比例高于未接受含复方苦参注射液治疗的样本（生理盐水组和紫杉醇组）。尽管紫杉醇+复方苦参注射液联合组细胞毒性CD8$^+$T细胞占总细胞的比例高于单用紫杉醇组，并且接受含复方苦参注射液治疗的样本（复方苦参注射液组和紫杉醇+复方苦参注射液联用组）中细胞毒性CD8$^+$T细胞占总细胞的比例高于未接受含复方苦参注射液治疗的样本（生理盐水组和紫杉醇组），但是紫杉醇+复方苦参注射液联合组的细胞毒性CD8$^+$T细胞占总T淋巴细胞的比例与单用紫杉醇组比较，无显著性统计学差异。

总体而言，接受含复方苦参注射液治疗的分组中T细胞经典Marker基因（Cd3d、Cd3e、Cd3g）、CD8$^+$T细胞经典Marker基因（Cd8a、Cd8b1）和细胞毒性CD8$^+$T细胞经典Marker基因（Gzma、Gzmb、Gzmk、Prf1、Fasl、Ifng、Nkg7）的表达高于未接受含复方苦参注射液治疗的分组。生存分析显示，这些T细胞、CD8$^+$T细胞及细胞毒性T细胞的经典Marker基因的表达与METABRIC队列中三阴性乳腺癌患者的总生存期及无复发生存期呈正相关。此外，大部分复方苦参注射液上调的基因与TCGA队列乳腺癌患者的总生存期及无进展生存期呈正相关。

6. 单细胞 GSEA 分析结果

基于KEGG信号通路的GSEA分析表明，与紫杉醇组比较，紫杉醇+复方苦参注射液联用组显著富集在T细胞相关的信号通路，如T细胞受体信号通路（T cell receptor signaling pathway）、Th1和Th2细胞分化（Th1 and Th2 cell differentiation）、Th17细胞分化（Th17 cell differentiation）、NK细胞介导的细胞毒性（Natural killer cell mediated cytotoxicity）、癌症PD-L1表达和PD-1检查点通路（PD-L1 expression and PD-1 checkpoint pathway in cancer）等。基于GO生物学过程的GSEA分析表明，与紫杉醇组比较，紫杉醇+复方苦参注射液联用组显著富集在与免疫应答活化和T细胞活化相关的生物学过程，如适应性免疫应答和固有免疫应答的正调节，参与免疫应答的淋巴细胞活化，以及 T 细胞活化、增殖、分化和迁移的正调节。此外，本研究发现紫杉醇＋复方苦参注射液联用组与生理盐水组、紫杉醇＋复方苦参注射液联用组与紫杉醇组共享 58% 的下调差异基因和 69% 的上调差异基因，提示了复方苦参注射液与紫杉醇注射液具有潜在的协同作用，展示了复方苦参注射液在体外和体内对三阴性乳腺癌的总体影响，见图 5-15。

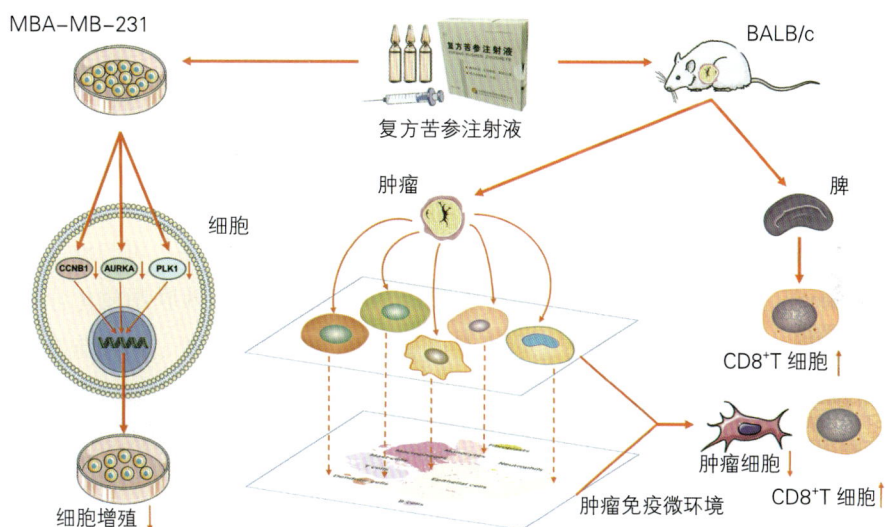

图 5-15　复方苦参注射液体内外抗三阴性乳腺癌作用示意图

研究小结

本研究结果显示，接受紫杉醇＋复方苦参注射液联合治疗的小鼠肿瘤微环境中总 T 淋巴细胞和 CD8⁺ T 淋巴细胞的比例显著高于单独使用紫杉醇注射液的小鼠。同时，接受含复方苦参注射液治疗的样本（复方苦参注射液组和紫杉醇＋复方苦参注射液联用组）和未接受含复方苦参注射液治疗的样本（生理盐水组和紫杉醇组）比较，T 细胞、CD8⁺ T 细胞及细胞毒性 CD8⁺ T 细胞经典 Marker 基因（Cd3d、Cd3e、Cd3g、Cd8a、Cd8b1、Gzma、Gzmb、Gzmk、Prf1、Fasl、Ifng 和 Nkg7）的平均表达水平更高。此外，研究发现，与紫杉醇组比较，免疫应答、淋巴细胞、T 细胞、细胞毒性 T 细胞和 NK 细胞激活等相关的信号通路和生物学过程显著富集在紫杉醇＋复方苦参注射液联用组。

以上结果提示，复方苦参注射液可显著改善三阴性乳腺癌小鼠的免疫微环境，增强其免疫功能。

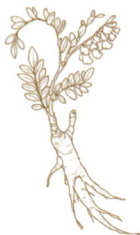

第六章
复方苦参注射液
干预鼻咽癌的研究

复方苦参注射液是临床中常用于鼻咽癌治疗的中药注射液之一，可与放化疗同用发挥增效减毒作用。既往 Meta 分析研究结果显示，复方苦参注射液联用放化疗干预鼻咽癌，可以提高临床总有效率，改善患者生存质量，并减少恶心呕吐、白细胞减少和放射性口腔炎等不良反应的发生。本章采用网络药理学和实验研究方法对复方苦参注射液干预鼻咽癌的分子机制进行研究。

第一节　复方苦参注射液干预鼻咽癌的网络药理学研究

本研究通过网络药理学、分子对接方法，获得复方苦参注射液干预鼻咽癌的关键成分、靶点与潜在通路，为复方苦参注射液干预鼻咽癌的作用机制的阐释和进一步实验研究提供参考。

一、研究方法

1.复方苦参注射液成分预测靶点网络的构建

应用 UPLC-MS 等方法确定复方苦参注射液的主要化学成分。将这些化学成分立体结构的 SMILES 或化合物名称导入到 STITCH、Super Pred、Swiss Target Prediction、TCMSP 数据库，收集化合物已知的和预测的人类靶点。

2. 鼻咽癌相关靶点的搜集

分别在 TTD（https://db.idrblab.org/ttd/）、OMIM（https://omim.org/）和 Gene Cards（https://www.genecards.org/）数据库中，以"Nasopharyngeal Carcinoma"为检索词，在 PharmGKB（https://www.pharmgkb.org/）以"Nasopharyngeal Neoplasms"为检索词检索鼻咽癌相关靶点。将四个数据库结果合并，去除重复内容，获取鼻咽癌疾病相关的潜在靶点。

3. 蛋白质-蛋白质相互作用（PPI）网络的构建

使用 R 4.0.3 软件 Venn Diagram 包，绘制复方苦参注射液潜在作用靶点与鼻咽癌相关靶点韦恩图，得到共同靶点。将共同靶点输入 STRING 数据库（https://string-db.org/），种属选择"Homo Sapiens"，设置 > 0.7 的高置信度，得到共同靶点的 PPI 数据，导出数据文件。使用 Cytoscape 3.7.0 进行拓扑学分析，根据度值、中心度确定复方苦参注射液干预鼻咽癌的潜在关键靶点，并进行 PPI 网络图的绘制。

4. 富集分析

采用 R 4.0.3 软件的 Cluster Profiler 包进行富集分析。GO 富集分析描述基因产物的功能，包括细胞成分（CC）、分子功能（MF）、生物过程（BP）。KEGG 富集分析用于识别功能和代谢途径，以 $P < 0.05$ 和 FDR < 0.25 作为筛选条件，得到复方苦参注射液干预鼻咽癌的主要通路。对于基因集（Hallmark）富集分析，先从 Molecular Signatures Database 下载 h.all.v7.4.symbols.gmt 子集合，以此作为背景，再使用 R 软件的 Cluster Profiler 包进行富集分析，设定最小基因集为 5，最大基因集为 5000，$P < 0.05$ 和 FDR < 0.25。

5. 分子对接

通过 PDB（https://www.rcsb.org/）数据库查找复方苦参注射液干预鼻咽癌的关键靶点蛋白质的 3D 结构，下载 PDB 格式文件。其蛋白质构象应满足以下条件：① 3D 蛋白质结构通过 X 射线晶体学确定。②蛋白质晶体分辨率小于 2.5Å。③限定种属为人类"Homo Sapiens"。使用 AutoDock 和 AutoDock Vina 软件对潜在靶点及其对应化合物进行分子对接模拟。设置合适的网格盒大小，选取结合能 ≤ -5.0kJ/mol 作为筛选依据，对接结果含经典氢键或结合能最低的使用 Pymol 进行可视化。

二、研究结果

1. 复方苦参注射液成分及靶点网络

本研究共获得复方苦参注射液相关化合物 23 个，排除无 3D 结构信息的化合物，最终得到 16 个成分。其中，团队前期通过 UPLC-MS 研究获得复方苦参注射液 10 个成分，包括氧化槐果碱、苦参碱、槐果碱、氧化苦参碱、N- 甲基野靛碱、槐糖醇、三叶豆紫檀苷和大泽明素等，文献检索获得 6 个成分，预测获得化合物靶点 285 个。在复方苦参注射液成分 - 预测靶点网络中，包括 16 个复方苦参注射液成分节点及其对应的285 个靶点，成分与靶点之间构成 636 条边。

2. 鼻咽癌相关靶点与 PPI 网络

从四个数据库中共得到 681 个鼻咽癌相关靶点，与 285 个化合物靶点取交集后，得到 55 个成分 - 鼻咽癌共同靶点，构建化合物 - 靶点网络图，见图 6-1。其中，腺嘌呤（度值 =24）、苦参碱（度值 =12）、lamprolobine（度值 =8）、氧化苦参碱（度值 =12）的度值排名靠前。在 STRING 数据库中获得上述 55 个靶点的 PPI 数据，而后构建 PPI 网络，见图 6-2。此网络共包含 53 个节点、333 条边，节点平均度值 12.1。对 PPI 网络进行拓扑特征分析，选取度值 > 20、紧密度大于中位数的点作为关键靶点，筛选后得到 13 个关键靶点，其中 AKT1（度值 =31）、MAPK3（度值 =30）、MYC（度值 =29）、EGFR（度值 =28）的度值排名靠前。

3. 富集分析

对 55 个共同靶点利用 R 软件进行 GO 富集分析，得到相关条目共 1086 条，其中生物过程 1029 条、细胞成分 20 条、分子功能 37 条。GO 富集分析中，排名靠前的有细胞氧化应激反应、肽基丝氨酸修饰、磷酸化反应、细胞膜变化、蛋白激酶活性变化，然后对 *p-adjust* 值排名靠前的条目，绘制 BP、CC 和 MF 的条形图。

KEGG 富集结果显示，在 $P < 0.05$ 和 FDR < 0.25 条件下，共获得 KEGG 通路 214条，主要为癌症相关、前列腺癌、乙型肝炎、PI3K/AKT、细胞周期等通路。Hallmark富集分析在 $P < 0.05$ 和 FDR < 0.25 条件下共获得 14 个条目，包括细胞凋亡、PI3K/AKTMTOR 信号通路、TNF- α /NF- κ B 信号通路、G2M 检查点等。

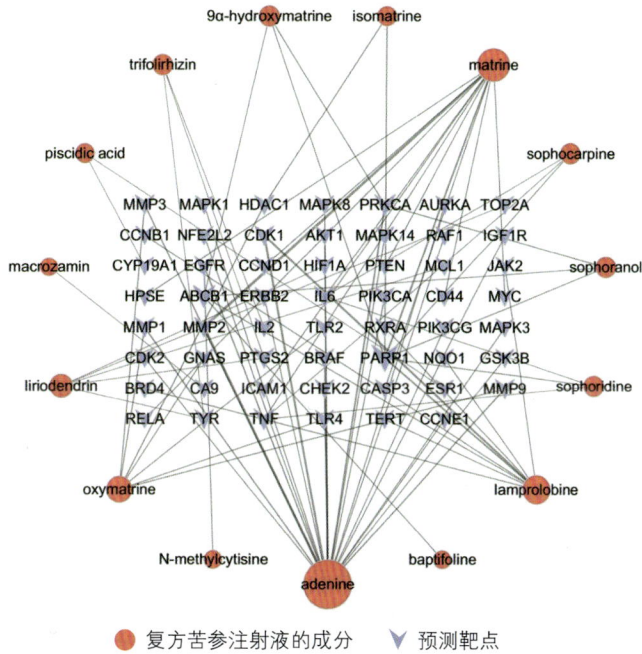

图6-1 成分－共同靶点网络图

注：圆点大小表示度值高低。

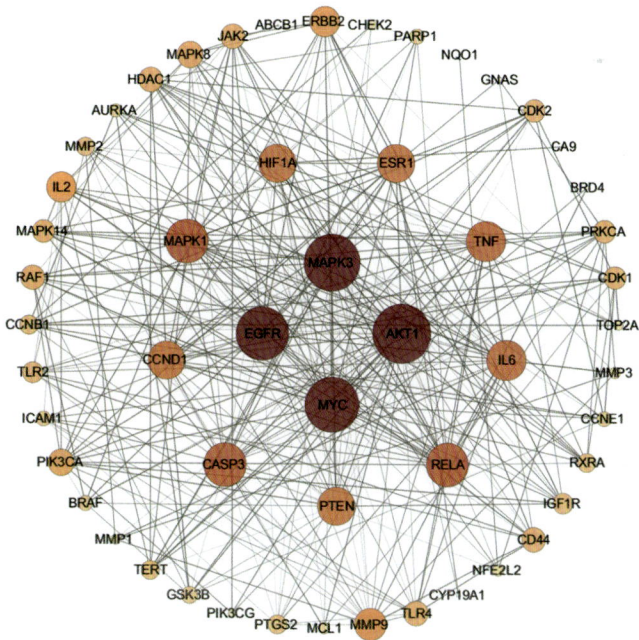

图6-2 共同靶点PPI网络图

注：圆点大小表示度值高低，线条粗细表示连接紧密度。

4. 分子对接

将筛选得到的 13 个靶点及对应化合物进行分子对接，受体与配体间亲和力越大，则分子对接结合自由能越小。对 TNF、PTEN、CCND1、MAPK3、IL6、HIF1A、MYC 蛋白质与其对应结合能力高的化合物的对接进行可视化，见图 6-3。其中，槐定碱主要与 TNF 蛋白上的残基 GLY121 和 TYR151 形成 2 个氢键。腺嘌呤主要与 MAPK3 蛋白上的 GLU343 残基形成 2 个氢键。苦参碱主要与 PTEN 蛋白上的 ARG-173、IL6 蛋白上的 THR-43、MYC 蛋白上的 LYS-45 和 CCND1 蛋白上的 THR-184 形成 1 个氢键。

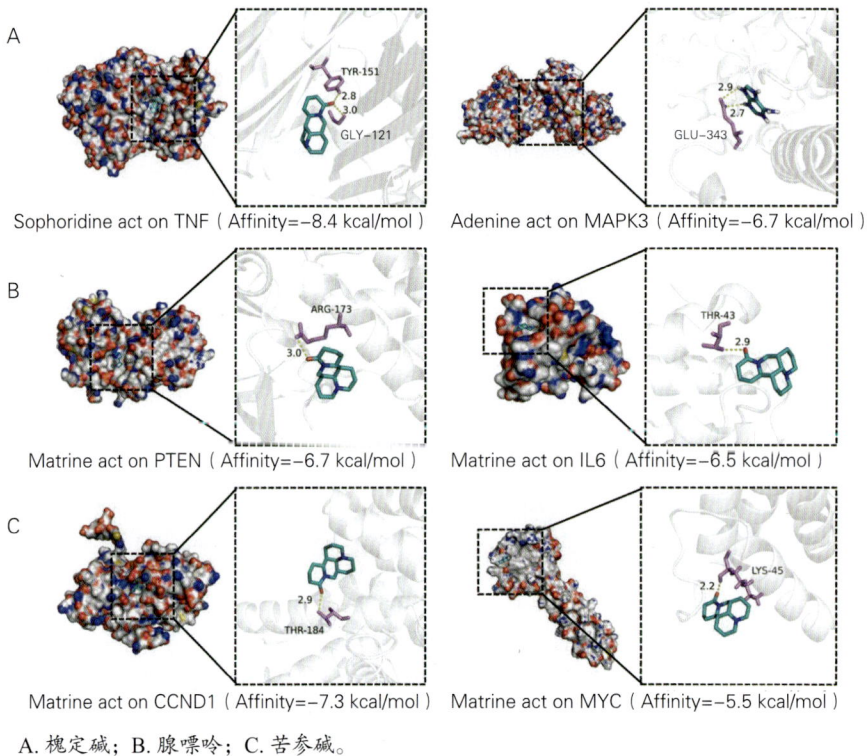

Sophoridine act on TNF（Affinity=-8.4 kcal/mol）

Adenine act on MAPK3（Affinity=-6.7 kcal/mol）

Matrine act on PTEN（Affinity=-6.7 kcal/mol）

Matrine act on IL6（Affinity=-6.5 kcal/mol）

Matrine act on CCND1（Affinity=-7.3 kcal/mol）

Matrine act on MYC（Affinity=-5.5 kcal/mol）

A. 槐定碱；B. 腺嘌呤；C. 苦参碱。

图 6-3　关键靶点及其对应成分的分子对接示意图

5. 药物 - 化合物 - 靶点 - 通路网络

排除分子对接亲和力低的 AKT1 靶点后，将获得的 12 个关键靶点与其对应的化合物、KEGG 通路数据进行药物 - 化合物 - 靶点 - 通路网络构建，见图 6-4。

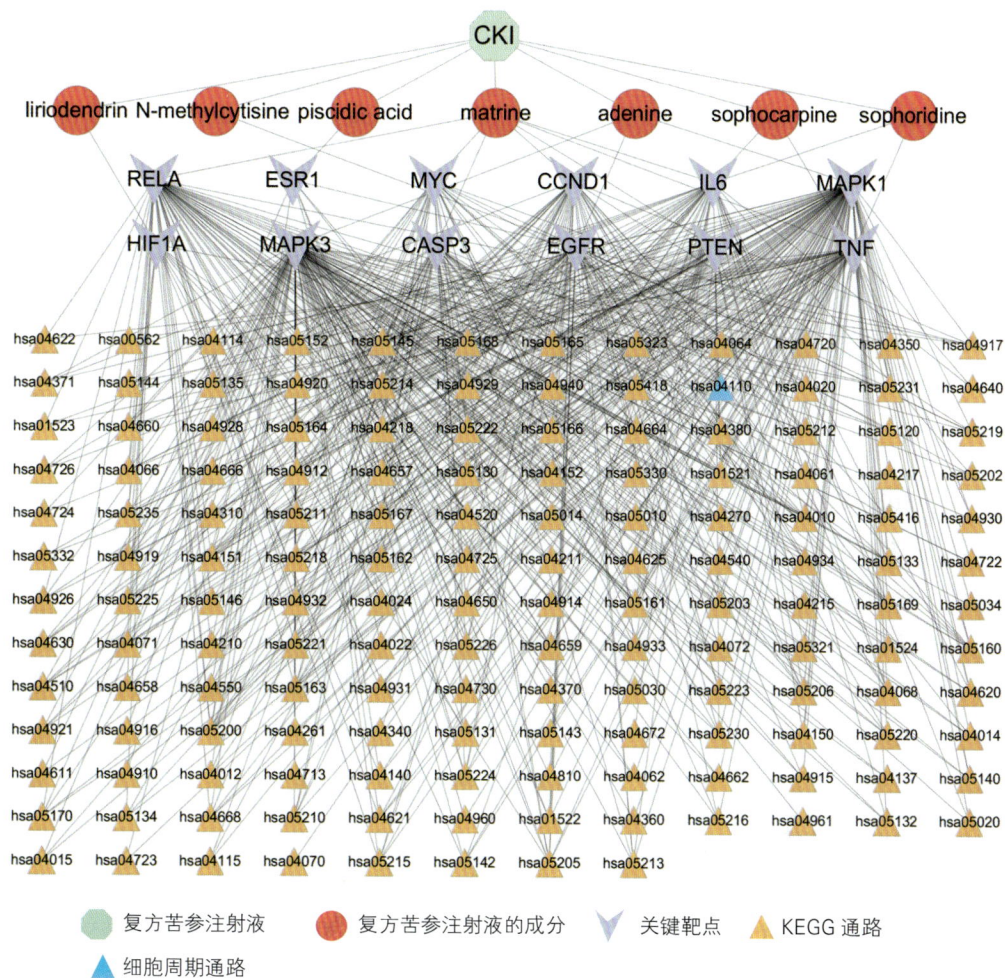

图 6-4 药物－化合物－靶点－通路网络

研究小结

　　网络药理学研究共获得复方苦参注射液 16 个成分，包括腺嘌呤、苦参碱、氧化苦参碱等。研究表明，苦参碱可以浓度依赖性地抑制鼻咽癌 CNE-2 细胞的增殖，阻滞 CNE-2 细胞周期 G_0/G_1 期，诱导细胞凋亡。体内实验结果表明，不同浓度的苦参碱溶液可以降低 CNE-2 细胞裸鼠移植瘤组织 Bax、Bcl-2、CASP3 蛋白与 mRNA 的表达，抑制 CNE-2 细胞裸鼠移植瘤的生长。有学者研究发现，在有效抑制鼻咽癌 CNE-1 细胞和 CNE-2 细胞生长的浓度下，复方苦参注射液对人脐静脉内皮细胞无明显毒性作用，且能调节 VEGF-A/ERK1/2 通路相关蛋白质或 mRNA 的表达，诱导细胞凋亡。对 EBV

编码的潜伏膜蛋白 1 稳定表达的 CNE-1 细胞株进行研究发现，使用苦参碱可以下调 CNE-1 细胞潜伏膜蛋白 1 的表达，抑制细胞增殖，降低该细胞株的转移能力。有学者使用顺铂耐药的鼻咽癌 HONE-1 细胞株，发现苦参碱及其衍生物在无细胞毒性浓度条件下，下调 MRP1 蛋白表达，逆转鼻咽癌细胞 HONE-1 对顺铂的耐药。对 ABCG2 高表达的顺铂耐药鼻咽癌 CNE-2 细胞，苦参碱可以诱导其 NKG2D 配体高表达，从而增强 NK 细胞的杀伤作用。此外，苦参碱可以通过抑制 NF-κB 通路抑制鼻咽癌 CNE-2 细胞的迁移和侵袭。氧化苦参碱可以抑制 CNE-2、HNE-1 和 HNE-1（200）细胞的增殖并诱导其凋亡，阻滞细胞周期 G_0/G_1 期，并通过抑制 PI3K/AKT 和 NF-κB 信号通路诱导 HK-1 细胞死亡。根据共同靶点 PPI 网络拓扑学特征筛选获得 13 个关键靶点，包括 AKT1、MAPK3、MYC、EGFR、CCND1 等。

　　GO 富集分析显示，复方苦参注射液对鼻咽癌的作用与丝氨酸修饰、细胞氧化应激反应等生物学过程有关。KEGG 通路富集分析与肿瘤通路、前列腺癌、PI3K/AKT 信号通路、细胞周期通路相关。Hallmark 富集分析与细胞凋亡、PI3K/AKT MTOR 信号通路、TNF-α/NF-κB 信号通路、G2M 检查点等条目相关。分子对接结果显示，槐定碱与 TNF 蛋白，腺嘌呤与 MAPK3 蛋白，苦参碱与 PTEN 蛋白、CCND1 蛋白、IL6 蛋白、MYC 蛋白，具有较高的亲和力。

　　综上所述，复方苦参注射液干预鼻咽癌的 12 个关键靶点，包括 MAPK3、MYC、CCND1、EGFR 等。关键靶点与其相应化合物亲和力好。复方苦参注射液干预鼻咽癌的作用机制与丝氨酸修饰生物过程、癌症和细胞周期通路密切相关。

第二节　复方苦参注射液干预鼻咽癌的实验研究

　　本部分主要采用磺酰罗丹明 B（SRB）比色分析、克隆形成实验、细胞周期检测、划痕实验、Transwell 迁移侵袭、磷脂结合蛋白 – 异硫氰酸荧光素 / 碘化丙啶（Annexin V–FITC/PI）检测观察复方苦参注射液对鼻咽癌 C666-1、5-8F 细胞增殖、细胞周期、迁移侵袭、细胞凋亡的影响。应用 RT–qPCR 和 Western blot 法检测复方苦参注射液对鼻咽癌细胞中 E2F4、E2F5、c-Myc、CCND1、P107 和 P15 的 mRNA 和蛋白表达的影响。

一、研究材料

人鼻咽癌低分化高转移细胞株 5-8F 购自赛百慷生物科技有限公司；人低分化鼻咽癌细胞株 C666-1 购自浙江美森细胞科技有限公司。复方苦参注射液由山西振东制药股份有限公司赠予，批号：202004；给药量以总苦参碱 25mg/mL 计。

二、研究方法

1. 细胞培养

（1）细胞传代。
（2）细胞复苏。
（3）细胞冻存。
（4）细胞计数。

2. 实验与检测项目

（1）SRB 比色分析。
（2）克隆形成实验。
（3）细胞划痕实验。
（4）Transwell 细胞迁移实验。
（5）Transwell 细胞侵袭实验。
（6）细胞周期分析。
（7）细胞凋亡分析。
（8）蛋白质组学方法。
（9）RT-qPCR。
（10）Western blot。

3. 数据分析

采用 GraphPad Prism 8.0.1 软件（San Diego，California，USA）进行统计学分析。组间比较采用单因素方差分析，$P < 0.05$ 表示差异具有统计学意义。

三、研究结果

1. 复方苦参注射液对鼻咽癌细胞增殖的影响

（1）SRB 实验检测鼻咽癌细胞增殖活性：不同浓度复方苦参注射液给药后，采用 SRB 实验检测鼻咽癌细胞增殖活性，药物处理 24h、48h、72h 后，复方苦参注射液剂量 1mg/mL 及以上组对 5-8F 细胞的增殖具有明显的抑制作用，且细胞活性随着浓度的增加而降低。结果表明，复方苦参注射液对 5-8F 细胞增殖的抑制作用具有一定的剂量、时间依赖性。对于 C666-1 细胞，药物处理 24h、48h、72h 后，复方苦参注射液 1mg/mL 及以上的剂量组 C666-1 细胞的数量明显降低，且细胞活性随着浓度的增加而降低。结果表明，复方苦参注射液对 C666-1 细胞增殖的抑制作用具有一定的剂量和时间依赖性。

（2）复方苦参注射液对鼻咽癌细胞克隆形成的影响：与对照组比较，不同剂量复方苦参注射液组的细胞克隆集落数量随着给药浓度的增加而减少，差异具有统计学意义（$P < 0.05$）。结果表明，复方苦参注射液对鼻咽癌 5-8F、C666-1 细胞克隆形成的抑制作用具有一定的剂量依赖性。

（3）复方苦参注射液对鼻咽癌细胞周期的影响：采用 PI 法检测 5-8F 细胞和 C666-1 细胞的细胞周期分布比例。与对照组比较，不同浓度复方苦参注射液处理的 5-8F 细胞在 G_0/G_1 期的数量显著增加，在 S 期和 G_2/M 期显著减少（$P < 0.05$）。不同复方苦参注射液浓度处理的 C666-1 细胞在 G_0/G_1 期的数量显著增加（$P < 0.05$），1.5 mg/mL 复方苦参注射液组在 G_2/M 期显著减少（$P < 0.05$）。结果表明，复方苦参注射液可将鼻咽癌细胞周期阻滞在 G_0/G_1 期。

2. 复方苦参注射液对鼻咽癌细胞迁移侵袭的影响

5-8F 细胞划痕 24h、48h 后，复方苦参注射液各剂量给药组划痕区域的愈合速度较对照组显著减慢，愈合率差异具有统计学意义（$P < 0.05$），见图 6-5。C666-1 细胞划痕 48h、72h 后，复方苦参注射液 1mg/mL 及以上组划痕愈合速度较对照组显著减慢，愈合率差异具有统计学意义（$P < 0.05$），见图 6-6。结果表明，复方苦参注射液对 5-8F、C666-1 细胞的迁移具有一定的抑制作用。

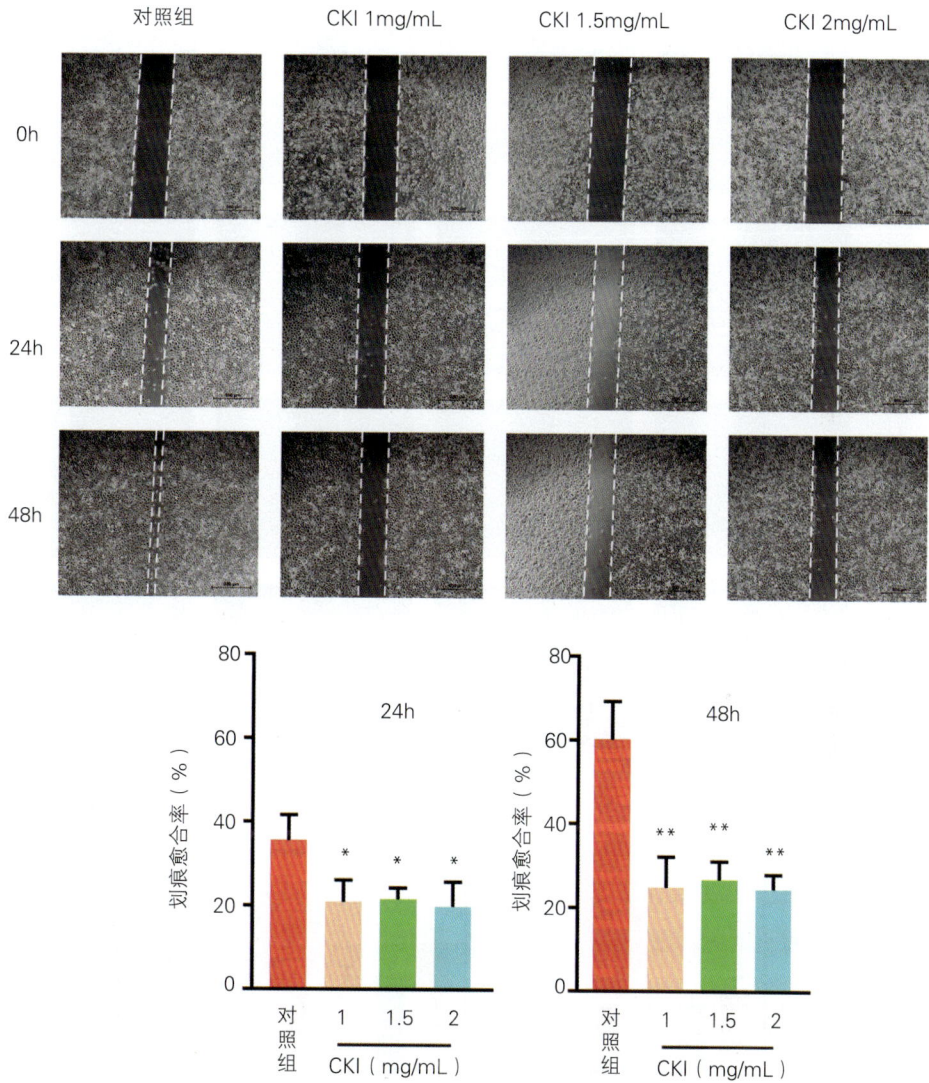

图 6-5 复方苦参注射液对 5-8F 细胞划痕愈合能力的影响

注：与对照组比较，$^*P < 0.05$，$^{**}P < 0.01$。

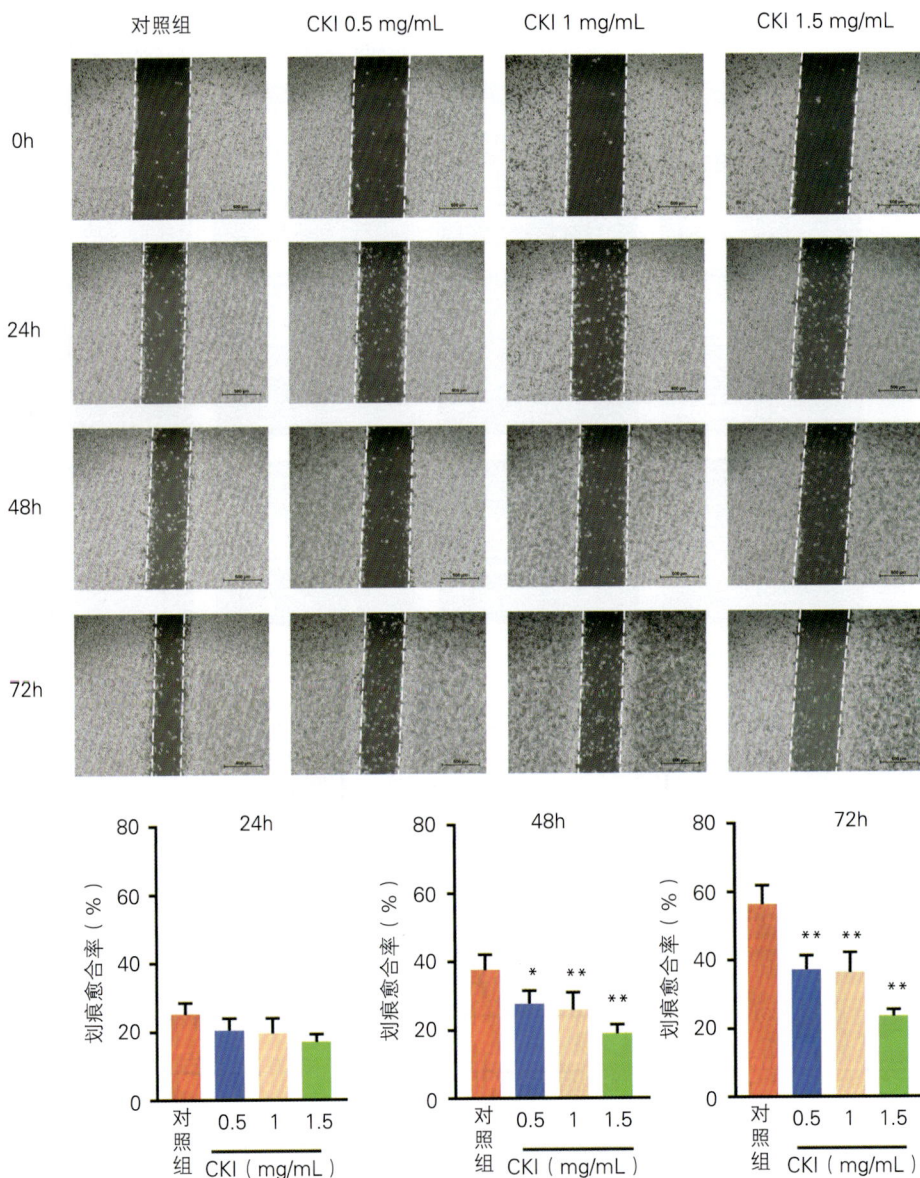

图 6-6 复方苦参注射液对 C666-1 细胞划痕愈合能力的影响

注：与对照组比较，$^*P < 0.05$，$^{**}P < 0.01$。

　　5-8F 细胞对照组迁移、侵袭至 Transwell 小室下室面的数量较多，复方苦参注射液 1.5mg/mL 组细胞数量显著减少，差异具有统计学意义（$P < 0.05$），见图 6-7。C666-1 细胞对照组迁移、侵袭至 Transwell 小室下室面的数量较多，高、低剂量复方苦参注射液组细胞数量显著减少，差异具有统计学意义（$P < 0.05$），见图 6-8。结果表明，复方苦参注射液对 5-8F 细胞、C666-1 细胞的迁移、侵袭具有一定的抑制作用。

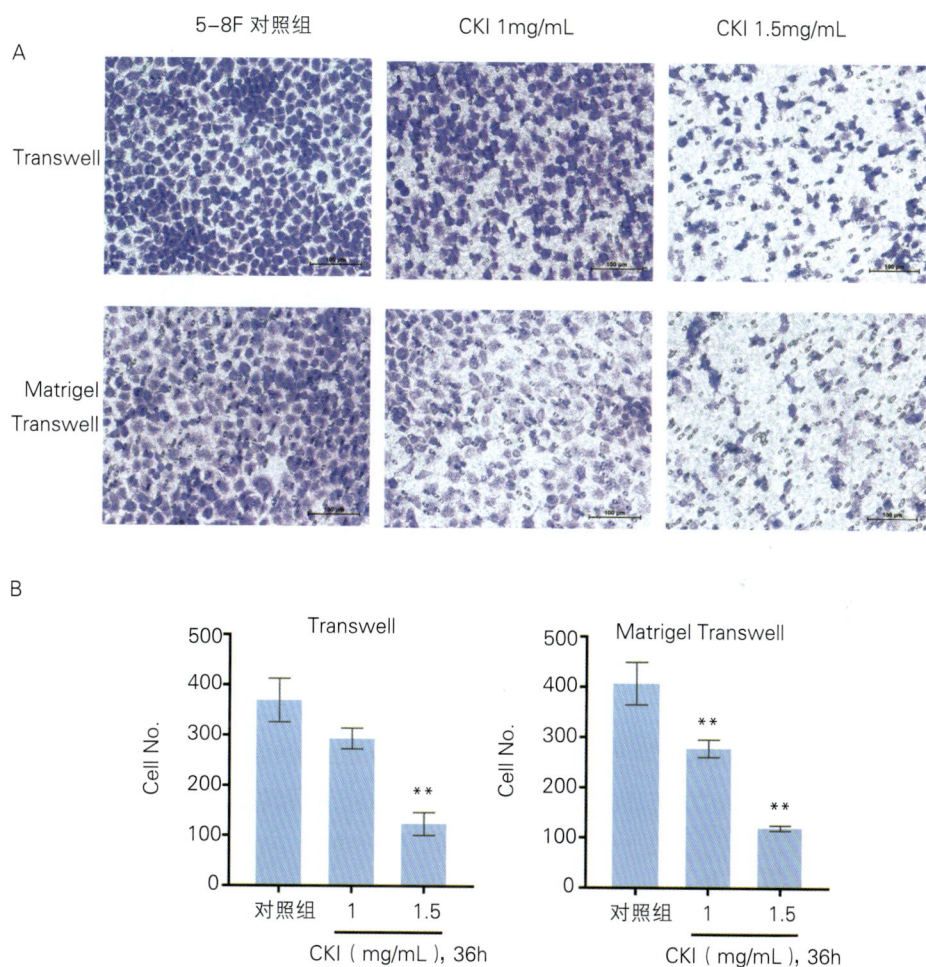

A. 5-8F 细胞 Transwell 迁移侵袭图；B. 5-8F 细胞 Transwell 迁移侵袭统计图。

图 6-7　复方苦参注射液对 5-8F 细胞迁移侵袭能力的影响

注：与对照组比较，**$P < 0.01$。

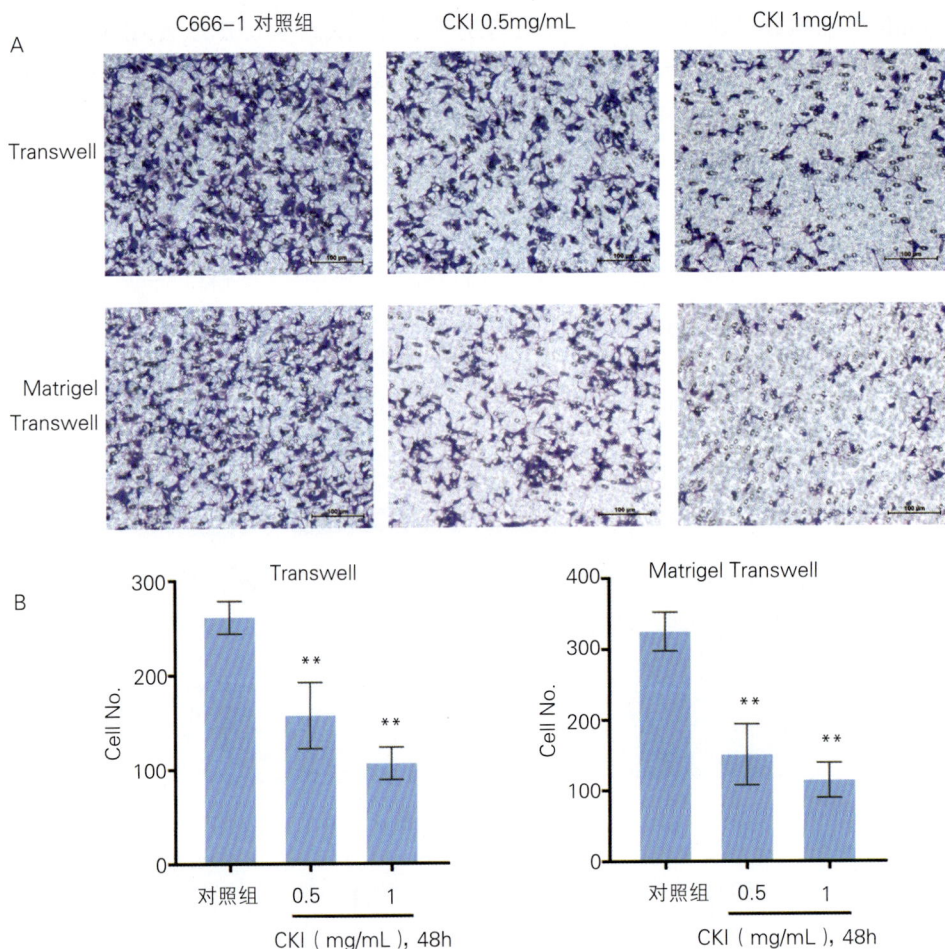

A.C666-1 细胞 Transwell 迁移侵袭图；B.C666-1 细胞 Transwell 迁移侵袭统计图。

图 6-8　复方苦参注射液对 C666-1 细胞迁移侵袭能力的影响

注：与对照组比较，$^{**}P < 0.01$。

3. 复方苦参注射液对鼻咽癌细胞凋亡的影响

本研究通过 Annexin V-FITC/PI 检测复方苦参注射液对鼻咽癌 5-8F 细胞和 C666-1 细胞凋亡的影响，结果表明，复方苦参注射液组对 5-8F 细胞的凋亡没有明显影响，见图 6-9。此外，与对照组比较，复方苦参注射液给药组 C666-1 细胞早期凋亡的数量增加，差异具有统计学意义（$P < 0.05$），并且细胞凋亡比例随着复方苦参注射液浓度的增加而增加。

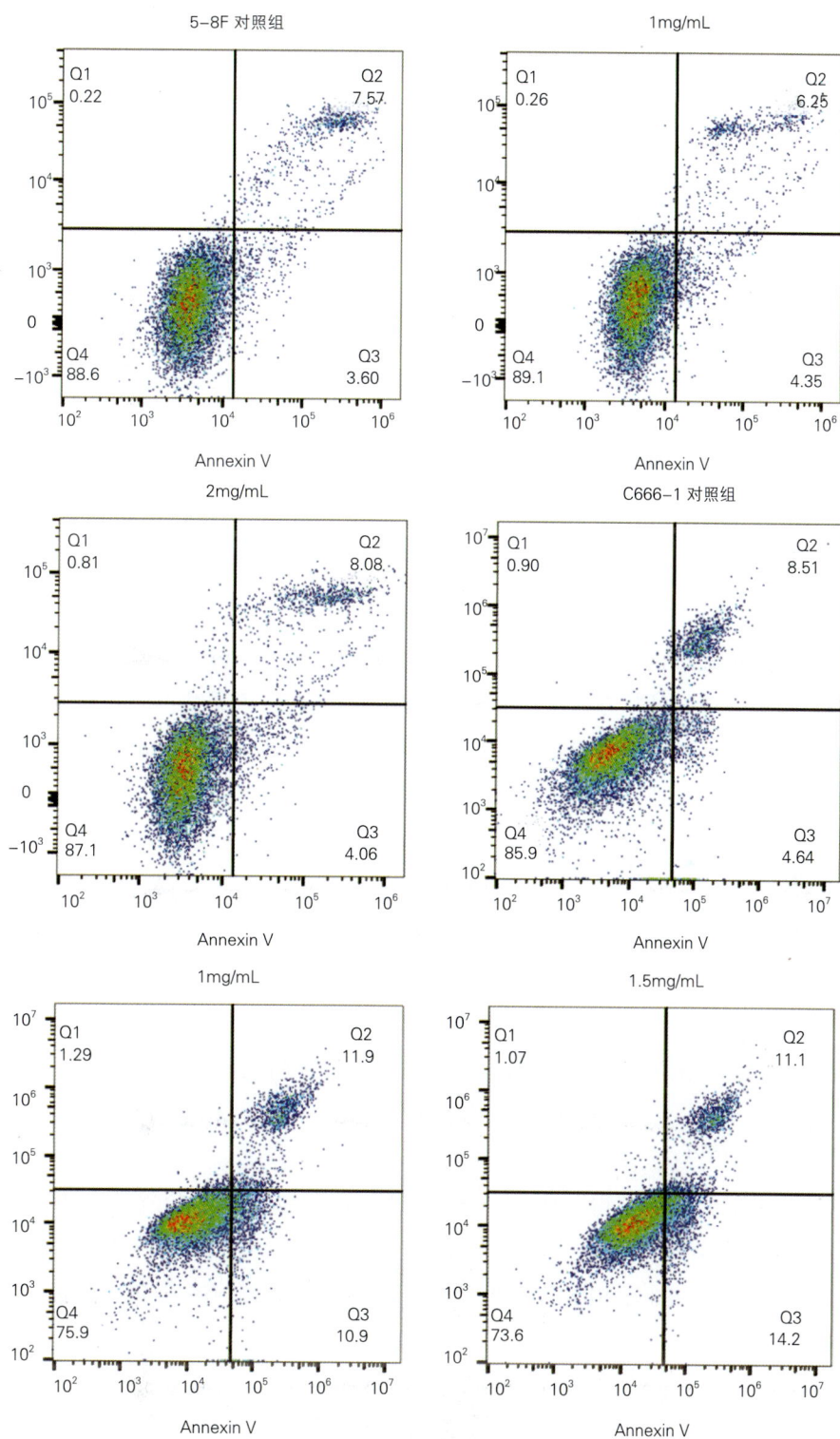

图 6-9A　复方苦参注射液对鼻咽癌细胞凋亡影响图

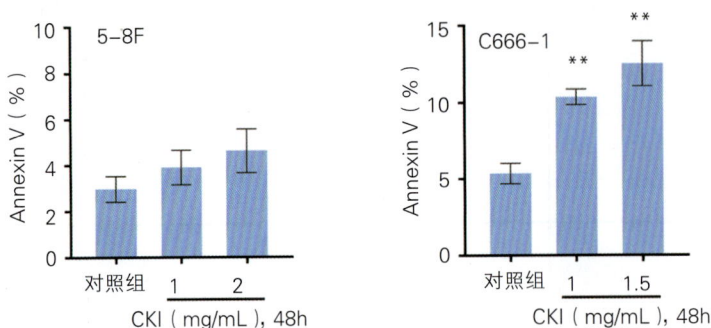

图 6-9B　复方苦参注射液对鼻咽癌细胞凋亡影响统计图

注：与对照组比较，$^{**}P < 0.01$。

4. 表达差异分析

本研究以表达倍数（FC）上调 > 1.2 倍或下调 < 0.83 倍，且 $P < 0.05$ 为标准，筛选差异表达蛋白质。共获得 655 个组间差异表达蛋白，其中上调蛋白 346 个、下调蛋白 309 个，包括下调 MYC、E2F4、E2F5 蛋白的表达。聚类分析结果显示，获得的差异表达蛋白可以有效地区分复方苦参注射液给药组和对照组，说明获得的差异表达蛋白质在解释复方苦参注射液对鼻咽癌细胞的影响时具有一定的代表性。将蛋白质组学获得的差异表达蛋白与网络药理学中的靶点取交集，可获得 2 个共同靶点——MYC、CDK1。

5. 亚细胞定位与结构域分析

蛋白质亚细胞定位分析有助于探索蛋白质在细胞中的功能。研究结果显示，共有 371 个差异表达蛋白位于细胞核内，203 个差异表达蛋白位于细胞质内，91 个差异表达蛋白位于细胞外，67 个差异表达蛋白位于线粒体，35 个差异表达蛋白位于血浆膜中。结构域预测可以提供蛋白关键功能区及其潜在生物活性的信息。

6. PPI 网络分析

在 STRING 数据库获得上述 655 个差异表达蛋白的 PPI 数据并构建网络图，此网络中共包含 628 个节点、5204 条边，节点平均度值 16.6。对 PPI 进行拓扑特征分析，可知 NHP2L1（度值 =88）、SRSF1（度值 =82）、MYC（度值 =76）、POLR2E（度值 =75）的度值排名靠前。

7. 富集分析

将 655 个差异表达蛋白利用 R 软件进行 GO 富集分析，得到相关条目 230 条，其中生物过程 152 条、细胞成分 65 条、分子功能 13 条。GO 富集分析中，排名靠前的有 RNA 剪接、剪接体复合体和钙黏蛋白结合。然后对 *p-adjust* 值排名靠前的条目，绘制 BP、CC 和 MF 的条形图。

KEGG 富集结果显示，在 $P < 0.05$ 和 FDR < 0.25 条件下，共获得 KEGG 通路 8 个，主要为剪接体、亨廷顿病、蛋白酶体等通路。Hallmark 富集分析在 $P < 0.05$ 和 FDR < 0.25 条件下共获得 9 个条目，包括 MYC 靶点 V1、E2F 靶点、MTORC1 信号通路、G2M 检查点和黏附等。

8. 复方苦参注射液对细胞周期相关蛋白表达的影响

与对照组比较，复方苦参注射液给药组 P15 的蛋白表达量明显增加，组间差异具有统计学意义（$P < 0.05$）。与对照组比较，复方苦参注射液给药组 CCND1 的蛋白表达量明显下降，组间差异具有统计学意义（$P < 0.05$），且表达量随着复方苦参注射液浓度增加而减少。与对照组比较，复方苦参注射液给药组 c-Myc、E2F4、E2F5 蛋白的表达量和复方苦参注射液 2mg/mL 组 P107 蛋白表达量明显下降，组间差异具有统计学意义（$P < 0.05$）。复方苦参注射液作用下的 P15、CCND1、c-Myc、E2F4、E2F5 和 P107 的蛋白表达情况，见图 6-10。

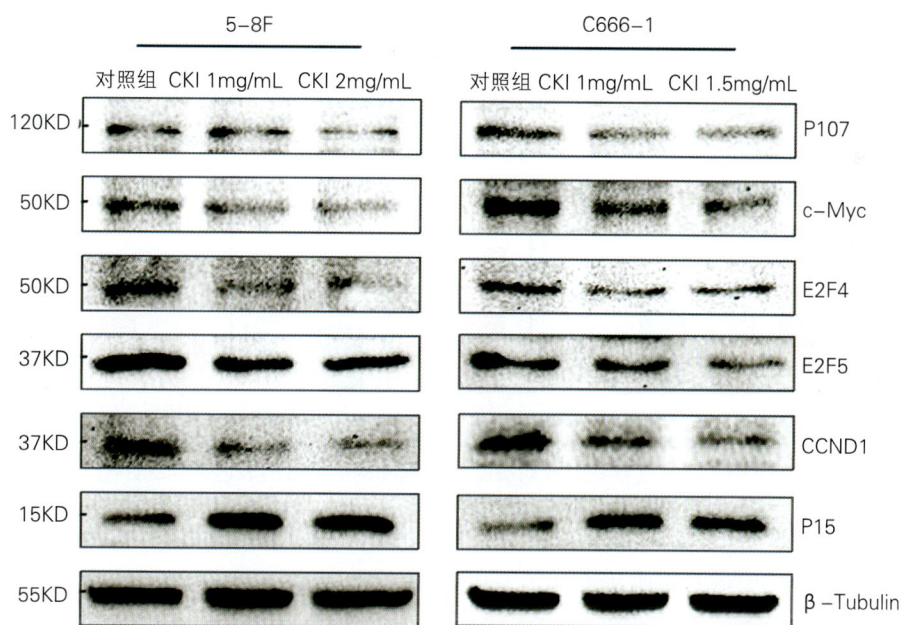

图 6-10A　复方苦参注射液对鼻咽癌细胞周期相关蛋白表达影响条带图

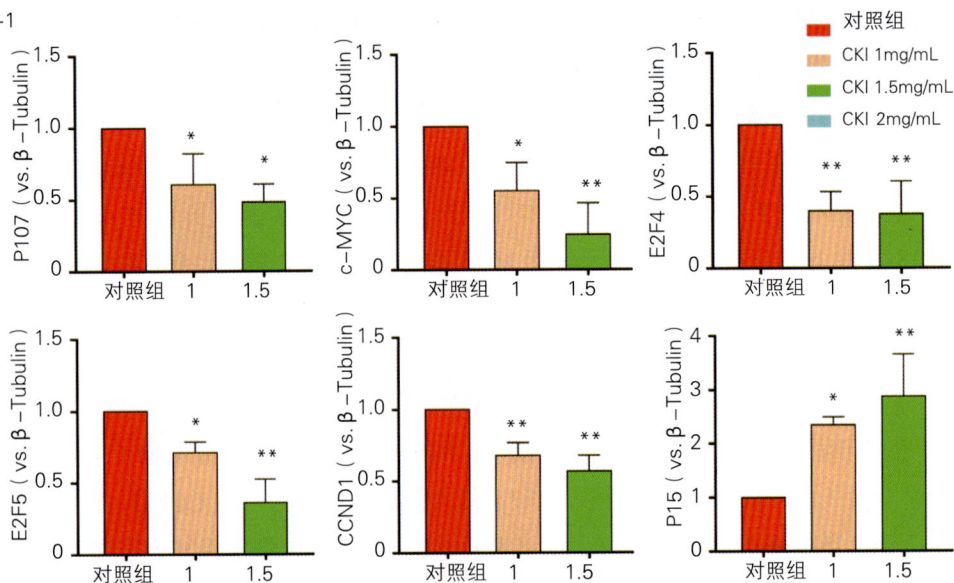

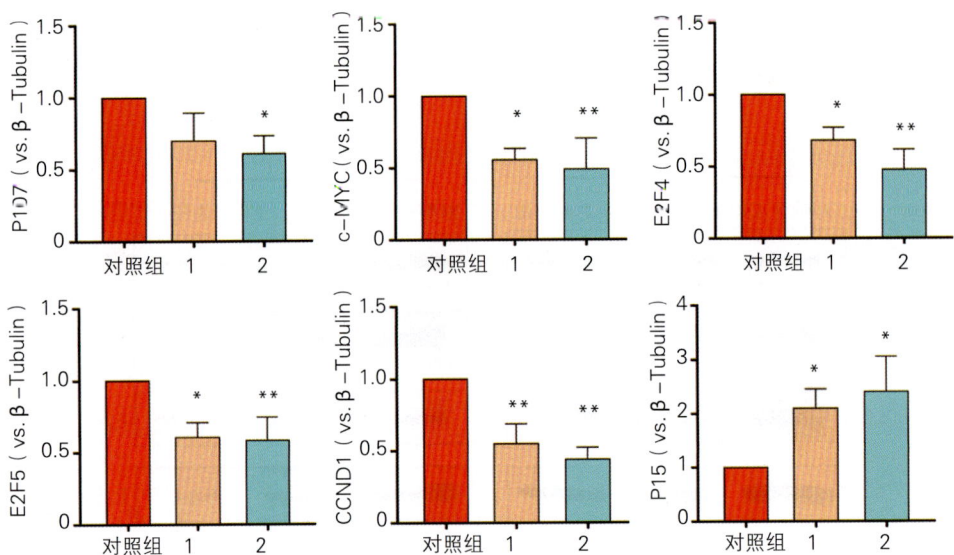

图 6-10B　复方苦参注射液对鼻咽癌细胞周期相关蛋白表达影响统计图

注：与对照组比较，$^*P < 0.05$，$^{**}P < 0.01$。

9. 复方苦参注射液对细胞周期相关 mRNA 表达的影响

与对照组比较，复方苦参注射液给药组 P15 的 mRNA 表达量明显增加，组间差异具有统计学意义（$P < 0.05$）。与对照组比较，复方苦参注射液给药组 P107 的 mRNA 表达量明显下降，组间差异具有统计学意义（$P < 0.05$），且表达量随着复方苦参注射液浓

度增加而减少。与对照组比较，复方苦参注射液给药组 c-Myc、CCND1、E2F4、E2F5、的 mRNA 表达量明显下降，组间差异具有统计学意义（$P < 0.05$）。复方苦参注射液作用下的 P15、CCND1、c-Myc、E2F4、E2F5 和 P107 的 mRNA 表达情况，见图 6-11。

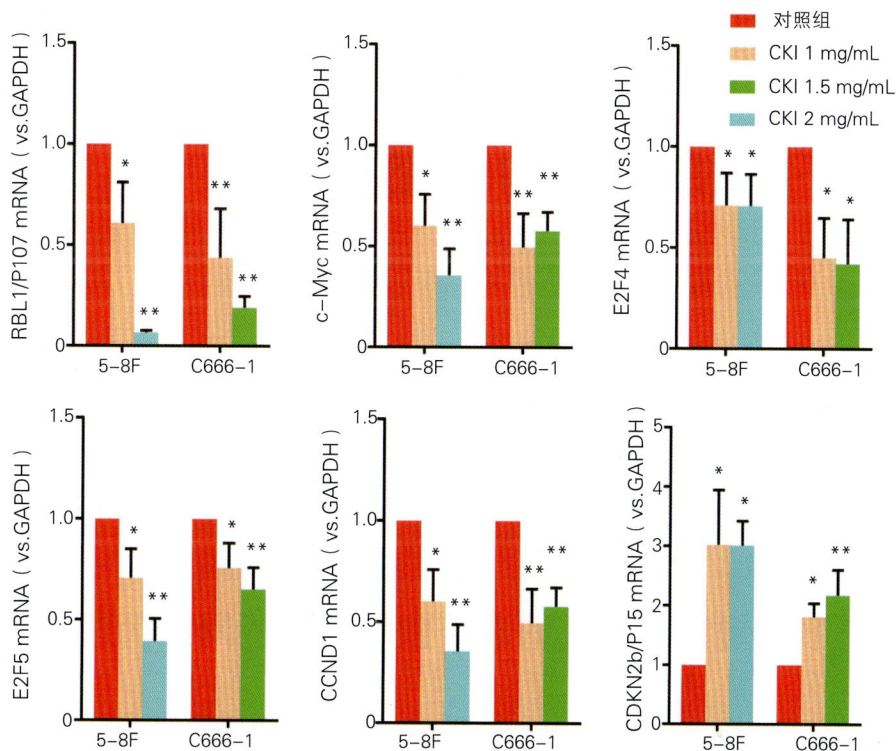

图 6-11 复方苦参注射液对鼻咽癌细胞周期 mRNA 表达的影响

注：与对照组比较，$^{*}P < 0.05$，$^{**}P < 0.01$。

研究小结

本部分研究结果显示，复方苦参注射液干预鼻咽癌主要作用于鼻咽癌中 RNA 剪接及 MYC 和 E2F 家族蛋白的表达，影响鼻咽癌细胞周期。网络药理学、分子对接和蛋白质组学整合体外实验结果表明，复方苦参注射液可以通过阻滞细胞周期 G_0/G_1 期，抑制鼻咽癌细胞的增殖、迁移、侵袭，阻滞细胞周期 G_0/G_1 期，诱导鼻咽癌 C666-1 细胞凋亡。本部分研究通过 Western blot 和 RT-qPCR 进一步验证了复方苦参注射液通过调节细胞周期相关靶点的表达，阻滞细胞周期。

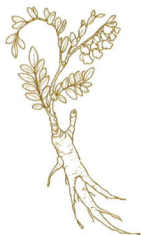

第七章
复方苦参注射液
干预胰腺癌的研究

复方苦参注射液是临床中常用于胰腺癌治疗的中药注射液之一。既往临床评价研究显示，复方苦参注射液与化疗等方式同用干预胰腺癌，可发挥增效减毒作用。本章采用网络药理学和分子生物学方法探讨复方苦参注射液干预胰腺癌的作用机制。

第一节　复方苦参注射液干预胰腺癌的网络药理学研究

本研究采用网络药理学结合生物信息学方法，根据复方苦参注射液化学成分、化学成分靶点、胰腺癌相关基因、蛋白互作、相关通路等信息构建"化合物 – 潜在靶点网络""靶点蛋白互作网络""药物 – 化合物 – 蛋白互作靶点 – 通路网络"，力求从系统层面揭示复方苦参注射液治疗胰腺癌的多成分、多靶点、多通路复杂机制，为进一步开展基础实验研究提供依据。

一、研究方法

1.复方苦参注射液的化学成分与靶点收集

应用 UPLC-MS 等方法确定复方苦参注射液的主要化学成分。将这些化学成分立体结构的 SMILES 或化合物名称导入到 STITCH、Super Pred、Swiss Target Prediction、TCMSP 数据库，收集化合物已知的和预测的人类靶点。

2. 胰腺癌相关基因的收集

胰腺癌的相关基因主要包括 3 部分：①前期研究得到的与胰腺癌发生发展相关的 10 个关键基因，以及与预后密切相关的 5 个潜在生物标志物。②以 "pancreatic cancer" 为关键词在 TTD 数据库中进行检索得到的基因。③从 TCGA 数据库获取的胰腺癌的转录组测序数据，通过 Ensembl（http://www.ensembl.org/index.html）获得相应的注释信息，并保留蛋白质编码基因进行研究。此外，保留转录组表达计数（counts）平均值大于 1 的基因，并对重复基因的 counts 取平均值。之后通过 edgeR 包对数据进行表达量计算、标准化及差异表达分析，并以 |log2 FC| > 1 且校正后 $P < 0.05$ 作为条件筛选出差异基因。

3. 蛋白质 – 蛋白质相互作用信息

通过 STRING 检索蛋白质相互作用信息，检索条件中物种设置为 "Homo sapiens"，置信度设置为大于 0.7（高置信度）。

4. 网络构建

通过连接复方苦参注射液的化合物及其相关靶点，构建 "化合物 – 潜在靶点网络"。通过连接化合物靶点和胰腺癌相关靶点的交集靶点及与之相互作用的蛋白，构建 "化合物靶点 – 胰腺癌靶点蛋白互作网络"。通过连接复方苦参注射液、化合物、蛋白互作靶点及相关通路，构建 "药物 – 化合物 – 蛋白互作靶点 – 通路网络"。通过 Cytoscape（版本 3.7.1）进行网络可视化，并使用 Network Analyzer 插件分析网络的度（degree）、介数（betweenness）及紧密度（closeness），三个关键拓扑参数。

5. 模块分析及富集分析

为了识别化合物靶点 – 胰腺癌靶点蛋白互作网络中的重要聚类模块，可使用 Cytoscape 中的 MCODE 插件进行模块分析，参数设置均采用默认值。使用 DAVID（版本 6.8）对筛选出的模块进行 GO 富集和 KEGG 通路富集分析，显著性阈值设置为 $P < 0.05$ 且 FDR < 0.05。

6. 分子对接

从 PDB 数据库中获取关键靶点的三维晶体结构，随后使用 ADT 处理蛋白质结构，包括小分子配体和水分子的去除、Gasteiger 电荷的计算、氢的加入，以及非极性氢的合并。同时，用 ADT 处理 mol2 格式的配体化合物，并对配体化合物进行 Gasteiger 计算。制备的蛋白质结构和配体小分子以 pdbqt 格式保存，并通过晶体结构中的配体确定活性口袋位置。随后，通过 AutoDock Vina 进行分子对接模拟，将受体 – 配体复合物导入 Ligplus 软件，对受体与配体之间的氢键作用和疏水作用进行分析。

二、研究结果

1. 复方苦参注射液化合物 – 潜在靶点网络

复方苦参注射液的 16 个化学成分，化合物 – 潜在靶点网络共包括 301 个节点（16 个化合物节点和 285 个靶点节点）、635 条边。

2. 胰腺癌相关基因

本研究对 TCGA 胰腺癌测序数据进行分析，得到 623 个差异表达基因。此外，从 TTD 数据库中得到 71 个胰腺癌相关的基因，并将它们与团队前期研究得到的 10 个关键基因，以及 5 个与预后相关的基因合并，去除重复的基因，共得到 702 个疾病基因。

3. 复方苦参注射液化合物靶点 – 胰腺癌靶点蛋白互作网络

本研究将复方苦参注射液化合物靶点与胰腺癌靶点取交集，并构建化合物靶点 – 胰腺癌靶点蛋白互作网络，以便深入了解交集靶点间复杂的相互作用，进一步探讨复方苦参注射液干预胰腺癌的潜在机制。该网络由 64 个节点（24 个化合物靶点与胰腺癌靶点交集靶点和 40 个蛋白互作靶点）、480 条边组成，见图 7–1。网络分析显示，节点的

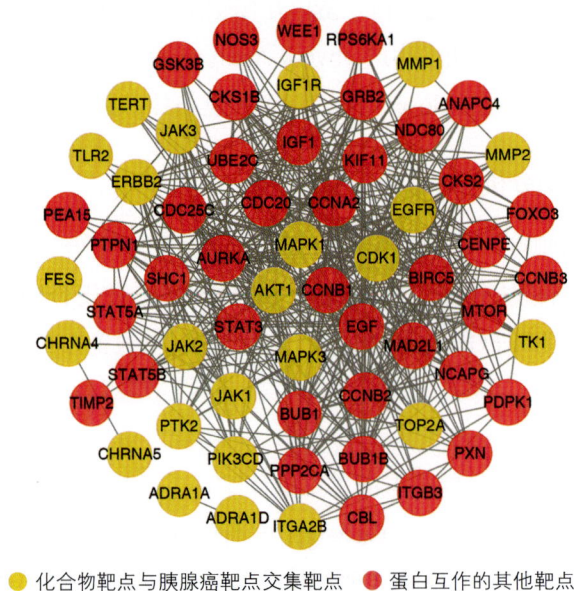

● 化合物靶点与胰腺癌靶点交集靶点　　● 蛋白互作的其他靶点

图 7-1 "化合物靶点 – 胰腺癌靶点蛋白互作网络"图

度、介数和紧密度均值分别为 15、0.0183、0.4970。研究选择度、介数和紧密度均大于相应均值的节点作为该网络的重要节点，共获得 15 个潜在重要靶点，分别为 AKT1、MAPK1、CCNB1、MAPK3、EGFR、STAT3、PPP2CA、CDC25C、EGF、PTPN1、CCNA2、AURKA、BIRC5、CDK1、JAK1。

4. 模块分析及功能富集分析

网络模块被定义为一组高度互联的节点，可以帮助发现和揭示网络中隐藏的生物信息。本研究将化合物靶点 – 胰腺癌靶点蛋白互作网络划分为 4 个模块，最终选择前 3 个评分大于 4.500 的模块作为重要模块，见图 7–2。在 15 个潜在重要靶点中有 6 个靶点被聚类在这 3 个模块中，且与化合物有直接关联，被确认为是关键靶点。6 个关键靶点分别为 RAC–α 丝氨酸 / 苏氨酸蛋白激酶（RAC–alpha serine/threonine–protein kinase，AKT1）、丝裂原活化蛋白激酶 1（mitogen–activated protein kinase 1，MAPK1）、丝裂原活化蛋白激酶 3（mitogen–activated protein kinase 3，MAPK3）、表皮生长因子受体（epidermal growth factor receptor，EGFR）、CDK1、蛋白酪氨酸激酶（janus kinase 1，JAK1）。

本研究通过 GO 富集和 KEGG 通路富集分析，进一步探索了 3 个重要模块所参与的生物过程、分子功能、细胞成分和信号通路。GO 富集分析结果显示，模块 1 与细胞周期、细胞增殖密切相关；模块 2 与 JAK–STAT、MAPK 级联、磷脂酰肌醇介导的信号传导、磷酸化、凋亡过程调控密切相关；模块 3 与蛋白质酪氨酸激酶活性、MAPK 级联密切相关。

KEGG 通路富集分析结果显示，模块 1 主要与细胞周期、卵母细胞减数分裂密切相关；模块 2 主要与 ErbB 信号通路、PI3K/AKT 信号通路、mTOR 信号通路密切相关；模块 3 主要与 PI3K/AKT 信号通路密切相关。

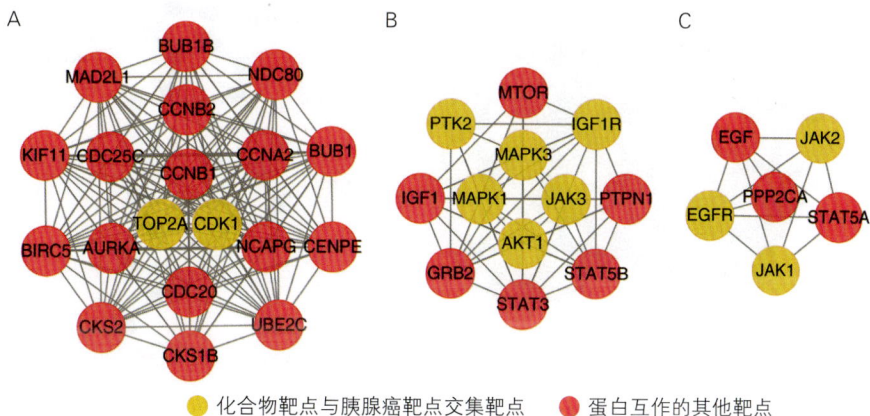

A. 模块 1（score=18.444）；B. 模块 2（score=9.273）；C. 模块 3（score=4.800）。

图 7–2　"化合物靶点 – 胰腺癌靶点蛋白互作网络"模块分析图

5. 分子对接

为探究关键靶点与相关的复方苦参注射液化合物之间的结合方式，本研究采用 AKT1、MAPK1、MAPK3、EGFR、CDK1、JAK1，6 个关键靶点做分子对接验证。从 PDB 数据库获取 6 个靶点的晶体结构，并从 PubChem 数据库分别下载与之相关的 5 个化 合 物（adenine、N-methylcytisine、lamprolobine、9α-hydroxymatrine、sophoranol）的 3D 结构。根据活性口袋设置 Grid Box 坐标，并使用 AutoDock Vina 进行对接运算，见图 7-3。

adenine 主要与 AKT1 蛋白上的 Ala230、Glu228 残基形成 2 个氢键，与蛋白之间共 5 个残基以疏水作用结合。adenine 主要与 MAPK1 蛋白上的 Lys54、Gln105 残基形成 3 个氢键，与蛋白之间共 2 个残基以疏水作用结合。adenine 主要与 MAPK3 蛋白上的 Tyr81、Thr85 残基形成 3 个氢键，与蛋白之间共 2 个残基以疏水作用结合。adenine 主要与 EGFR 蛋白上的 Phe856 残基形成 1 个氢键，与蛋白之间共 3 个残基以疏水作用结合。N-methylcytisinc 主要与 EGFR 蛋白上的 Phe856 残基形成 1 个氢键，与蛋白之间共 10 个残基以疏水作用结合。adenine 主要与 CDK1 蛋白上的 Asp86、Gln132 残基形成 3 个氢键，与蛋白之间共 2 个残基以疏水作用结合。lamprolobine 主要与 CDK1 蛋白上的 Gly13 残基形成 1 个氢键，与蛋白之间共 8 个残基以疏水作用结合。9α-hydroxymatrine 主要与 JAK1 蛋白上的 Gly1020、Asp1021 残基形成 2 个氢键，与蛋白之间共 4 个残基以疏水作用结合。sophoranol 主要与 JAK1 蛋白上的 Arg1007 残基形成 1 个氢键，与蛋白之间共 4 个残基以疏水作用结合。

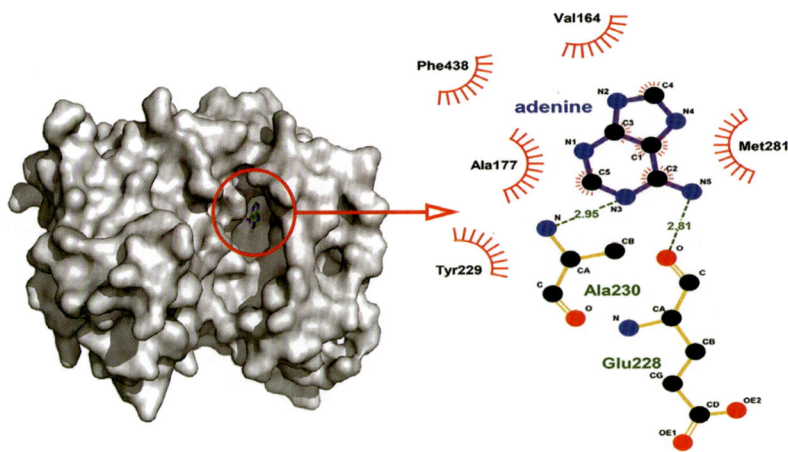

图 7-3A　AKT1 与 adenine 结合示意图

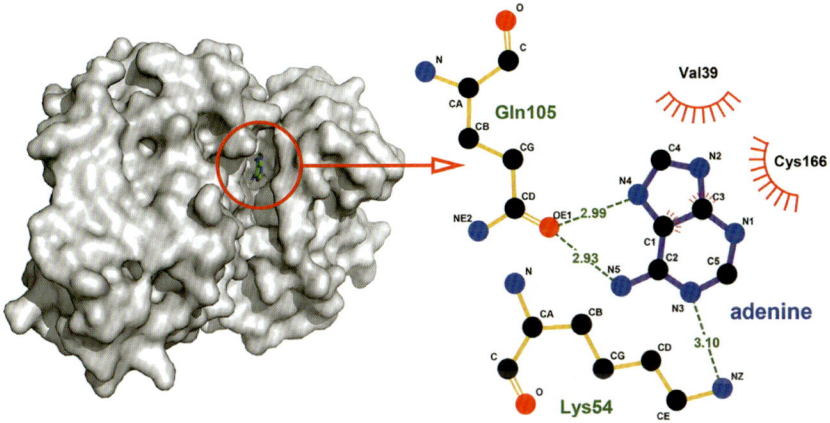

图 7-3B　MAPK1 与 adenine 结合示意图

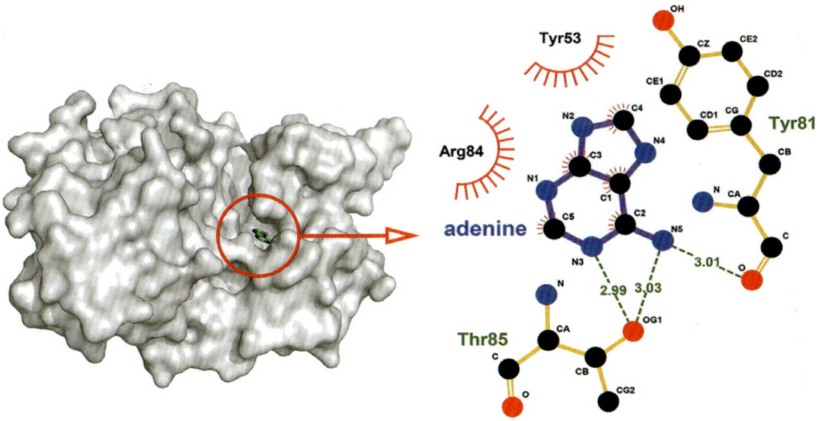

图 7-3C　MAPK3 与 adenine 结合示意图

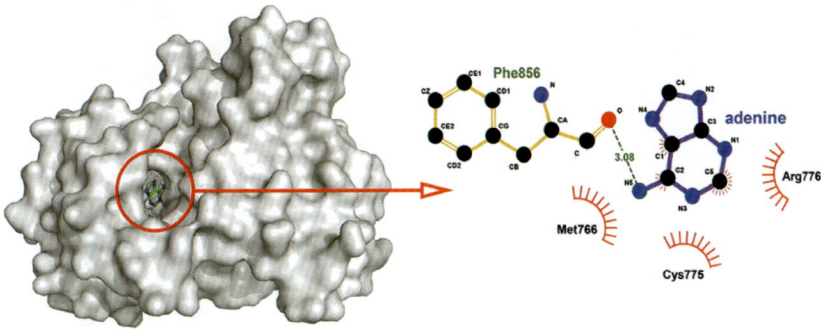

图 7-3D　EGFR 与 adenine 结合示意图

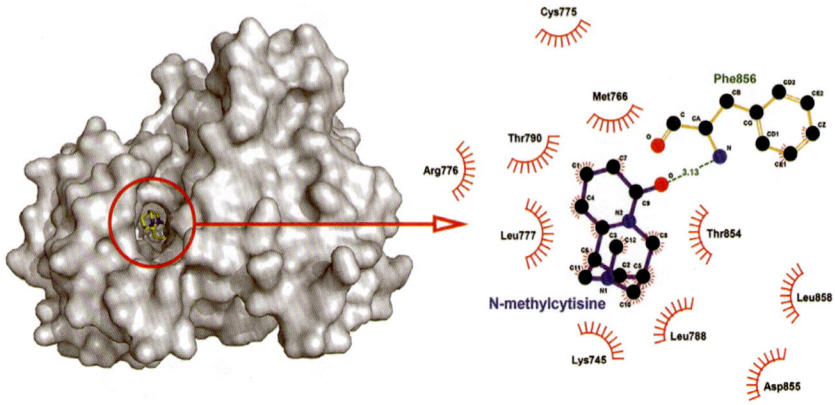

图 7-3E　EGFR 与 N-methylcytisine 结合示意图

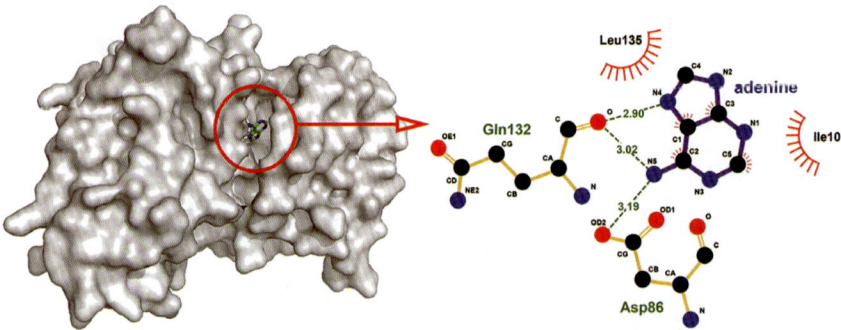

图 7-3F　CDK1 与 adenine 结合示意图

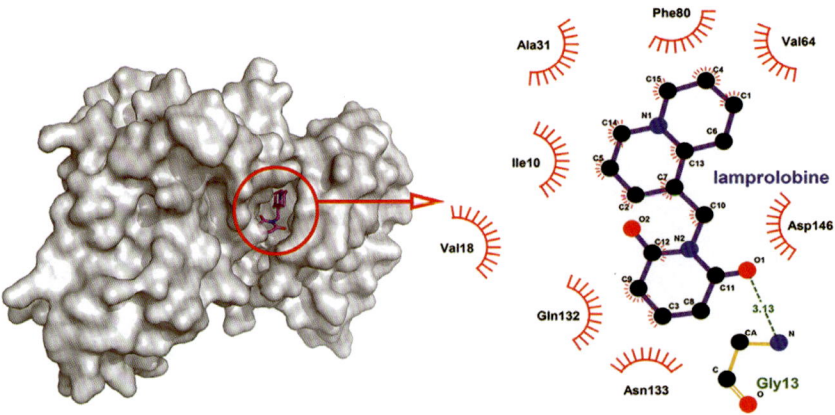

图 7-3G　CDK1 与 lamprolobine 结合示意图

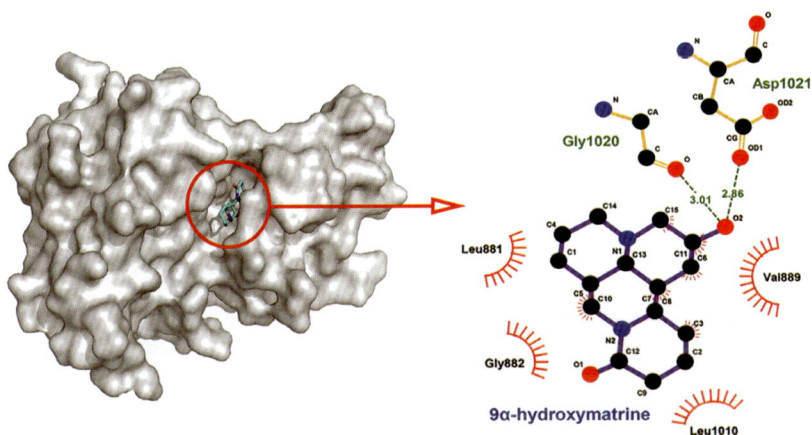

图 7-3H　JAK1 与 9α-hydroxymatrine 结合示意图

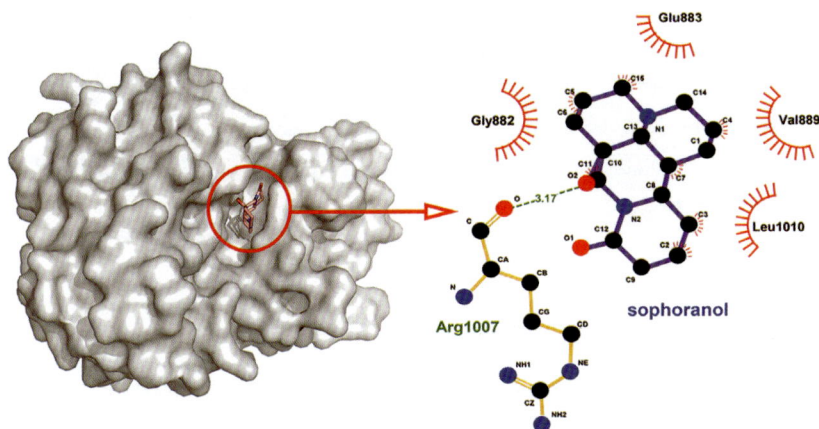

图 7-3I　JAK1 与 sophoranol 结合示意图

6. 药物 - 化合物 - 蛋白互作靶点 - 通路网络

为了系统、完整地解释复方苦参注射液干预胰腺癌的作用机制，本研究利用 Cytoscape 软件构建药物 - 化合物 - 蛋白互作靶点 - 通路网络。该网络由 102 个节点（1 个复方苦参注射液节点，12 个与交集靶点相关的化合物节点，64 个蛋白互作靶点节点，25 个 3 个模块所富集的通路节点）、723 条边组成，见图 7-4。

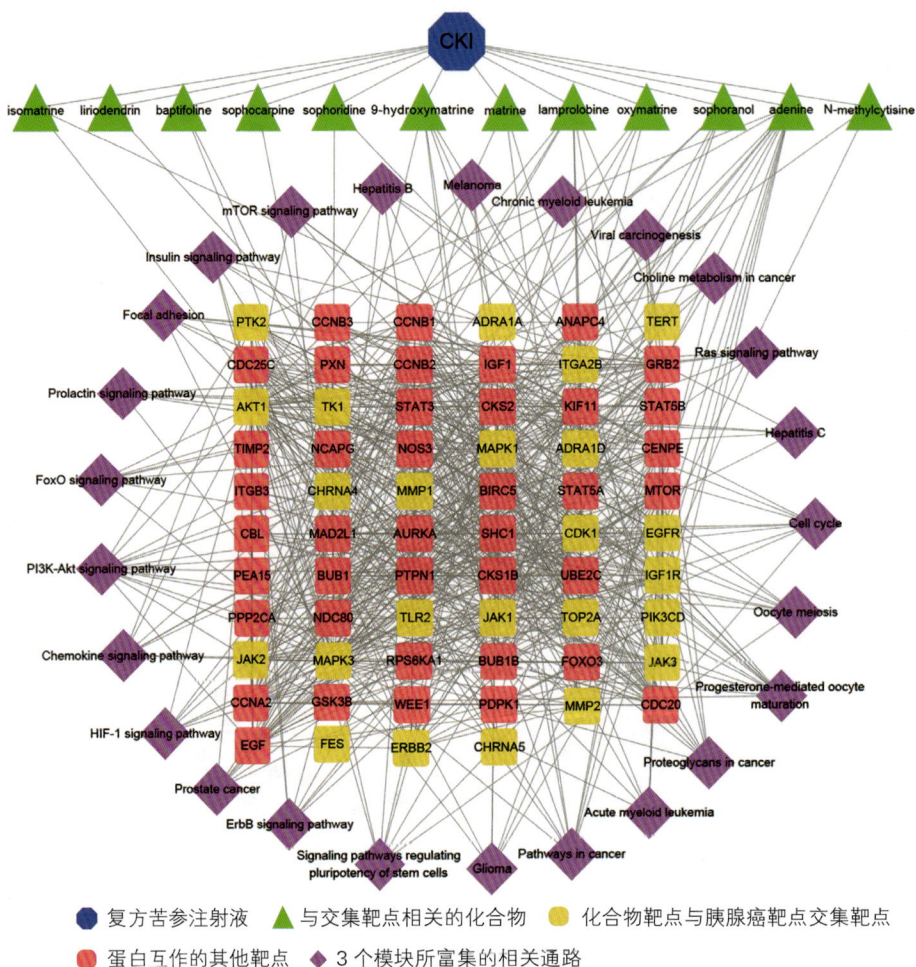

图7-4 "药物－化合物－蛋白互作靶点－通路网络"图

研究小结

综上所述，本研究应用网络药理学、生物信息学、分子对接等方法开展复方苦参注射液干预胰腺癌的研究，结果显示复方苦参注射液可能通过调控AKT1、MAPK1、MAPK3、EGFR、CDK1和JAK1，6个关键靶点起干预胰腺癌的作用，其可能通过调节细胞周期、ErbB、PI3K/AKT/mTOR等信号通路对胰腺癌产生治疗效果。

第二节　复方苦参注射液干预胰腺癌的实验研究

本节以人胰腺癌细胞系 Panc-1 为研究载体，采用 EdU 嵌入实验、逆转录定量聚合酶链反应（RT-qPCR）分析、酶联免疫吸附试验（ELISA）、蛋白质印迹法（Western blot）考查复方苦参注射液干预胰腺癌的作用与初步机制。

一、研究材料

人胰腺癌细胞系 Panc-1（购自 Procell 生命科学技术有限公司），置于含有 10% 胎牛血清和 1% 青霉素 / 链霉素的 Dulbecco 改良 Eagle's 培养基中，在 37℃、5%CO_2 的饱和湿度环境中培养。对于复方苦参注射液培养，根据复方苦参注射液中总生物碱的浓度，用 DMEM（复方苦参注射液浓度分别为 0.125、0.25、0.5、1.0、2.0、4.0、8.0、16.0mg · mL^{-1}）稀释复方苦参注射液（总生物碱浓度为 25mg · mL^{-1}）。

二、研究方法

1. 实验与检测项目

（1）细胞系和 EdU 嵌入实验。

（2）逆转录定量聚合酶链反应（RT-qPCR）分析。

（3）酶联免疫吸附试验（ELISA）。

（4）蛋白质印迹法（Western blot）。

2. 统计分析

数据以均数 ± 标准差表示，采用 GraphPad Prism 9.0 软件进行双尾非配对 Student's t 检验。所有统计学分析均以单星号（$^*P < 0.05$）、双星号（$^{**}P < 0.01$）表示有统计学意义。

三、研究结果

复方苦参注射液的抗胰腺癌效应及关键靶点验证

用 Panc-1 细胞观察复方苦参注射液对胰腺癌细胞的抗增殖作用，结果显示，复方苦参注射液在孵育 24h、48h 和 72h 时具有相似的抑制增殖作用，见图 7-5A。其中，复方苦参注射液对 Panc-1 细胞 24h 的半数最大抑制浓度（IC_{50}）值为（3.38 ± 1.40）$mg \cdot mL^{-1}$。48h 和 72h 后，复方苦参注射液的 IC_{50} 值分别为（2.20 ± 0.54）$mg \cdot mL^{-1}$ 和（1.84 ± 0.38）$mg \cdot mL^{-1}$。

根据 IC_{50} 值和细胞状态，选择 48h 孵育时间进行 EdU 嵌入实验。EdU 嵌入实验显示，与对照组比较，所有复方苦参注射液组 EdU 阳性细胞均显著减少（$P < 0.05$ 或 $P < 0.01$），证实复方苦参注射液能抑制胰腺癌细胞的强增殖，见图 7-5B。

进而采用 RT-qPCR 方法分析复方苦参注射液对网络药理学预测基因（AKT1、CDK1、JAK1、EGFR、MAPK1 和 MAPK3）的调控作用，以验证复方苦参注射液在胰腺癌治疗中的作用机制。复方苦参注射液显著抑制 CDK1、JAK1、EGFR、MAPK1、MAPK3 的表达（均 $P < 0.05$），见图 7-5C。而各复方苦参注射液组的 AKT1 结果与对照组比较，差异均无统计学意义（$P > 0.05$）。

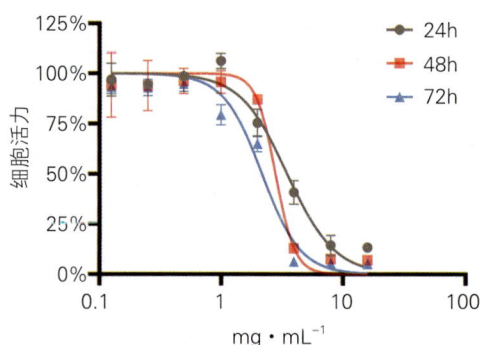

图 7-5A 复方苦参注射液在 24h、48h、72h 的剂量抑制曲线

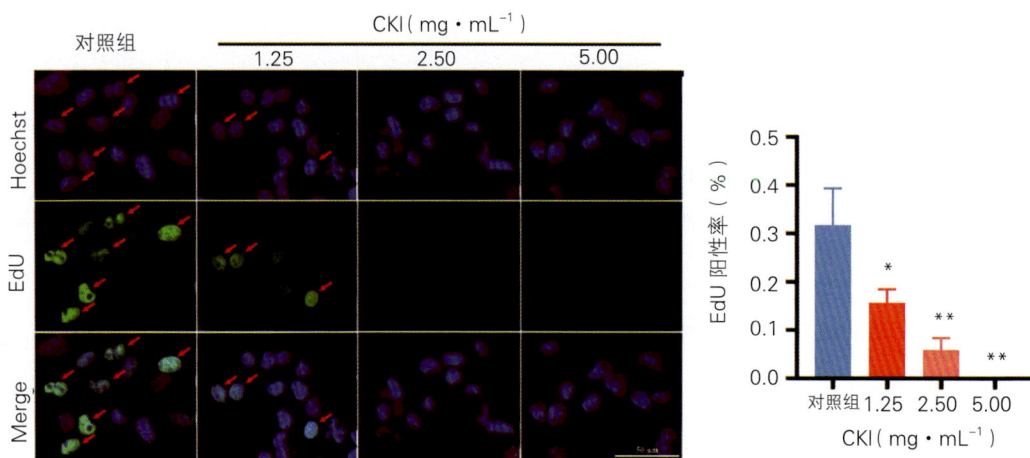

图 7-5B EdU 并入法检测 Panc-1 细胞的增殖情况

注：与对照组比较，*$P < 0.05$，**$P < 0.01$。

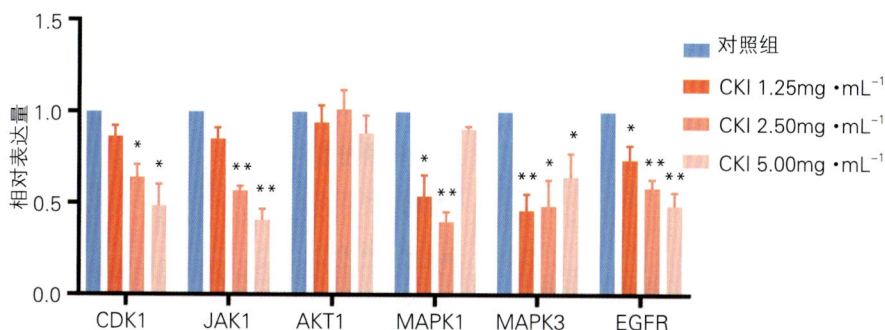

图 7-5C　RT-qPCR 法检测复方苦参注射液干预后关键靶点 mRNA 的相对表达量

注：与对照组比较，$^*P < 0.05$，$^{**}P < 0.01$。

随后对关键靶点的蛋白表达水平进行验证实验。ELISA 结果显示，复方苦参注射液干预后细胞质中 AKT1、CDK1、JAK1、EGFR、MAPK1、MAPK3 总蛋白含量无显著差异（均 $P > 0.05$）。考虑到这些蛋白的磷酸化水平是其自身激活或介导相关通路激活的标志，因此采用蛋白质印迹法检测其磷酸化蛋白的表达水平。复方苦参注射液干预后，磷酸化的 CDK1、JAK1、EGFR、MAPK1 和 MAPK3 的表达水平与对照组细胞比较显著降低（均 $P < 0.05$），这与 mRNA 的表达结果一致，见图 7-6B、7-6C。

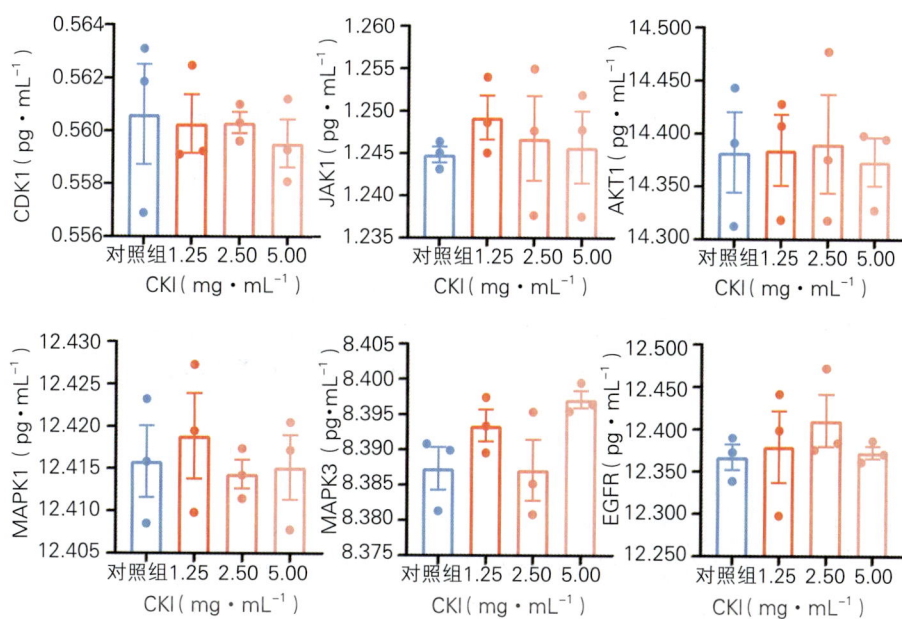

图 7-6A　ELISA 法测定复方苦参注射液干预后蛋白的表达水平

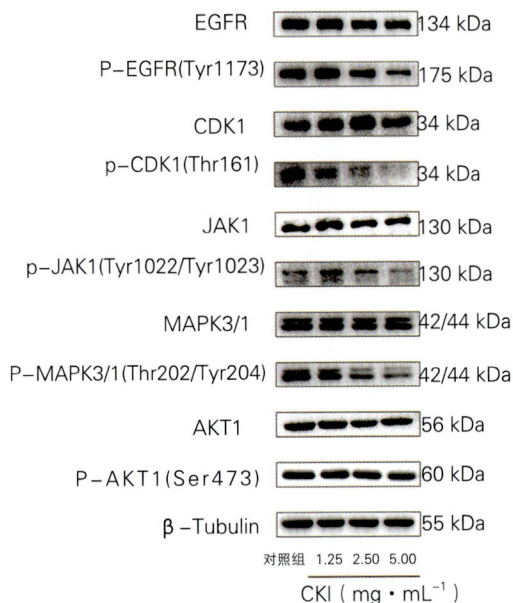

图 7-6B　蛋白质印迹法检测复方苦参注射液干预后蛋白表达水平条带图

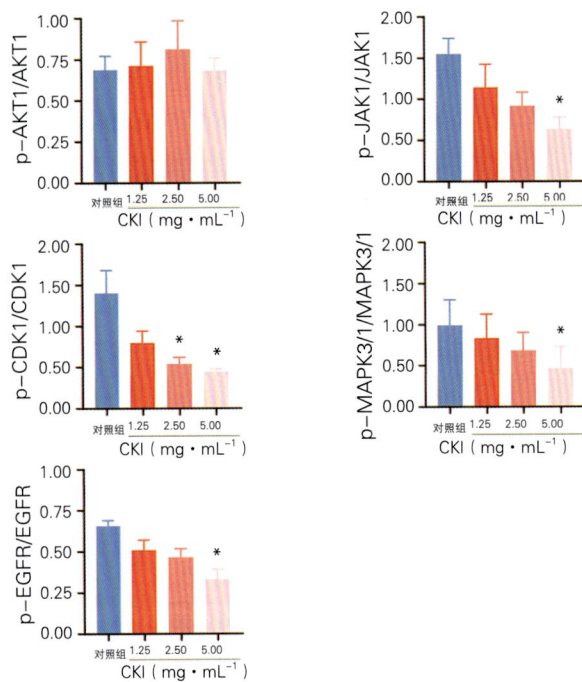

图 7-6C　蛋白质印迹法检测复方苦参注射液干预后蛋白表达水平统计图

注：与对照组比较，$^{*}P < 0.05$。

研究小结

　　本部分研究较好地验证了网络药理学研究相关预测结果。EdU 嵌入实验显示，与对照组比较，所有复方苦参注射液组 EdU 阳性细胞均显著减少（$P < 0.05$ 或 $P < 0.01$），证实了复方苦参注射液能抑制胰腺癌细胞的强增殖。通过 Westerm blot 和 RT-qPCR 实验验证了复方苦参注射液可显著抑制 CDK1、JAK1、EGFR、MAPK1、MAPK3 在蛋白和基因层面的表达（均 $P < 0.05$），为阐释复方苦参注射液干预胰腺癌的作用机制提供了实验参考。

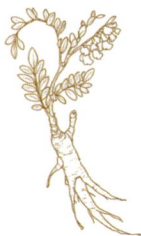

第八章
复方苦参注射液
干预肝癌的研究

复方苦参注射液是临床中常用于肝癌治疗的中药注射液之一。既往临床评价研究显示，复方苦参注射液与化疗等方式同用干预肝癌，可发挥增效减毒作用。本章采用网络药理学和分子生物学方法探讨复方苦参注射液干预肝癌的作用机制。

第一节　复方苦参注射液干预肝癌的网络药理学研究

本研究采用网络药理学结合生物信息学方法，根据复方苦参注射液化学成分、化学成分靶点、肝细胞癌相关基因、相关通路等信息构建"化合物 – 潜在靶点网络""化合物 – 肝细胞癌靶点网络""药物 – 化合物 – 靶点 – 通路网络"，并进行了生存分析、关联性分析等研究，力求从系统层面揭示复方苦参注射液治疗肝细胞癌的多成分、多靶点、多通路的复杂机制，为进一步开展基础实验研究提供依据。

一、研究方法

1. 复方苦参注射液的化学成分与靶点收集

应用 UPLC–MS 等方法确定复方苦参注射液的主要化学成分。将这些化学成分立体结构的 SMILES 或化合物名称导入 STITCH、Super Pred、Swiss Target Prediction、TCMSP 数据库，收集化合物已知的和预测的人类靶点。

2.肝细胞癌相关基因的收集

肝细胞癌的相关基因主要来源于 3 个数据库：① TTD（Therapeutic Target Database；http://bidd.nus.edu.sg/group/ttd/ttd.asp）数据库。TTD 是一个可以提供有关核酸靶标和有治疗作用的蛋白质靶点信息，以及与这些靶标相对应的靶疾病、靶通路和相应药物或配体信息的数据库。本研究以 "hepatocellular carcinoma" 为关键词在 TTD 数据库中进行检索。② GEO 数据库。将 13 个肝细胞癌基因表达谱芯片数据集中，将共同被确认为差异表达的基因留下进行研究。③ TCGA（http://cancergenome.nih.gov/）数据库。TCGA数据库是目前全球范围内最大的癌症公共数据库，其中包含超过 2.5 PB 的基因组、表观基因组、转录组和蛋白质组数据，是当前研究癌症组学数据的重要来源。本研究从 TCGA 数据库获取转录组测序数据，保留转录组表达计数（counts）平均值大于 1 的基因，并对重复基因的 counts 取平均值。然后通过 edgeR 包对数据进行表达量计算、标准化及差异表达分析，并以 $|\log_2 FC| > 1$ 且校正后 $P < 0.05$ 作为条件筛选出差异基因。随后将在 GEO 中被确认为差异表达的基因与在 TCGA 肝细胞癌测序数据集中被确认为差异表达的基因取交集，筛选共同的差异基因。

3.网络构建

使用 Cytoscape（版本 3.7.1）构建网络图。通过连接复方苦参注射液化学成分及其相关靶点，构建 "化合物 – 潜在靶点网络"；通过化合物靶点与肝细胞癌靶点取交集并连接相应化学成分，构建 "化合物 – 肝细胞癌靶点网络"；通过连接复方苦参注射液、化合物、潜在靶点及相关通路，构建 "药物 – 化合物 – 靶点 – 通路网络"。

对于网络中的每个节点，计算三个重要参数来评价其拓扑特征，包括度（degree）、介数（betweenness）和紧密度（closeness）。度为与节点相关联的边的数目；介数表示通过节点最短路径数占所有节点最短路径数的比值；紧密度表示从节点到其他节点的距离之和的倒数。节点的三个参数值越高，则表示节点在网络中的重要性越大。

4.富集分析

为了确认复方苦参注射液治疗肝细胞癌的潜在作用靶点所涉及的生物过程、分子功能、细胞成分及信号通路，本研究采用 DAVID 数据库（版本 6.8）对复方苦参注射液所调控的与肝细胞癌有关的靶点进行 GO 富集分析和 KEGG 通路富集分析，并对 GO 和 KEGG 富集分析结果进行可视化。

5. 生存分析及关联性分析

本研究使用 KM plotter 对关键靶点进行生存分析并可视化。使用 GEPIA 对关键靶点间的关联性进行评价并可视化。

6. 分子对接

本研究从 PDB 数据库中获取关键靶点的三维晶体结构，随后使用 AutoDock Tools（ADT）处理蛋白质结构，包括小分子配体和水分子的去除、Gasteiger 电荷的计算、氢的加入及非极性氢的合并。同时，还用 ADT 处理 mol2 格式的配体化合物，并对配体化合物进行 Gasteiger 计算。制备的蛋白质结构和配体小分子以 pdbqt 格式保存，并通过晶体结构中的配体确定活性口袋位置。最后，用 AutoDock Vina 进行分子对接模拟，设定结果返回 20 个构象，并使用 PyMOL（http://www. PyMOL.org）查看和分析结果。

二、研究结果

1. 复方苦参注射液化合物 – 潜在靶点网络

删除没有结构信息的化学成分后，最终得到 16 个化学成分的基本信息。此外，通过查询 4 个数据库共得到 285 个化合物相关靶点。化合物 – 潜在靶点网络共包括 301 个节点（16 个化合物节点和 285 个靶点节点）和 635 条边，见图 8-1。

2. 肝细胞癌相关基因

将 GEO 中被确认为差异表达的 380 个基因与从 TCGA 转录组测序数据中得到 4276 个差异基因取交集，最终得到 343 个共同差异基因，其中包括 257 个下调基因和 86 个上调基因。此外，从 TTD 中得到了肝细胞癌的 16 个基因。综合前面的差异基因共得到 359 个疾病基因，见图 8-2。

3. 化合物 – 肝细胞癌靶点网络

为了探究复方苦参注射液治疗肝细胞癌的潜在药理学机制，将复方苦参注射液化合物相关靶点与肝细胞癌相关基因合并，去除没有交集的靶点，直观地得到复方苦参注射液化学成分对应的肝细胞癌的潜在靶点。化合物 – 肝细胞癌靶点网络包括 32 个节点（13 个化合物节点和 19 个靶点节点）和 47 条边。

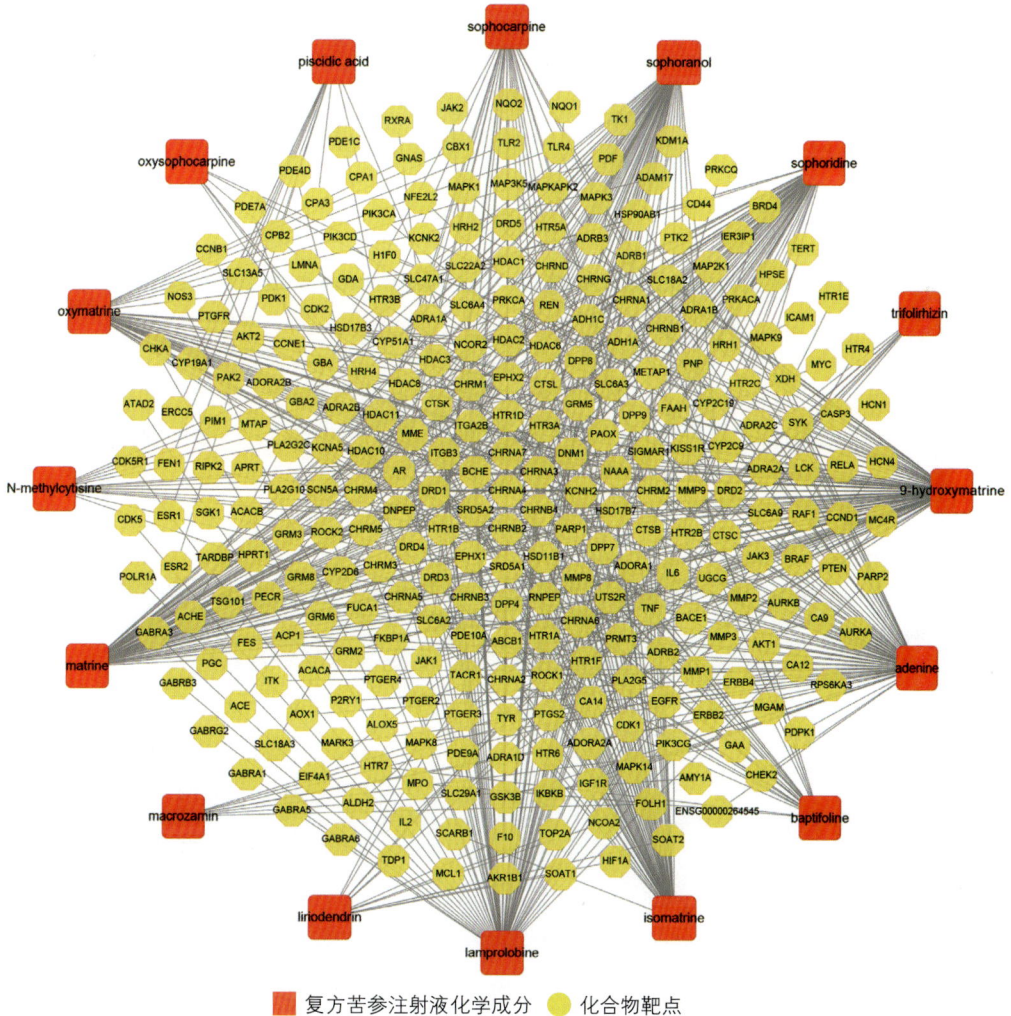

图 8-1 "化合物 – 潜在靶点网络"图

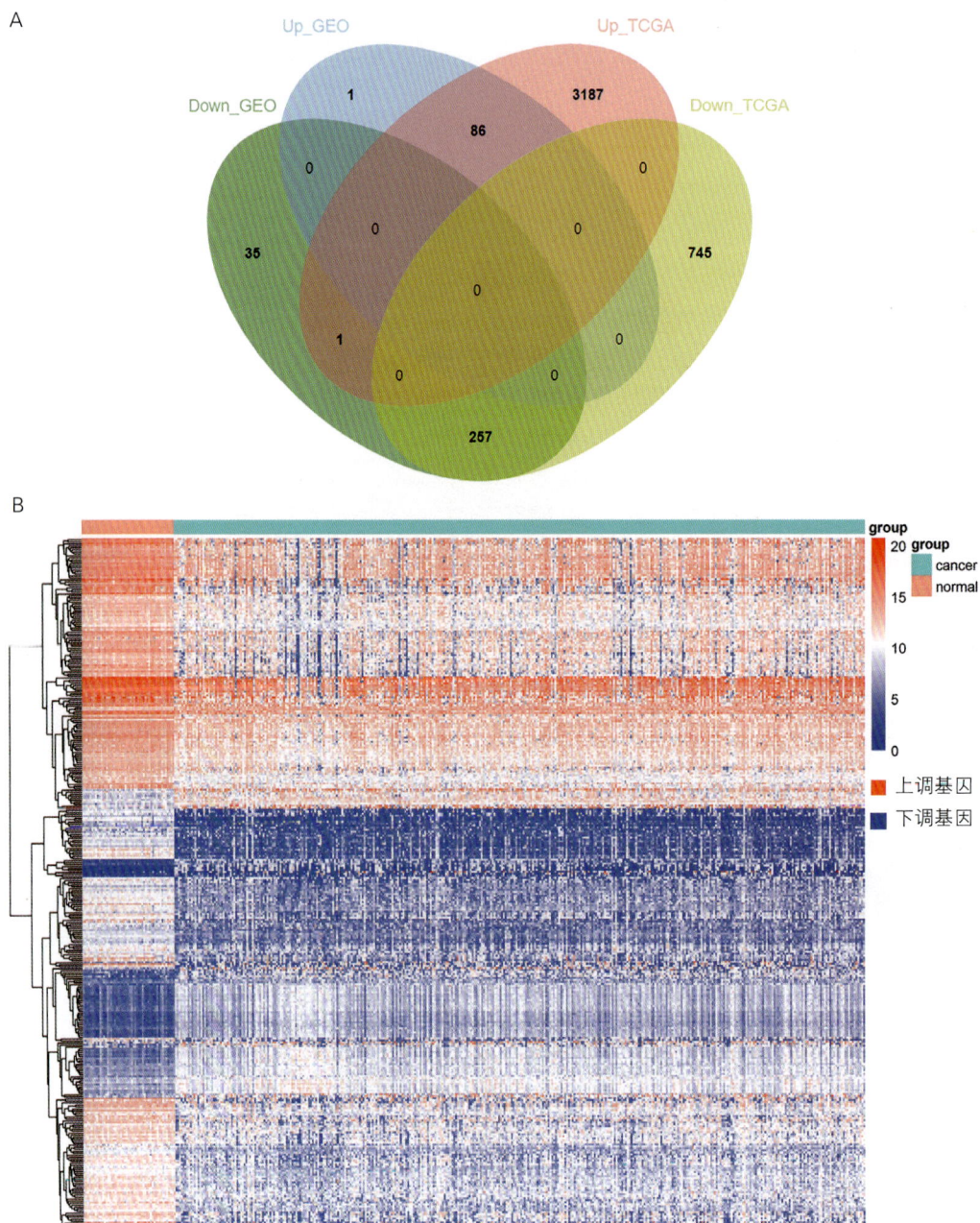

A. 芯片数据集差异基因和测序数据集差异基因的韦恩图；B. 343个共同差异基因的热图（横轴表示样本，纵轴表示基因）。

图 8-2　肝细胞癌差异基因的韦恩图和热图

4.GO 富集和 KEGG 通路富集分析

为了探索复方苦参注射液治疗肝细胞癌所参与的生物过程、分子功能和细胞成分，

本研究对化合物 – 肝细胞癌靶点网络中的 19 个靶点进行了 GO 富集分析，根据 $P < 0.01$ 筛选出 27 条 GO 条目，其中生物过程 15 条，主要涉及细胞周期、凋亡过程调控、代谢过程、P450 通路等；分子功能 10 条，主要涉及酶的结合与活性、染色质结合等；细胞成分 2 条，包括细胞器膜和胞质溶胶。

为了筛选肝细胞癌治疗中的重要通路，本研究对 19 个靶点进行了 KEGG 通路富集分析，根据 $P < 0.01$ 筛选出 5 条通路，分别是药物代谢 – 细胞色素 P450、化学致癌作用、卵母细胞减数分裂、花生四烯酸代谢和视黄醇代谢。

5. 关键靶点的生存分析和关联性分析

通过度、介数、紧密度分别大于相应中位值（度 ≥ 2，介数 ≥ 0.00167521，紧密度 ≥ 0.28571429）对化合物 – 肝细胞癌靶点网络中的靶点进行筛选，共得到 6 个关键靶点，包括丁酰胆碱酯酶（butyrylcholine esterase，BCHE）、类固醇 5-α- 还原酶 2（steroid 5-alpha-reductase 2，SRD5A2）、双功能环氧化物水解酶 2（bifunctional epoxide hydrolase 2，EPHX2）、乙醇脱氢酶 1C（alcohol dehydrogenase 1C，ADH1C）、乙醇脱氢酶 1A（alcohol dehydrogenase 1A，ADH1A）和 CDK1，且这 6 个关键靶点均包括在肝细胞癌芯片数据集和测序数据集共同的差异基因中有表达、临床等数据，可进行下一步分析。分析得出，BCHE、SRD5A2、EPHX2、ADH1C 和 ADH1A，5 个基因在肝细胞癌中低表达，在正常组织中高表达；CDK1 在肝细胞癌中高表达，在正常组织中低表达。

生存分析显示，SRD5A2、EPHX2、ADH1C、ADH1A 4 个基因与肝细胞癌患者生存时间呈正相关；CDK1 与肝细胞癌患者生存时间呈负相关；虽然可以看出 BCHE 与肝细胞癌患者生存时间有一定的正相关关系，但差异无统计学意义（$P > 0.05$）。使用 GEPIA 将 BCHE、SRD5A2、EPHX2、ADH1C 和 ADH1A，5 个在肝细胞癌中低表达的基因与高表达基因 CDK1 进行关联性分析，结果表明 SRD5A2、EPHX2、ADH1C、ADH1A 的表达与 CDK1 的表达有很强的负相关关系，而 BCHE 与 CDK1 的关联性不太强（$P > 0.01$）。

6. 分子对接

分子对接模拟用于分析度值最高的基因 BCHE 所编码的蛋白 BCHE 与对应的 8 个复方苦参注射液中的化合物（9α-hydroxymatrine、isomatrine、lamprolobine、matrine、oxymatrine、sophocarpine、sophoranol、sophoridine）之间的结合方式。从 PDB 数据库中获取 BCHE 的晶体结构（PDB ID：5K5E），并从 PubChem 数据库分别下载 8 个化合物的 3D 结构。根据活性口袋设置 Grid Box 坐标，并使用 AutoDock Vina 进行对接运算。9α-hydroxymatrine 与蛋白上 Tyr332 残基形成氢键；isomatrine 与蛋白上 Trp82 残基形成氢键；lamprolobine 与蛋白上 Ser198、Gly117 残基形成氢键；matrine 与蛋白上

Thr120 残基形成氢键；oxymatrine 与蛋白上 Tyr332 残基形成氢键；sophocarpine 与蛋白上 Glu197 残基形成氢键；sophoranol 与蛋白上 Thr120 残基形成氢键；sophoridine 虽然不与周围氨基酸残基形成氢键，但其对接的结合自由能最低，可能主要与周围氨基酸残基形成疏水作用，见图 8-3。

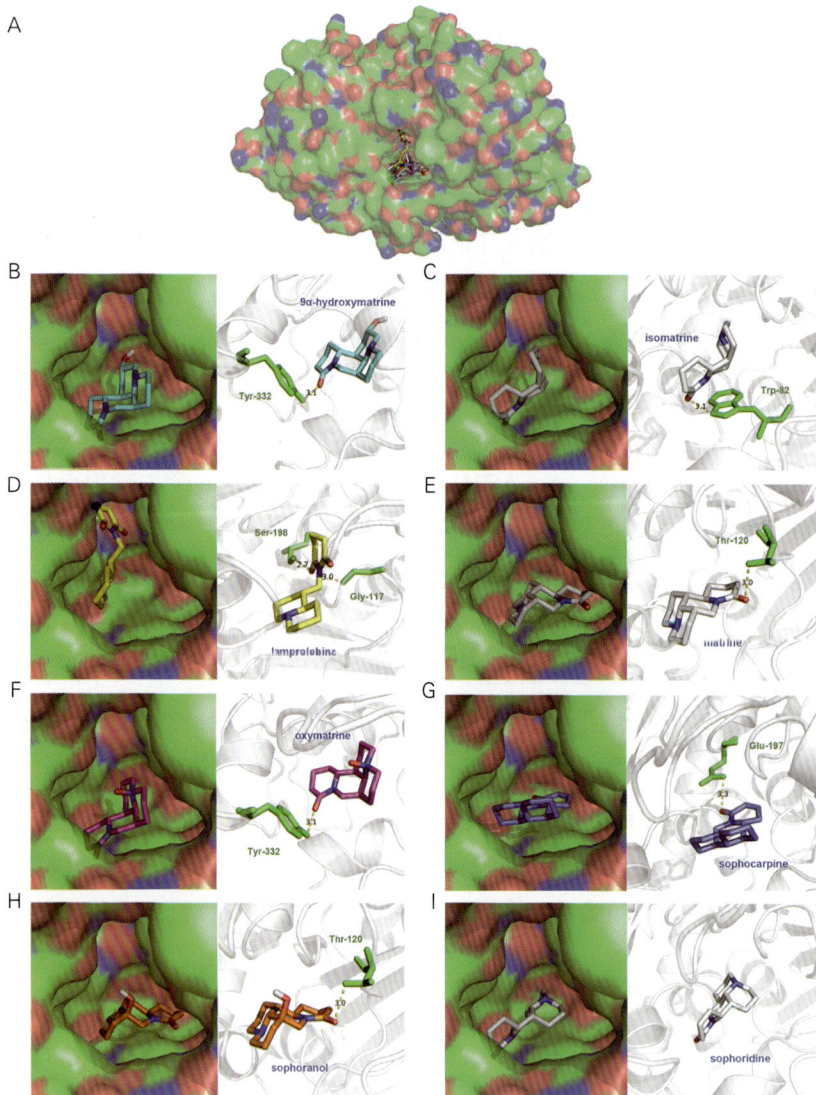

A. 总对接结果图；B. 9α-hydroxymatrine；C. isomatrine；D. lamprolobine；E. matrine；F. oxymatrine；G. sophocarpine；H. sophoranol；I. sophoridine。

图 8-3　8 个化学成分与 BChE 结合示意图

7. 药物 - 化合物 - 靶点 - 通路网络

为了系统、完整地解释复方苦参注射液治疗肝细胞癌的作用机制，本研究利用

Cytoscape 软件构建药物 – 化合物 – 靶点 – 通路网络。该网络由 307 个节点（1 个复方苦参注射液节点，16 个化合物节点，285 个化合物靶点节点，5 个通路节点）和 669 条边组成，见图 8-4。

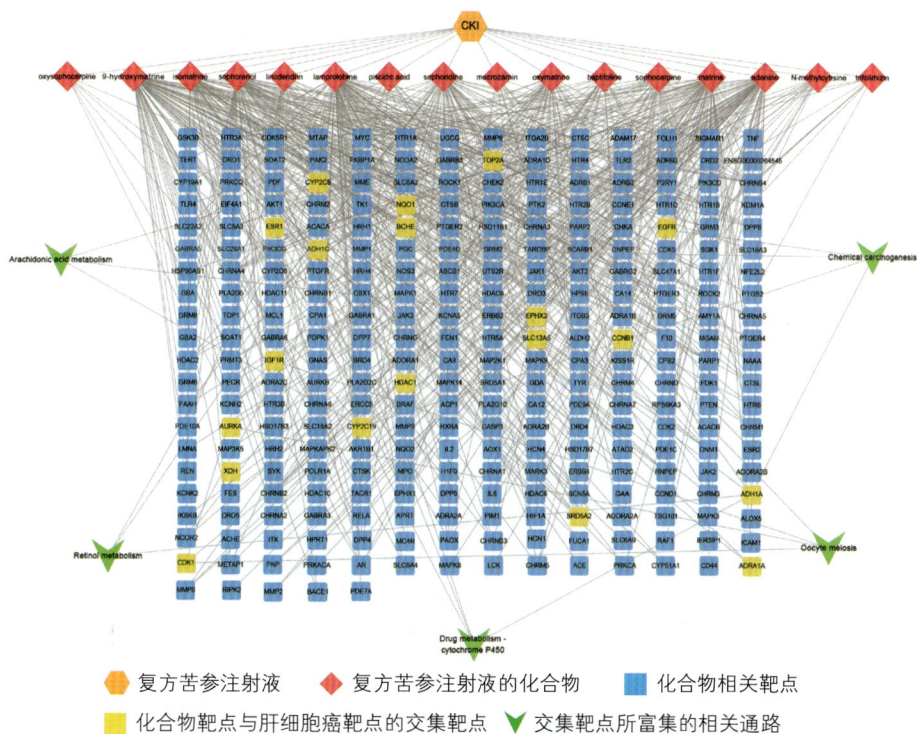

图 8-4　药物 – 化合物 – 靶点 – 通路网络图

研究小结　本部分研究采用网络药理学结合生物信息学的方法，通过网络构建、富集分析、生存分析、关联性分析和分子对接等系统研究了复方苦参注射液治疗肝细胞癌的潜在作用机制。首先，通过对复方苦参注射液中 16 个化学成分进行靶点预测，得到 285 个复方苦参注射液潜在作用靶标，体现了中药多成分和多靶点协同作用的治疗特点。其次，通过网络分析发现 BCHE、SRD5A2、EPHX2、ADH1C、ADH1A 和 CDK1，6 个靶点可能是复方苦参注射液干预肝细胞癌的关键靶点。生存分析结果表明 SRD5A2、EPHX2、ADH1C、ADH1A 与肝细胞癌患者生存时间呈正相关，CDK1 与肝细胞癌患者生存时间呈负相关。最后，从 GO 和 KEGG 富集分析的结果可以看出，复方苦参注射液调控的与肝细胞癌有关的靶点显著富集在多种重要的生物过程和信号通路上，如细胞周期、凋亡过程调控、药物代谢 - 细胞色素 P450、花生四烯酸代谢通路等。

第二节 复方苦参注射液干预肝癌的实验研究

为进一步验证复方苦参注射液对肝细胞癌的抑癌药效及网络药理学的机制分析，本研究通过分子生物学实验对复方苦参注射液治疗 HCC 药效与潜在靶点进行了体外验证。

一、研究材料

复方苦参注射液（批号：20200329，总生物碱浓度为 25mg/mL）由山西振东制药有限公司（中国）提供。DMEM 培养基、胎牛血清（FBS）、青霉素 – 链霉素、胰蛋白酶 –EDTA 和磷酸盐缓冲液（PBS）购自 GIBCO（美国纽约）。细胞计数试剂盒 –8（CCK-8）和含 Alexa Fluor488 的 BeyoClick™ EdU 细胞增殖试剂盒购自 Beyotime（中国北京）。人肝细胞癌细胞 HepG2 购自 Procell（中国武汉），培养于含 10%FBS 和 1% 青霉素 – 链霉素的 DMEM 培养液中，并置于 37℃、5%CO_2 的细胞培养箱中。

二、研究方法

1. 实验与检测项目

（1）细胞增殖试验。

（2）Western blot。

（3）RT-qPCR。

2. 统计分析

实验数据均采用 GraphPad Prism8（Inc. La Jolla，CA，United States）进行统计与分析。所有数据均表示为均数（mean）± 标准差（SD），并通过单因素方差分析的多重比较检验对组间差异进行评估，$P < 0.05$ 视为差异具有统计学意义。

三、研究结果

1. 复方苦参注射液抑制肝细胞癌细胞增殖

采用 CCK-8 法检测复方苦参注射液对 HepG2 细胞活力的影响。复方苦参注射液以剂量依赖性的方式抑制 HepG2 细胞的活力，见图 8-5A。此外，复方苦参注射液在 24h、

48h 和 72h 的 IC_{50} 值分别为 1.616mg/mL、1.572mg/mL 和 1.498mg/mL。同时，EdU 的结果显示，HepG2 细胞的增殖随着复方苦参注射液浓度的增加而减少，见图 8-5B。Hoechst 33342 染色的统计结果显示，在 2mg/mL 和 4mg/mL 复方苦参注射液的干预下，HepG2 细胞的数量显著减少。上述实验结果均表明复方苦参注射液以剂量依赖的方式抑制 HepG2 细胞的生长和增殖。

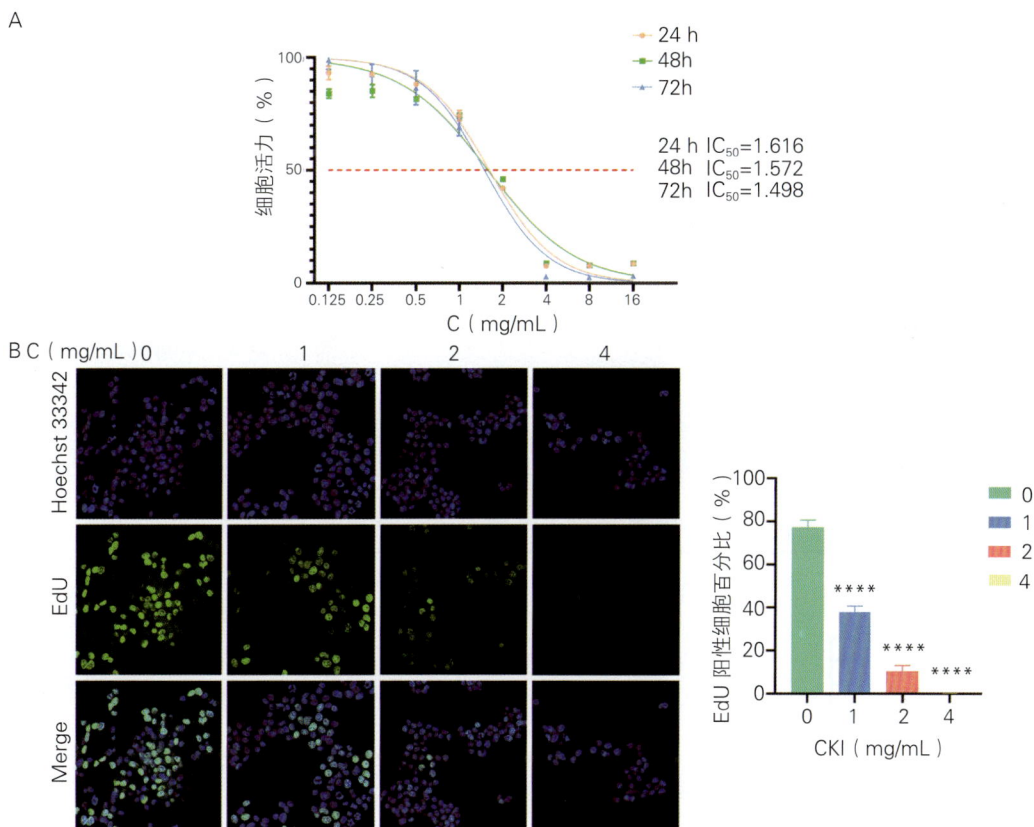

A. 复方苦参注射液处理 24h、48h 及 72h 后 HepG2 细胞活力曲线；B. 复方苦参注射液对 HepG2 细胞增殖能力的影响。

图 8-5　复方苦参注射液对 HepG2 细胞活力与增殖能力的影响

注：$^{****}P < 0.0001$。

2. 复方苦参注射液对 HepG2 细胞中 ADH1A、CDK1、EPHX2 和 SRD5A2 的调控

本研究通过 WB 和 RT-qPCR 检测了复方苦参注射液对 HepG2 细胞中潜在靶标（ADH1A、CDK1、EPHX2 和 SRD5A2）的调控，见图 8-6。结果显示，与对照组比较，复方苦参注射液显著增加了 HepG2 细胞中 ADH1A 和 SRD5A2 的蛋白质和 mRNA 的表达水平；复方苦参注射液显著下调了 CDK1 和 EPHX2 的蛋白质和 mRNA 表达水平。复方苦参注射液对 CDK1 的调控呈现浓度依赖性。

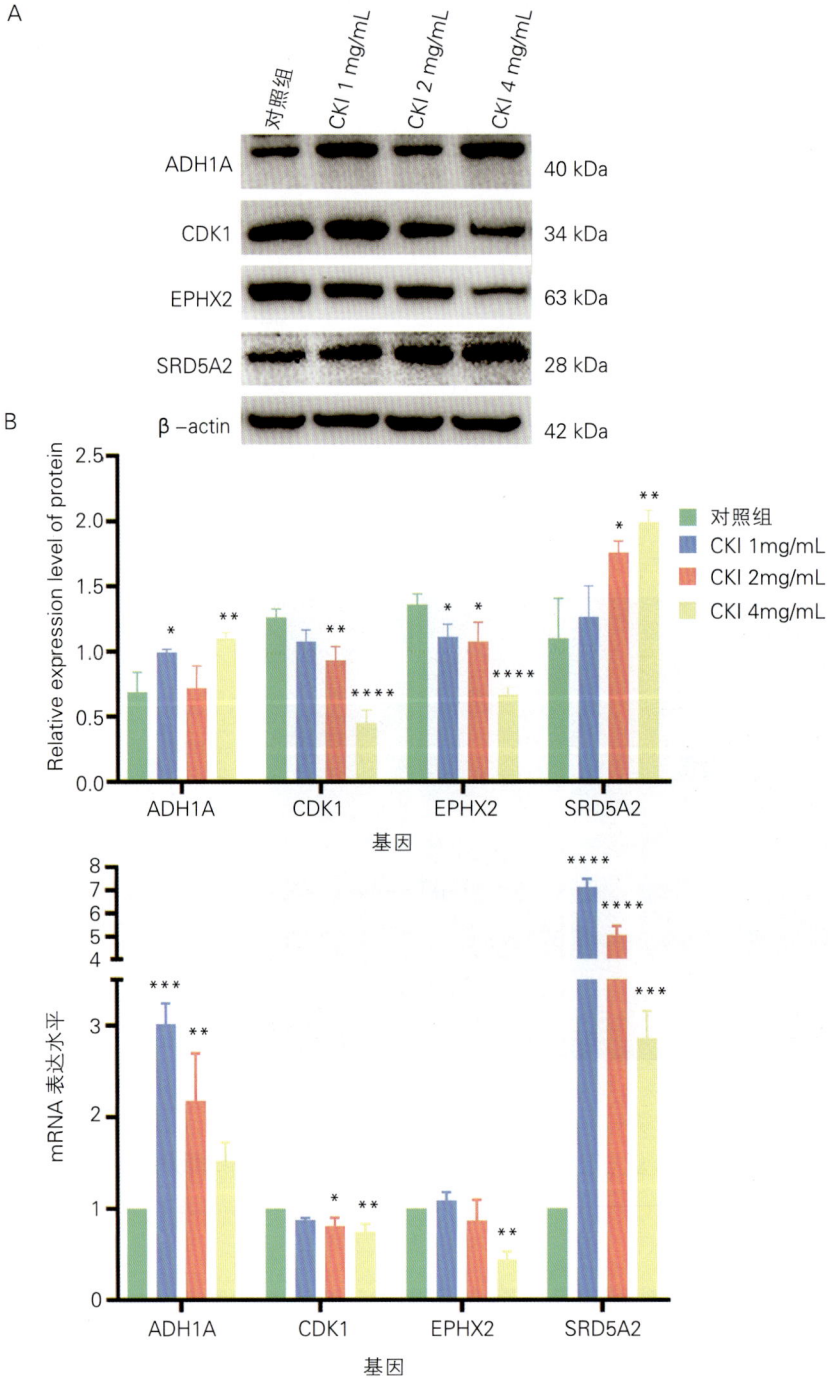

A. 复方苦参注射液处理后，HepG2 细胞中蛋白的表达；B. 复方苦参注射液处理后，HepG2 细胞中 mRNA 的表达。

图 8-6　复方苦参注射液对 HepG2 细胞中 ADH1A、CDK1、EPHX2 和 SRD5A2 的调控

注：与对照组比较，$^*P < 0.05$，$^{**}P < 0.01$，$^{***}P < 0.001$，$^{****}P < 0.0001$。

研究小结

　　本部分研究通过细胞实验证实了复方苦参注射液对 HepG2 细胞增殖的抑制作用，并通过 WB 和 RT-qPCR 检测了复方苦参注射液对 HepG2 细胞中潜在靶标（ADH1A、CDK1、EPHX2 和 SRD5A2）的调控作用，为阐释复方苦参注射液干预肝细胞癌的作用机制提供了实验参考。

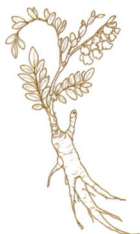

第九章

复方苦参注射液
干预食管癌的研究

　　复方苦参注射液是临床中常用于食管癌治疗的中药注射液之一，与化疗、放疗等联用发挥增效减毒作用。笔者前期应用网状 Meta 分析完成的临床评价研究显示，无论联合化疗还是放疗，复方苦参注射液均是多种中药注射液中疗效最突出的品种之一。本章采用网络药理学和分子生物学方法开展复方苦参注射液干预食管癌的研究，力争阐明其多靶点、多通路、多尺度作用机制。

第一节　复方苦参注射液干预食管癌的网络药理学研究

　　本研究首先使用 WGCNA 预测分析食管癌中重要的基因模块，进而将基因模块与高通量芯片分析数据和经典网络药理学方法形成药物基因疾病网络，进行进一步分析。另外，采用分子对接方法来确定关键基因与该成分之间的结合程度。这项研究旨在从分子水平上解释复方苦参注射液在治疗食管癌中的作用机制。

一、研究方法

1. 加权基因共表达网络分析

　　（1）数据的收集和预处理：收集 TCGA 数据库（https://portal.gdc.cancer.gov）的转录组 RNA 测序数据，共 164 个样本及 164 个样本的临床数据，并对其进行过滤以获取相关信息。除去包含不完整分析数据和（或）含有其他恶性肿瘤的样品后，保留 161 个样本。

（2）加权基因共表达网络的构建和基因模块识别：本部分研究以 WGCNA 软件包来构建基因的共表达网络，使用基因表达谱之间的相似性来构建基于成对的 Pearson 相关系数矩阵的相似性矩阵。通过使用 WGCNA 软件包中的积分函数（pick Soft Thresshold）选择适当的软阈值功率 β，借助软阈值功能，共表达相似性得到了改善，从而实现了构建无尺度的拓扑。然后，通过计算拓扑重叠度量（topological overlap matrix，TOM）来计算网络拓扑重叠性，衡量相似度并构建拓扑重叠矩阵，根据其拓扑重叠性计算基因间的相异程度，从而构建相异度矩阵进行聚类分析并构建分层聚类树。采用动态切树算法确定基因共表达模块。根据模块本征基因（module eigengene，ME）、模块成员（module membership，MM）和基因显著性（gene significance，GS）计算模块内基因与表达谱，以及临床特征的相关性。

2. 网络药理学分析

（1）复方苦参注射液靶标预测及网络的构建：将复方苦参注射液的活性成分 3D 化学结构数据导入 STITCH、SuperPred、Swiss Target Prediction 和 TCMSP 数据库中进行靶点检索。将化合物和相关靶标信息导入 Cytoscape（http://www.cytoscape.org/）中，以构建化合物预测的靶标网络图。

（2）食管癌相关基因的获取：本研究从以下四个资源中获得食管癌相关的人类基因：①前期研究中通过分析 GEO 数据库高通量测序芯片而得到的在食管癌发生明显差异变化的（|$\log_2$FC| 不小于 1）的相关基因。②通过 WGCNA 分析出的与临床性状密切相关的关键模块内的基因。③在 DisgeNET 数据库中以 "esophageal cancer" 为关键词收集与食管癌相关的靶点。

（3）网络的构建与分析：通过整合生物信息学分析获得的疾病靶点与化合物预测的目标网络合并到 Cytoscape 中。交集的重叠蛋白可能是复方苦参注射液活性成分治疗食管癌的潜在靶标。然后，将重叠的基因输入包含蛋白质关联信息的 STRING 数据库中进行 PPI 网络的构建。

（4）富集分析：本研究采用 R 包 clusterProfile 用于功能富集分析。

3. 分子对接

将与复方苦参注射液活性成分直接相关的潜在靶标导入 PDB 数据库中以查找其 3D 结构。使用 AutoDock 和 AutoDock Vina 软件对潜在靶标及其相应组分进行分子对接模拟。设置一个合适的网格盒大小，网格点之间的间距为 1.0，可以覆盖几乎整个有利的蛋白质结合位点。X、Y 和 Z 中心根据不同的高分子形式进行调整，对接的结果由 Pymol 和 Ligplot 显示。

4.关键基因的生存分析

将关键基因带入 Kaplan Meier-plotter 在线工具中以分析关键基因对生存预后的影响。KM plotter 可以依据已发布的癌症矩阵数据如 GEO、TCGA 来识别癌症相关的关键标志基因。

二、研究结果

1.WGCNA 模块构造

本研究共纳入了 161 个样本和 5000 个基因用于 WGCNA 分析。选择 β 为 6 的幂指数函数作为软阈值参数，满足 $R^2=0.85$，以确保构建无尺度网络，见图 9-1A。利用动态剪切树法识别基因模块，通过平均链接层次聚类，见图 9-1B，识别出共 10 个模块。每个模块包含一组共表达且 TOM 高的基因。相同的模块基因可以形成网络，并且可以参与相似的生物学过程。

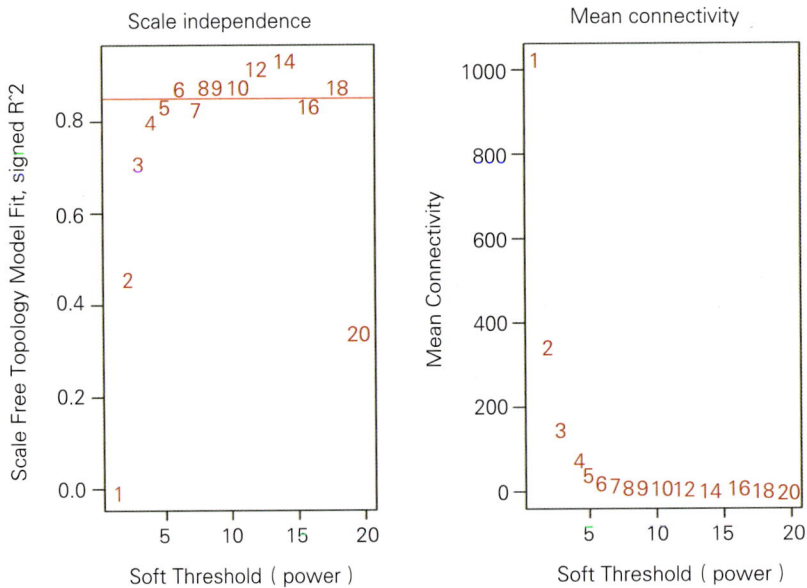

图 9-1A　WGCNA 的软阈值筛选

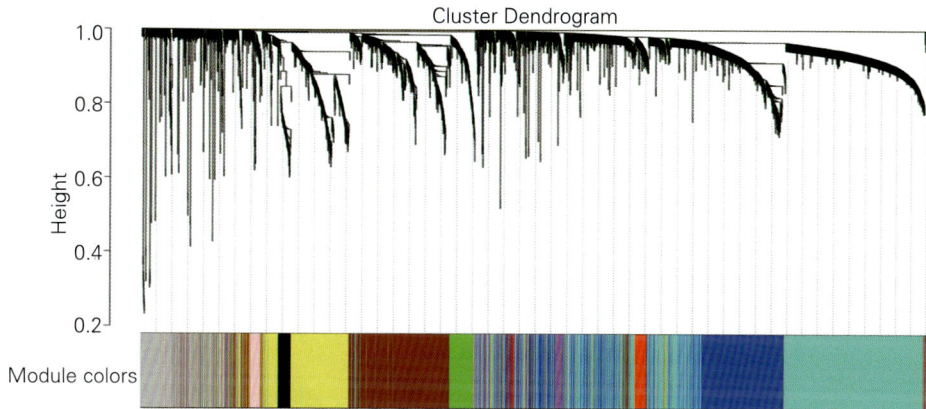

图 9-1B　WGCNA 的模块聚类树状图

2.WGCNA 的关键模块选择

通过 *Pearson* 检验对模块与临床特征之间的关系进行评估，当 $P < 0.05$ 时，模块和临床特征之间的相关性被认为具有统计学意义。本研究选取种族、年龄、生存状态、新肿瘤发生、癌症状态、组织学类型、病理学 T 分期、病理学 N 分期、病理学 M 分期、Stage 分期、巴雷特食管、吸烟、酗酒为相关临床特征，见图 9-2。研究发现，蓝色模

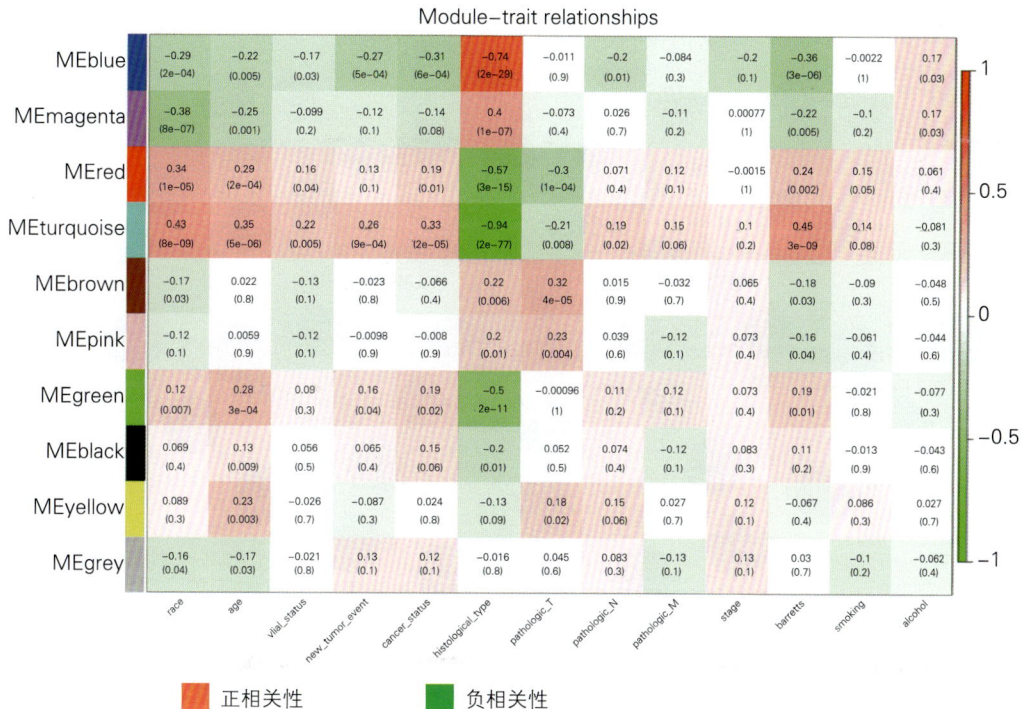

图 9-2　模块与临床特征关系

块、蓝绿色模块与多个临床特征都具有较强的相关性，故选择蓝色模块与蓝绿色模块进行下一步研究。此外，针对蓝色、蓝绿色两个模块和新肿瘤发生、癌症状态、病理学分期及生存状态进行模块基因与临床性状的相关性分析并以散点图可视化，以基因之间的权重 Cutoff 值为 0.1 来过滤构建关键模块的网络。蓝色模块由 618 个基因和 31042 条边组成，蓝绿色模块由 1243 个基因和 49230 条边组成，其中度值最高的前 100 个基因，见图 9-3A、图 9-3B。

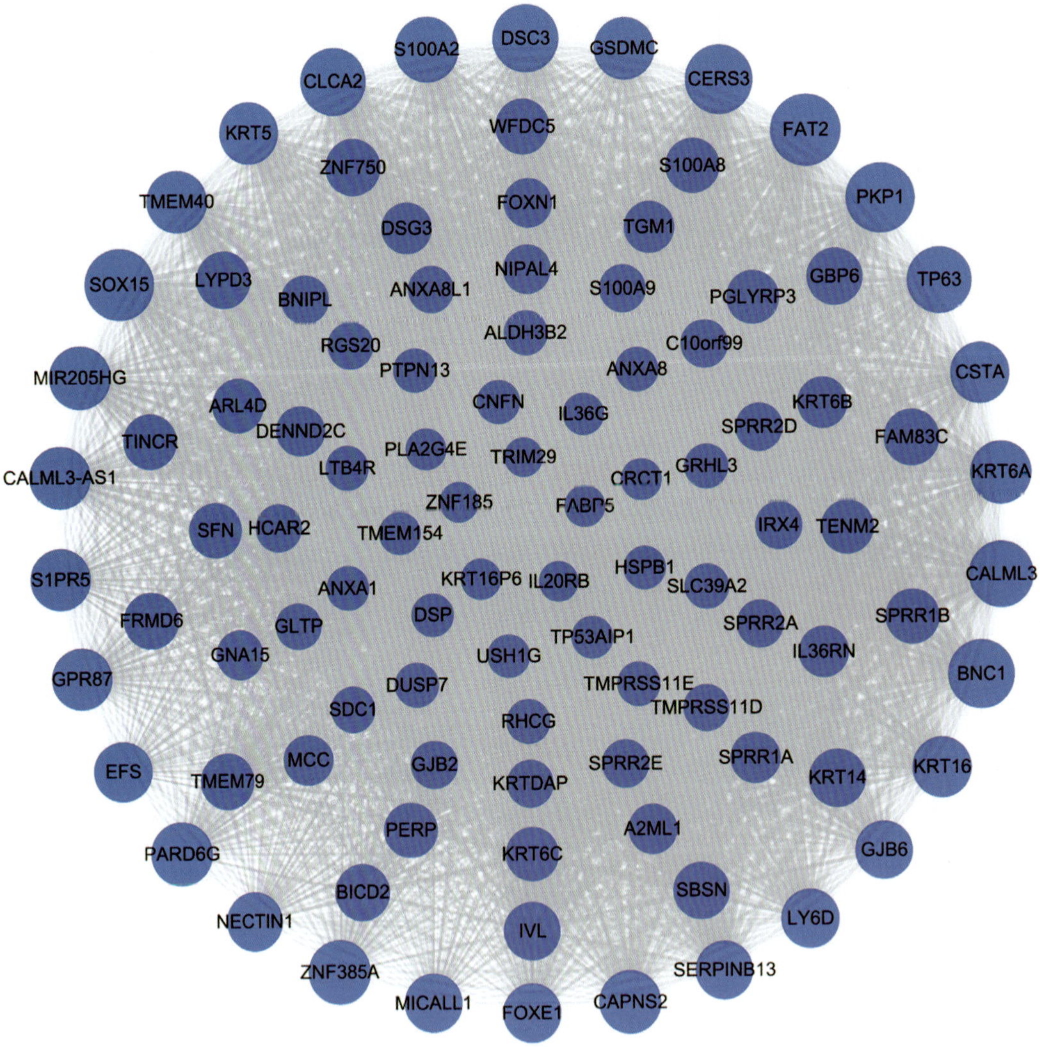

图 9-3A　蓝色模块度值排名前 100 个基因网络图

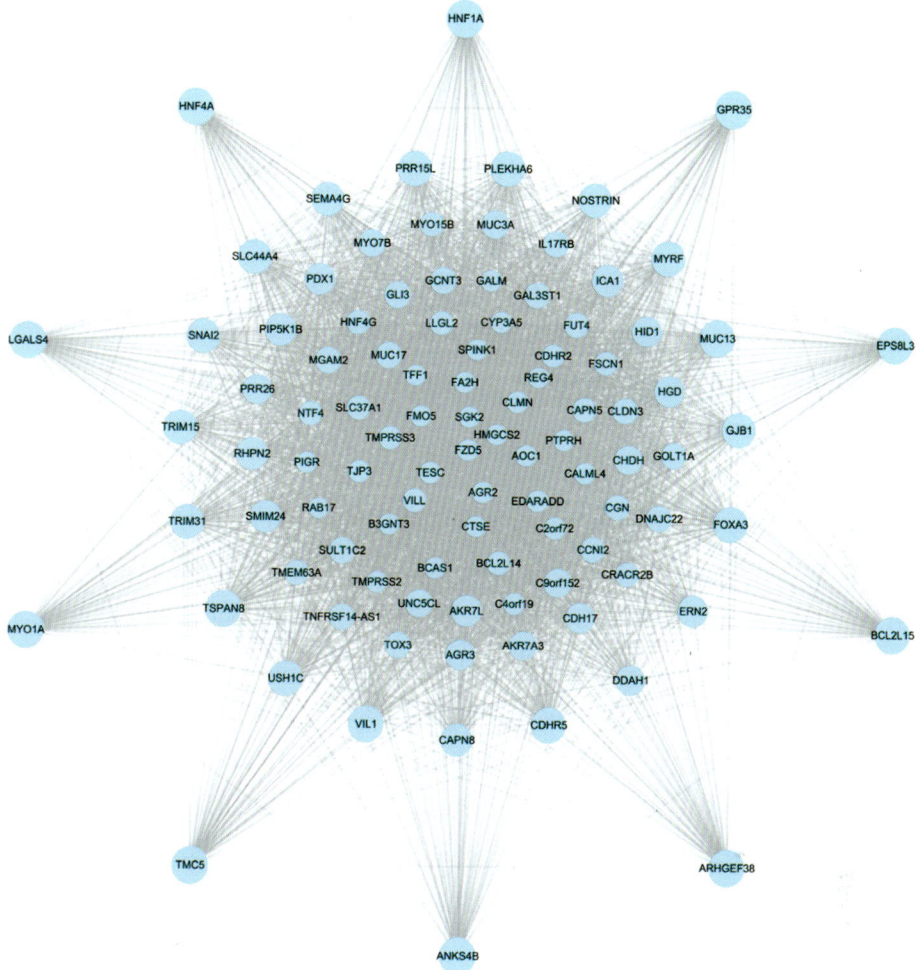

图 9-3B 蓝绿色模块度值排名前 100 个基因网络图

3. 复方苦参注射液治疗食管癌的活性成分 – 潜在靶点网络

复方苦参注射液活性成分预测靶点网络中与食管癌 PPI 网络相同的靶点交集可能是复方苦参注射液治疗食管癌的潜在靶点，两个网络合并得到复方苦参注射液治疗食管癌的潜在靶点网络。对于该网络进行拓扑学分析，得到潜在靶点的度值（Degree）。食管癌 – 复方苦参注射液活性成分潜在靶点网络共包括 29 个靶点，组成 127 条潜在联系，网络中靶点度值均值为 8.76。其中有 14 个靶点 Degree ≥ 9，可能是复方苦参注射液活性成分对食管癌发挥作用的潜在靶点。

4.GO 富集和 KEGG 通路富集分析

为了在系统的水平上阐明复方苦参注射液在食管癌治疗中的机制，本研究对于复方苦参注射液治疗食管癌的潜在靶点网络进行了功能富集分析。最终结果显示，在 FDR < 0.01 和 P < 0.01 的条件下鉴定出 361 个 GO 条目，其中 BP321 个、MF23 个、CC17 个。为了深入了解复方苦参注射液在食管癌中的药理机制，我们进行了 KEGG 通路分析。结果表明 79 个条目满足 FDR < 0.01 和 P < 0.01，这些靶点基因在与癌症和信号传导途径有关的许多途径中显著富集，如 ErbB 信号通路、PI3K/AKT 信号通路、EGFR 信号通路和 FoxO 信号通路等。

5. 分子对接

将与复方苦参注射液活性成分直接相关的基因进行分子对接分析。这 11 个潜在的靶蛋白及其相应的小分子配体组分由 AutoDock Vina 对接。其中由于 EGFR，ERBB2，CCND1 和 AURKA 的度值大于均值作为关键基因，使用 Autodock 和 Ligplot 软件对其分子对接进行可视化操作。图 9-4 说明了对接模拟中目标化合物的相互作用。腺嘌呤主要与 EGFR 蛋白上的 TYR-801 和 ASN-808 残基形成两个氢键，共有 6 个残基通过疏水相互作用与该蛋白结合。另外，同一 EGFR 蛋白与 N- 甲基胱氨酸除 7 个疏水键外还与残基 LYS-852 和 ARG-776 形成了两个氢键。腺嘌呤与 ERBB2 蛋白形成 4 个氢键和 6 个疏水键，与 AURKA 蛋白形成 2 个氢键与 5 个疏水键。尽管苦参碱未与 CCND1 形成氢键，但它通过疏水相互作用与蛋白质的 10 个残基结合。

6. 生存分析

采用 Kaplan Meier-plotter 分析复方苦参注射液治疗食管癌关键基因的预后信息，其中食管癌以食管腺癌和食管鳞癌进行分析。结果显示 ERBB2［HR=0.37（0.19 ～ 0.71），P=0.002］、PIK3CD［HR=0.42（0.19 ～ 0.97），P=0.035］ 和 AURKA［HR=2.75（1.15 ～ 6.59），P=0.018］的异常高表达会导致食管腺癌患者较差的总生存期。除此之外，AURKA［HR=0.32（0.13 ～ 0.82），P=0.013］和 EGFR［HR=0.06（0.01 ～ 0.44），P=0.00023］与食管鳞癌患者的总生存期恶化有关。

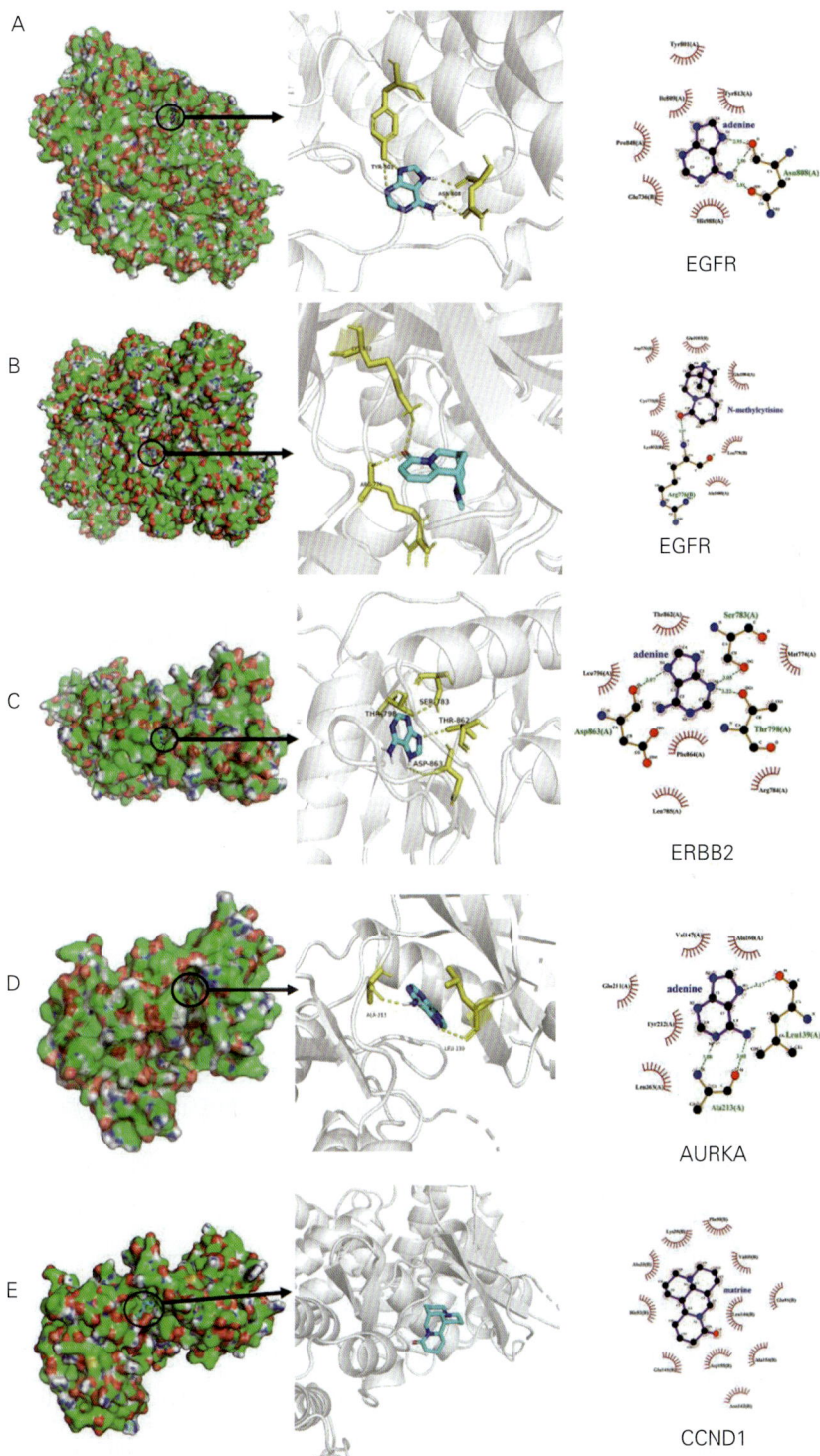

A.EGFR 与腺嘌呤；B.EGFR 与 N- 甲基胱氨酸；C.ERBB2 与腺嘌呤；D.AURKA 与腺嘌呤；E.CCND1 与苦参碱。

图 9-4　关键基因分子和对应成分的对接图

> **研究小结**　本研究通过网络药理学、加权基因共表达网络分析、分子对接等方法，发现了复方苦参注射液调控食管癌的潜在关键基因（EGFR、ERBB2、CCND1 和 AURKA）及重要的相关通路。初步预测了复方苦参注射液干预食管癌的分子机制，为相关实验研究的实施提供了参考。

第二节　复方苦参注射液干预食管癌的实验研究

本实验以复方苦参注射液作为实验药物，以食管癌细胞 Eca-109 作为实验细胞系，以 EGFR 和 AURKA 为验证基因开展研究，实验设置空白对照组和给药组。以 CCK-8 实验来观察复方苦参注射液对食管癌细胞增殖的影响，通过实时荧光定量 PCR 验证药物对 mRNA（EGFR、AURKA）表达的影响，通过 Western blot 验证复方苦参注射液对蛋白（EGFR、AURKA）的表达影响。

一、研究材料

1. 研究药物与实验细胞

复方苦参注射液由山西振东制药股份有限公司提供，药品批号为 20200329。人类食管癌细胞 Eca-109 细胞购于北纳创联生物技术研究院（北京），细胞源自中国科学院典型培养物保藏委员会细胞库 / 中国科学院上海生命科学研究院细胞资源中心。该细胞使用完全 DMEM 培养基（DMEM+10%FBS+1%PS），在饱和湿度下于 37℃、5%CO_2 恒温培养箱中培养。

2. 实验仪器与器材

细胞培养箱（Thermo，美国）；离心机（Eppendorf，5702R，德国）；酶标仪（Molecular Devices，美国）；超微量分光光度计，（Molecular Devices，QuickDrop，美国）；PCR 仪（Bio-Rad，T100，美国）；荧光定量 PCR 仪（ABI，QuantStudio 6 Flex，美国）；胶夹 - 电泳槽 - 转膜槽（Bio-Rad，美国）；倒置显微镜（Leica，德国）；水浴锅（OLABO，中国）；冰箱（海尔集团公司，中国）；台式摇床（上海新诺仪器设备有限公司，中国）。

二、研究方法

1. 实验与检测项目

（1）CCK-8 法检测复方苦参注射液对食管癌细胞增殖的影响。

（2）实时荧光定量 PCR 法检测复方苦参注射液对 Eca-109 细胞 mRNA 表达的影响。

（3）Western blot 法检测复方苦参注射液对 Eca-109 细胞蛋白表达的影响。

2. 统计分析

采用 GraphPad Prism 8 统计学软件对相关数据进行处理，数据结果以 Mean ± SD 表示平均值和离散程度。采用 t 检验比较两组间数据，使用单因素方差分析不同组间数据，定义 $P < 0.05$ 为具有显著性差异，定义 $P < 0.01$ 为具有极显著性差异。

三、研究结果

1. 复方苦参注射液对 Eca-109 食管癌细胞增殖的影响

设置了 0.125mg/mL、0.25mg/mL、0.5mg/mL、1mg/mL、2mg/mL、4mg/mL、8mg/mL、16mg/mL 八个不同浓度的复方苦参注射液组及对照组和空白对照组，每组设置 6 个复孔。48 小时后使用 CCK-8 法检测不同浓度样本的 OD 值。研究结果发现，在复方苦参注射液浓度为 1mg/mL 时，其对 Eca-109 食管癌细胞开始产生了明显的细胞增殖抑制作用；随着药物浓度的升高，其对细胞增殖的抑制作用逐渐加强，见图 9-5。

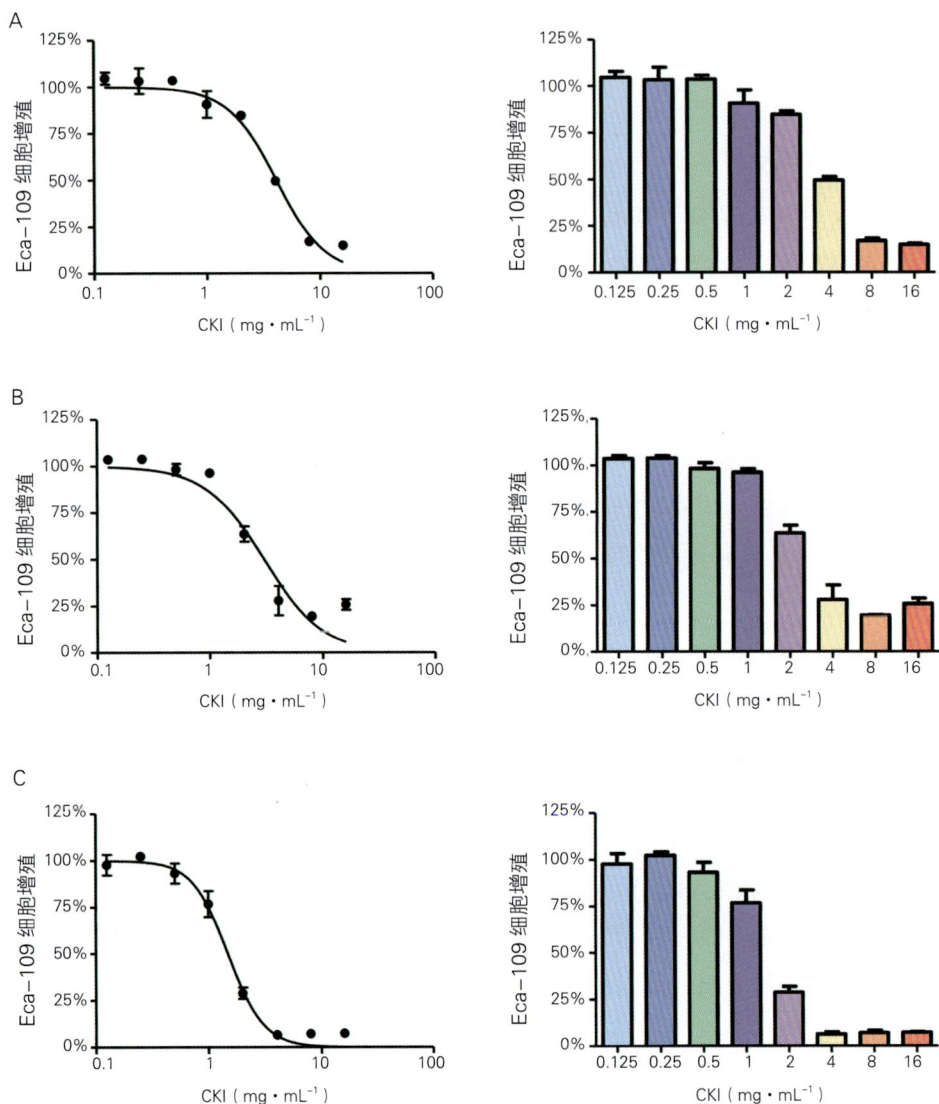

A. 复方苦参注射干预 24h 对食管癌细胞增殖的影响［IC$_{50}$ 浓度为（5.01±1.37）mg/mL］；B. 复方苦参注射干预 48h 对食管癌细胞增殖的影响［IC$_{50}$ 浓度为（3.60±1.10）mg/mL］；C. 复方苦参注射干预 72h 对食管癌细胞增殖的影响［IC$_{50}$ 浓度为（2.87±1.62）mg/mL］。

图 9-5　复方苦参注射对 Eca-109 食管癌细胞增殖的影响

2. 复方苦参注射液对 Eca-109 细胞 mRNA 和蛋白表达的影响

本部分研究选取 Eca-109 食管腺癌细胞作为研究对象，分析复方苦参注射液对食管腺癌细胞中 EGFR 和 AURKA 的调控作用，从而验证复方苦参注射液治疗食管癌的作用机制，以及对食管腺癌的预后改善作用。根据 PCR 实验结果，选择复方苦参注射液浓度 4.0mg/mL 为实验浓度，给药 48h 后显示，与对照组比较，给药组中的 EGFR 和 AURKA 的 mRNA 表达量明显降低，证明复方苦参注射液可以调控食管癌细胞中异常上调的 EGFR 和 AURKA 基因，见图 9-6A。

为了进一步确认复方苦参注射液对 Eca-109 食管癌细胞中 EGFR 和 AURKA 的转录蛋白的影响，本研究应用 Western blot 对复方苦参注射液 4.0mg/mL 给药组的 Eca-109 细胞进行蛋白表达量检测，见图 9-6B。结果表明，与对照组比较，给药组中 EGFR 和 AURKA 的蛋白表达量明显下降。

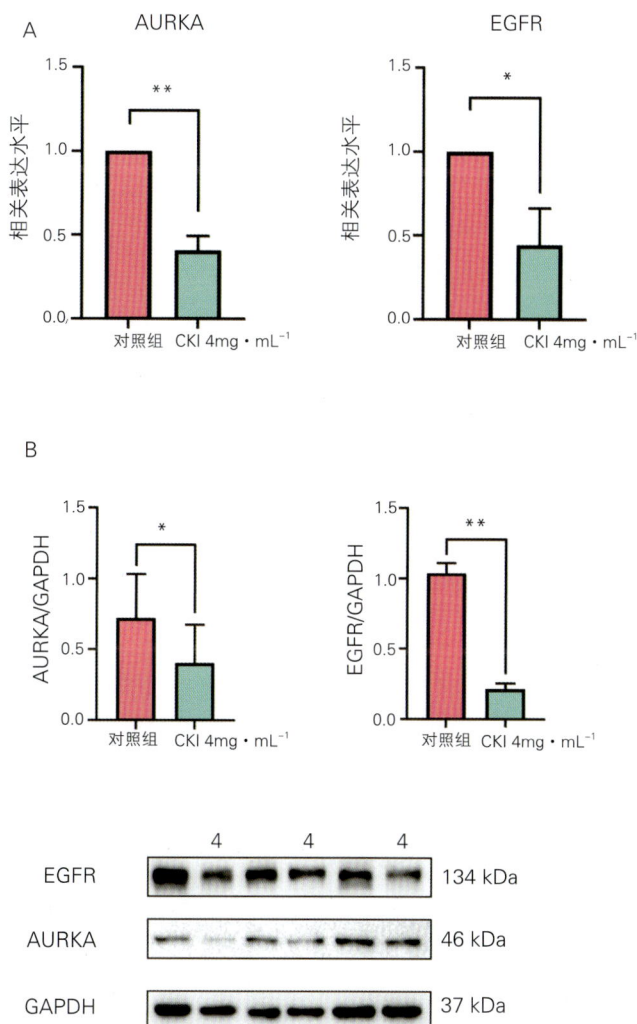

A. 复方苦参注射液对 Eca-109 细胞 mRNA 表达的影响；B. 复方苦参注射液对 Eca-109 细胞蛋白表达的影响。

图 9-6　复方苦参注射液对 Eca-109 细胞 mRNA 和蛋白表达的影响

注：与对照组比较，$^*P < 0.05$，$^{**}P < 0.01$。

研究小结

本部分研究较好地验证了网络药理学部分研究的预测结果。CCK-8实验结果显示，复方苦参注射液可以有效抑制Eca-109食管癌细胞的增殖；RT-qPCR和Western blot实验结果显示，复方苦参注射液可以抑制EGFR和AURKA的mRNA和蛋白的过度表达。本研究为深入开展复方苦参注射液干预食管癌的体内实验和深入机制分析奠定了良好基础。

参考文献

［1］ 李梢.网络药理学［M］.北京：清华大学出版社，2022.

［2］ 吴嘉瑞.中医药临床大数据研究［M］.北京：中国医药科技出版社，2020.

［3］ Li P H，Kong X Y，He Y Z，et al.Recent developments in application of single-cell RNA sequencing in the tumour immune microenvironment and cancer therapy［J］. Mil Med Res，2022，9（1）：52.

［4］ Lu Y Y，Zhou C G，Zhu M D，et al.Traditional chinese medicine syndromes classification associates with tumor cell and microenvironment heterogeneity in colorectal cancer：a single cell RNA sequencing analysis［J］．Chin Med，2021，16（1）：133.

［5］ Wang T，Zhang X L，Liu W X，et al.Identification of diagnostic molecules and potential traditional Chinese medicine components for Alzheimer's disease by single cell RNA sequencing combined with a systematic framework for network pharmacology ［J］．Front Med，2023，10：1335512.

［6］ Subramanian I，Verma S，Kumar S，et al.Multi-omics Data Integration，Interpretation，and Its Application［J］．Bioinform Biol Insights，2020，14：1177932219899051.

［7］ Patel V R，Eckel-Mahan K，Sassone-Corsi P，et al.CircadiOmics：integrating circadian genomics，transcriptomics，proteomics and metabolomics［J］．Nat Methods，2012，9（8）：772–773.

［8］ Lao Y M，Jiang J G，Yan L.Application of metabonomic analytical techniques in the modernization and toxicology research of traditional Chinese medicine［J］．Br J Pharmacol，2009，157（7）：1128–1141.

［9］ Zhao J.Publishing Chinese medicine knowledge as Linked Data on the Web［J］．Chin Med，2010，5：27.

［10］ Jacquier A.The complex eukaryotic transcriptome：unexpected pervasive transcription and novel small RNAs［J］．Nat Rev Genet，2009，10（12）：833–844.

［11］ Rozanova S，Barkovits K，Nikolov M，et al.Quantitative Mass Spectrometry-Based Proteomics：An Overview［J］．Methods Mol Biol，2021，2228：85–116.

［12］ Ding Z Y，Wang N，Ji N，et al.Proteomics technologies for cancer liquid biopsies［J］． Mol Cancer，2022，21（1）：53.

［13］ Liu Z，Hong Z P，Qu P P.Proteomic Analysis of Human Endometrial Tissues Reveals the Roles of PI$_3$K/AKT/mTOR Pathway and Tumor Angiogenesis Molecules in the

Pathogenesis of Endometrial Cancer［J］. BioMed Res Int, 2020, 2020: 5273969.

［14］Rai A, Kamochi H, Suzuki H, et al.De novo transcriptome assembly and characterization of nine tissues of Lonicera japonica to identify potential candidate genes involved in chlorogenic acid, luteolosides, and secoiridoid biosynthesis pathways［J］. J Nat Med, 2017, 71（1）: 1–15.

［15］Antil S, Abraham J S, Sripoorna S, et al.DNA barcoding, an effective tool for species identification: a review［J］. Mol Biol Rep, 2023, 50（1）: 761–775.

［16］Wang Y, Jiang H L, Meng H, et al.Antidepressant Mechanism Research of Acupuncture: Insights from a Genome-Wide Transcriptome Analysis of Frontal Cortex in Rats with Chronic Restraint Stress［J］. Evid Based Complement Alternat Med, 2017, 2017: 1676808.

［17］Xu M, Deng J W, Xu K K, et al.In-depth serum proteomics reveals biomarkers of psoriasis severity and response to traditional Chinese medicine［J］. Theranostics, 2019, 9（9）: 2475-2488.

［18］Li C R, Li Q, Mei Q B, et al.Pharmacological effects and pharmacokinetic properties of icariin, the major bioactive component in Herba Epimedii［J］. Life Sci, 2015, 126: 57-68.

［19］Zhang F L, Yin Y F, Xu W W, et al.Icariin inhibits gastric cancer cell growth by regulating the hsa_circ_0003159/miR-223-3p/NLRP3 signaling axis［J］. Hum Exp Toxicol, 2022, 41: 9603271221097363.

［20］Ren S, Zhang H, Mu Y P, et al.Pharmacological effects of Astragaloside Ⅳ: a literature review［J］. J Tradit Chin Med, 2013, 33（3）: 413-416.

［21］Li F, Cao K, Wang M, et al.Astragaloside Ⅳ exhibits anti-tumor function in gastric cancer via targeting circRNA dihydrolipoamide S-succinyltransferase（circDLST）/ miR-489-3p/eukaryotic translation initiation factor 4A1（EIF4A1）pathway［J］. Bioengineered, 2022, 13（4）: 10111-10122.

［22］Xiang H, Liu Y X, Zhang B B, et al.The antidepressant effects and mechanism of action of total saponins from the caudexes and leaves of Panax notoginseng in animal models of depression［J］. Phytomedicine, 2011, 18（8-9）: 731-738.

［23］Zhang H L, Chen Z M, Zhong Z Y, et al.Total saponins from the leaves of Panax notoginseng inhibit depression on mouse chronic unpredictable mild stress model by regulating circRNA expression［J］. Brain Behav, 2018, 8（11）: e01127.

［24］Zhang X X, Zhang X F, Wang H, et al.Characterization of the complete chloroplast genome of traditional Chinese herb, Solanum japonense Nakai.（Solanaceae）［J］.

Mitochondrial DNA B Resour, 2021, 6（1）: 211-213.

［25］Wang W, Xu T, Song X W, et al.Sequencing of the complete chloroplast genome of Rubia yunnanensis Diels and its phylogenetic analysis［J］. Mitochondrial DNA B Resour, 2022, 7（6）: 1087-1089.

［26］Wu J S, Luo Y, Deng D H, et al.Coptisine from Coptis chinensis exerts diverse beneficial properties: A concise review［J］. J Cell Mol Med, 2019, 23（12）: 7946-7960.

［27］Gu M W, Wang X L.Pseudogene MSTO2P Interacts with miR-128-3p to Regulate Coptisine Sensitivity of Non-Small-Cell Lung Cancer（NSCLC）through TGF-β Signaling and VEGFC［J］. J Oncol, 2022: 9864411.

［28］Szcześniak M W, Bryzghalov O, Ciomborowska-Basheer J, et al.CANTATAdb 2.0: Expanding the Collection of Plant Long Noncoding RNAs［J］. Methods Mol Biol, 2019, 1933: 415-429.

［29］Dai X B, Zhuang Z H, Zhao X C.psRNATarget: a plant small RNA target analysis server（2017 release）［J］. Nucleic Acids Res, 2018, 46（W1）: W49-W54.

［30］Tian S S, Zheng N N, Zu X P, et al.Integrated hepatic single-cell RNA sequencing and untargeted metabolomics reveals the immune and metabolic modulation of Qing-Fei-Pai-Du decoction in mice with coronavirus-induced pneumonia［J］. Phytomedicine, 2022, 97: 153922.

［31］Sun D, Luo F, Fang C B, et al.Molecular mechanisms underlying the therapeutic effects of Linggui Zhugan decoction in stroke: Insights from network pharmacology and single-cell transcriptomics analysis［J］. Medicine（Baltimore）, 2024, 103（13）: e37482.

［32］Chen B W, Xu Y Q, Tian F M, et al.Buyang Huanwu decoction promotes angiogenesis after cerebral ischemia through modulating caveolin-1-mediated exosome MALAT1/ YAP1/HIF-1α axis［J］. Phytomedicine, 2024, 129: 155609.

［33］Liu P, Qi G Y, Gu S S, et al.Single-cell transcriptomics and network pharmacology reveal therapeutic targets of Jianpi Yiqi Bugan Yishen decoction in immune cell subsets of children with myasthenia gravis［J］. Transl Pediatr, 2022, 11（12）: 1985-2003.

［34］Tan X, Zhao X J, Li J X, et al.Study on the clinical mechanism of Tong-Xie-An-Chang Decoction in the treatment of diarrheal irritable bowel syndrome based on single-cell sequencing technology［J］. Medicine（Baltimore）, 2020, 99（52）: e23868.

［35］Gu Y, Li Z Y, Li H, et al.Exploring the efficacious constituents and underlying mechanisms of sini decoction for sepsis treatment through network pharmacology and multi-omics［J］. Phytomedicine, 2024, 123: 155212.

［36］Zhang S，Wang Y，Li H，et al.Tongmai Zhuke decoction restrains the inflammatory reaction of macrophages for carotid artery atherosclerosis by up-regulating lincRNA-Cox2［J］. Biotechnol Genet Eng Rev，2023：1-16.

［37］Yu C T，Chen T Q，Lu S C，et al.Identification of Significant Modules and Targets of Xian-Lian-Jie-Du Decoction Based on the Analysis of Transcriptomics，Proteomics and Single-Cell Transcriptomics in Colorectal Tumor［J］. J Inflamm Res，2022，15：1483-1499.

［38］Xu H C，Van der Jeught K，Zhou Z L，et al.Atractylenolide I enhances responsiveness to immune checkpoint blockade therapy by activating tumor antigen presentation［J］. J Clin Invest，2021，131（10）：e146832.

［39］Zhang Y B，Wei S J，Zhang Q X，et al.Paris saponin Ⅶ inhibits triple-negative breast cancer by targeting the MEK/ERK/STMN1 signaling axis［J］. Phytomedicine，2024，130：155746.

［40］Yu D Y，Yang P H，Lu X Y，et al.Single-cell RNA sequencing reveals enhanced antitumor immunity after combined application of PD-1 inhibitor and Shenmai injection in non-small cell lung cancer［J］. Cell Commun Signal，2023，21（1）：169.

［41］Shi S Q，Mao X X，Lv J Y，et al.Qi-Po-Sheng-Mai granule ameliorates Ach-CaCl$_2$-induced atrial fibrillation by regulating calcium homeostasis in cardiomyocytes［J］. Phytomedicine，2023，119：155017.

［42］Guo Q Y，Wu J P，Wang Q X，et al.Single-cell transcriptome analysis uncovers underlying mechanisms of acute liver injury induced by tripterygium glycosides tablet in mice［J］. J Pharm Anal，2023，13（8）：908-925.

［43］Sun M Y，Wang D D，Sun J，et al.The Zuo Jin Wan Formula increases chemosensitivity of human primary gastric cancer cells by AKT mediated mitochondrial translocation of cofilin-1［J］. Chin J Nat Med，2019，17（3）：198-208.

［44］Wang J J，Hua D M，Li M Y，et al.The Role of Zuo Jin Wan in Modulating the Tumor Microenvironment of Colorectal Cancer［J］. Comb Chem High Throughput Screen，2024.

［45］Li R，Du K，Zhang C Y，et al.Single-cell transcriptome profiling reveals the spatiotemporal distribution of triterpenoid saponin biosynthesis and transposable element activity in *Gynostemma* pentaphyllum shoot apexes and leaves［J］. Front Plant Sci，2024，15：1394587.

［46］Wang S，Sun S T，Zhang X Y，et al.The Evolution of Single-Cell RNA Sequencing Technology and Application：Progress and Perspectives［J］. Int J Mol Sci，2023，24

（3）: 2943.

[47] Meng Z Q, Liu X K, Wu J R, et al.Mechanisms of Compound Kushen Injection for the Treatment of Lung Cancer Based on Network Pharmacology [J]. Evid Based Complement Alternat Med, 2019, 2019: 4637839.

[48] Zhou W, Wu J R, Zhu Y L, et al.Study on the mechanisms of compound Kushen injection for the treatment of gastric cancer based on network pharmacology [J]. BMC Complement Med Ther, 2020, 20（1）: 6.

[49] Zhou W, Wu J R, Zhang J Y, et al.Integrated bioinformatics analysis to decipher molecular mechanism of compound Kushen injection for esophageal cancer by combining WGCNA with network pharmacology [J]. Sci Rep, 2020, 10（1）: 12745.

[50] Liu S Y, Hu X H, Fan X T, et al.A bioinformatics research on novel mechanism of compound kushen injection for treating breast cancer by network pharmacology and molecular docking verification [J]. Evid Based Complement Alternat Med, 2020, 2020: 2758640.

[51] Zhou W, Huang Z H, Wu C, et al.Investigation on the clinical efficacy and mechanism of compound kushen injection in treating esophageal cancer based on multi-dimensional network meta-analysis and in vitro experiment [J]. J Ethnopharmacol, 2021, 279: 114386.

[52] Liu X K, Wu Y, Zhang Y Y, et al.High throughput transcriptome data analysis and computational verification reveal immunotherapy biomarkers of compound kushen injection for treating triple-negative breast cancer [J]. Front Oncol, 2021, 11: 747300.

[53] Zhou W, Wu C, Zhao C J, et al.An advanced systems pharmacology strategy reveals AKR1B1, MMP2, PTGER3 as key genes in the competing endogenous RNA network of compound kushen injection treating gastric carcinoma by integrated bioinformatics and experimental verification [J]. Front Cell Dev Biol, 2021, 9: 742421.

[54] Wu C, Huang Z H, Meng Z Q, et al.A network pharmacology approach to reveal the pharmacological targets and biological mechanism of compound kushen injection for treating pancreatic cancer based on WGCNA and in vitro experiment validation [J]. Chin Med, 2021, 16（1）: 121.

[55] Lu S, Meng Z Q, Tan Y Y, et al.An advanced network pharmacology study to explore the novel molecular mechanism of compound kushen injection for treating hepatocellular carcinoma by bioinformatics and experimental verification [J]. BMC Complement Med Ther, 2022, 22（1）: 54.

［56］Liu X K, Bai M R, Li H Y, et al.Single-cell RNA-sequencing uncovers compound kushen injection synergistically improves the efficacy of chemotherapy by modulating the tumor environment of breast cancer［J］. Front Immunol, 2022, 13: 965342.

［57］Wu Z S, Wu C, Shi J, et al.Elucidating the pharmacological effects of Compound Kushen injection on MYC-P15-CCND1 signaling pathway in nasopharyngeal carcinoma-An in vitro study［J］. J Ethnopharmacol, 2023, 315: 116702.

［58］Huang Z H, Wu C, Zhou W, et al.Compound kushen injection inhibits epithelial-mesenchymal transition of gastric carcinoma by regulating VCAM1 induced by the TNF signaling pathway［J］. Phytomedicine, 2023, 118: 154984.

［59］马志强, 雷威, 王文胜, 等. 新辅助化疗中联合应用复方苦参对局部晚期乳腺癌患者免疫功能、临床疗效及不良反应的观察［J］. 辽宁中医杂志, 2021, 48（10）: 89-91.

［60］马悦. 复方苦参注射液化学成分和质量控制研究［D］. 北京: 中国中医科学院, 2012.

［61］王升晔, 楼建林, 杜向慧, 等. 复方苦参注射液联合放疗治疗局部晚期非小细胞肺癌［J］. 中国新药杂志. 2012, 21（5）: 540-542.

［62］王文龙. 基于上皮间质转化探讨复方苦参注射液防治放射性肺损伤的机制［D］. 武汉: 湖北中医药大学, 2020.

［63］王永雄. 复方苦参注射液联合化疗治疗三阴性乳腺癌临床观察［J］. 世界最新医学信息文摘, 2018, 18（19）: 3-4.

［64］王军, 厉晶萍. 复方苦参注射液联合顺铂治疗肝癌并发血性腹水患者的临床观察［J］. 中西医结合肝病杂志, 2021, 31（1）: 44-46.

［65］王君, 任毅. 复方苦参注射液联合ET方案治疗乳腺癌的临床研究［J］. 现代药物与临床, 2019, 34（7）: 2137-2141.

［66］王怡鑫, 蒋刚, 蔡红, 等. 复方苦参注射液联合化疗对结直肠癌患者血清血管内皮生长因子的影响［J］. 现代中西医结合杂志, 2016, 25（15）: 1685-1686, 1706.

［67］王珂欣. 基于新型网络药理学策略解析复方苦参注射液抗肝癌主要药效成分与作用机制［D］. 太原: 山西大学, 2021.

［68］王洪倩, 王文龙, 方妍, 等. 复方苦参注射液联合奥沙利铂对结肠癌肿瘤细胞的杀伤与增殖作用研究［J］. 中国临床药理学杂志, 2019, 35（21）: 2687-2690.

［69］王晓红, 李义慧, 杨俊泉, 等. 复方苦参注射液对乳腺癌术后化疗患者的疗效及免疫功能的影响［J］. 中国全科医学, 2011, 14（23）: 2696-2698.

［70］王留晏, 孔天东. 复方苦参注射液治疗非小细胞肺癌的疗效及治疗机制探讨［J］. 辽宁中医杂志, 2022, 49（12）: 135-138.

［71］王娟，王科明，王朝霞，等．复方苦参联合DCF方案化疗治疗晚期胃癌25例［J］.
中国新药杂志，2010，19（17）：1585-1588．

［72］王娟，曹晓霞．复方苦参注射液联合新辅助化疗对宫颈癌患者细胞免疫功能、炎
症反应及生存质量的影响［J］.临床医学研究与实践，2022，7（20）：70-73．

［73］王景娜．复方苦参注射液联合吉西他滨与顺铂治疗非小细胞肺癌效果［J］.实用
中西医结合临床，2020，20（13）：94-96．

［74］王媛．复方苦参注射液配合腹腔灌注化疗治疗卵巢癌腹腔积液临床研究［J］.中
国中医药信息杂志，2015，22（5）：25-28．

［75］王鹏飞，王京辉，段秀梅，等．HPLC法同时测定复方苦参注射液中7个成分含
量及指纹图谱研究［J］.药物分析杂志，2022，42（7）：1101-1109．

［76］王磊，李灵招，韩全乡，等．复方苦参注射液联合适形调强放疗治疗乳腺癌术后
患者疗效观察［J］.山西中医，2020，36（3）：18-20，23．

［77］元建华，赵清梅，廖燕，等．复方苦参注射液联合硫酸吗啡缓释片治疗中重度癌
痛的临床观察［J］.中国疼痛医学杂志，2015，21（1）：79-80．

［78］牛天增，陈士林，王红芳，等．一测多评法同时测定复方苦参注射液中7种成分
［J］.中国现代应用药学，2019，36（10）：1187-1192．

［79］毛文娟，么杨，秦文杰．复方苦参注射液联合吉非替尼对晚期非小细胞肺腺癌患者
高凝状态的影响研究［J］.中国医院用药评价与分析，2022，22（11）：1330-1333．

［80］毛文娟，么杨．复方苦参注射液对乳腺癌术后AC→T方案化疗的效果及安全性
评价［J］.辽宁中医杂志，2018，45（4）：760-762．

［81］毛文娟，么杨．复方苦参注射液联合同步放化疗治疗局部晚期食管癌的临床研究
［J］.辽宁中医杂志，2022，49（10）：148-150．

［82］尹卫华，夏红梅，江健，等．复方苦参注射液对结直肠癌多药耐药性逆转作用的
机制研究［J］.时珍国医国药，2019，30（12）：2886-2889．

［83］尹建宏．复方苦参注射液在晚期胃癌化疗中的应用效果观察［J］.北方药学，
2019，16（2）：34-35．

［84］石正伟．复方苦参注射液联合DF化疗对晚期食管癌患者的治疗效果［J］.河南
医学研究，2020，29（3）：491-492．

［85］石彦，余佩武，曾冬竹，等．复方苦参注射液对胃癌术后化疗患者免疫功能的影
响［J］.药学服务与研究，2006，6（3）：183-185．

［86］石晓明，吴胜春，杨永宾，等．术前应用复方苦参注射液对结肠癌细胞的影响及
机制研究［J］.河北中医，2013，35（8）：1212-1213．

［87］卢万里．复方苦参注射液联合GP方案治疗晚期非小细胞肺癌临床观察［J］.辽

宁中医杂志，2017，44（6）：1214-1215.

[88] 卢玲，杨翰，滕智远. 复方苦参注射液辅助化疗治疗肺癌的系统评价［J］. 中国
药房，2011，22（24）：2267-2270.

[89] 叶正青，梁重峰，丁海，等. 复方苦参注射液对人肝癌 SMMC-7721 肿瘤细胞作
用的实验研究［J］. 山东医药，2009，49（16）：44-45.

[90] 史立波，李卫东，陈信. 复方苦参注射液在晚期乳腺癌姑息治疗中的疗效观察
［J］. 中西医结合研究，2015，7（2）：60-62.

[91] 付芳梅，罗时辉，王鹰，等. 复方苦参注射液联合化疗对乳腺癌免疫功能影响的
Meta 分析［J］. 实用中西医结合临床，2018，18（11）：1-4，22.

[92] 代志军，高洁，王西京，等. 复方苦参注射液诱导胃癌细胞凋亡的机制［J］. 中
华胃肠外科杂志，2008，11（3）：261-265.

[93] 代志军，高洁，仵文英，等. 复方苦参注射液对胃癌 SGC-7901 细胞侵袭转移能
力的影响［J］. 中药材，2007，30（7）：815-819.

[94] 丛日楠，乔建文. 复方苦参注射液联合放疗治疗晚期胰腺癌的近期疗效、安全性及
对患者生活质量的影响［J］. 现代中西医结合杂志，2019，28（12）：1335-1338.

[95] 冯柏，赵学群. 复方苦参注射液对肺癌患者免疫功能的影响［J］. 中国药房，
2007（33）：2612-2613.

[96] 冯献明，付方现，韩文清，等. 复方苦参注射液联合化疗治疗晚期胃癌的疗效观
察［J］. 中国医疗前沿，2013，8（13）：63，78.

[97] 宁四清，徐海声，杨超. 复方苦参注射液联合 FOLFOX4 化疗方案治疗晚期胃癌
的临床研究［J］. 现代药物与临床，2015，30（3）：275-278.

[98] 吕伯乐. 复方苦参注射液辅助化疗在胃癌患者中的应用效果观察［J］. 实用中西
医结合临床，2020，20（9）：82-83.

[99] 朱利楠，樊青霞. 复方苦参注射液在中晚期食管鳞癌化疗中的作用分析［J］. 中
国肿瘤临床与康复，2011，18（3）：278-279.

[100] 任明云，张燕，杨树利，等. 复方苦参注射液配合 ET 化疗方案治疗初治晚期乳腺
癌的疗效及复发随访研究［J］. 中国现代药物应用，2016，10（22）：128-129.

[101] 任建鸿，王红，刘丽梅，等. 复方苦参注射液联合 CAF 方案治疗早期乳腺癌改
良根治术后患者 123 例的临床观察［J］. 中国医院用药评价与分析，2010，10
（8）：736-739.

[102] 任玲，陈媛媛，谢楠岚，等. 复方苦参注射液治疗骨转移癌性疼痛临床研究［J］.
河北中医，2019，41（7）：1010-1013.

[103] 刘方雷，田春香，刘武. 复方苦参注射液治疗结直肠癌的应用及临床效果评价

［J］．辽宁中医杂志，2017，44（9）：1893-1894．

［104］刘国旗，赵焕．化疗联合复方苦参注射液治疗晚期食道癌疗效观察［J］．实用中医药杂志，2017，33（5）：535-536．

［105］刘春秋，李国欢，刘卫东．复方苦参注射液在晚期肺癌恶性胸腔积液患者姑息治疗中的临床研究［J］．辽宁中医杂志，2016，43（1）：74-75．

［106］刘宽浩，王艺卓．复方苦参注射液联合FOLFOX4化疗方案治疗胃癌晚期临床观察［J］．亚太传统医药，2014，10（20）：103-104．

［107］刘超，董鹏华，白钰．复方苦参注射液联合化疗治疗非小细胞肺癌临床研究［J］．辽宁中医杂志，2022，49（8）：123-125．

［108］刘喜勇．复方苦参注射液联合XELOX化疗治疗晚期结肠癌患者的临床效果［J］．慢性病学杂志，2020，21（9）：1416-1418．

［109］刘鑫馗．基于单细胞转录组的复方苦参注射液治疗三阴性乳腺癌机制研究［D］．北京：北京中医药大学，2022．

［110］闫立辉，彭晓梅，杨宇，等．复方苦参注射液防治非小细胞肺癌放疗患者放射性肺损伤及骨髓抑制的效果［J］．检验医学与临床，2021，18（19）：2888-2890．

［111］闫兵杰，韩娜娜．复方苦参注射液联合改良FOLFOX6化疗方案对晚期胃癌患者血清T细胞亚群、CEA水平及生存质量的影响［J］．北方药学，2019，16（2）：136-137．

［112］闫蓓蓓，侯新霞，宋鸽．复方苦参注射液联合化疗药物对中晚期宫颈癌患者免疫功能及血清肿瘤标志物的影响［J］．新中医，2021，53（6）：93-96．

［113］许进秀，赵世叶，王爱蓉，等．复方苦参注射液联合FOLFOX方案治疗晚期胃癌的临床观察［J］．中华中医药学刊，2013，31（8）：1812-1815．

［114］孙小慧，游蓉丽，李志远，等．复方苦参注射液（岩舒）联合新辅助化疗对中晚期乳腺癌患者临床疗效、血清肿瘤标志物及不良反应的临床观察［J］．辽宁中医杂志，2019，46（8）：1670-1673．

［115］孙玉书．复方苦参注射液联合吉西他滨和顺铂治疗胰腺癌的效果及减毒作用［J］．中国当代医药，2016，23（34）：66-68．

［116］孙凯，谢雁鸣，张寅，等．真实世界复方苦参注射液干预恶性肿瘤腹腔积液临床应用特征研究［J］．中国中医药信息杂志，2018，25（10）：96-100．

［117］孙学民．复方苦参注射液对乳腺癌术后化疗患者免疫功能的影响［J］．同济大学学报（医学版），2009，30（1）：117-120．

［118］孙晓，裴飞舟，屈中玉．复方苦参注射液（岩舒注射液）联合化疗治疗晚期乳腺癌临床观察［J］．中外医疗，2008，27（22）：67．

［119］孙静文，张伟．复方苦参注射液对巨噬细胞内NF-κB作用的研究［J］．现代检

验医学杂志, 2005, 20 (5): 24-26.

[120] 阳卫立, 徐豪明, 赵海兰, 等. 复方苦参注射液联合肝动脉化疗栓塞术治疗原发性肝癌临床疗效及安全性的 Meta 分析 [J]. 时珍国医国药, 2022, 33 (3): 767-770.

[121] 苏天海. 复方苦参注射液治疗晚期食管癌临床观察 36 例 [J]. 中国医药指南, 2010, 8 (23): 75-76.

[122] 苏贺, 李志刚, 王一尧. 复方苦参注射液联合洛铂腹腔灌注治疗胃癌致恶性腹腔积液临床研究 [J]. 辽宁中医杂志, 2021, 48 (2): 124-125.

[123] 苏瑞, 李玲, 徐宏彬, 等. 复方苦参注射液辅助放化疗治疗肿瘤的疗效与安全性的系统评价 [J]. 中国药房, 2013, 24 (44): 4154-4162.

[124] 李一鸣, 孙立亭. 复方苦参注射液临床拓展应用概况 [J]. 中医杂志, 2012, 53 (18): 1607-1608.

[125] 李丹, 张启洪, 吴盛, 等. 复方苦参注射液联合化疗治疗晚期结肠癌临床研究 [J]. 辽宁中医杂志, 2015, 42 (5): 1021-1022.

[126] 李凤玉, 王丽梅, 郭莉. 复方苦参注射液配合 GEMOX 方案治疗中晚期胰腺癌 50 例疗效观察 [J]. 辽宁中医杂志, 2017, 44 (12): 2567-2569.

[127] 李成云, 刘丽娟. 复方苦参注射液对乳腺癌放疗后白细胞减少症的作用 [J]. 当代医学 (学术版), 2008, 14 (18): 73.

[128] 李延玲, 薛庆丽, 王迪, 等. 复方苦参注射液联合 TP 方案对晚期肺癌患者疗效及预后的影响 [J]. 现代肿瘤医学, 2019, 27 (20): 3624-3627.

[129] 李华伟, 黄学武. 复方苦参注射液联合同步放化疗治疗中晚期宫颈癌的 Meta 分析 [J]. 中医药导报, 2019, 25 (12): 83-87.

[130] 李苗苗, 李艳锋. 复方苦参注射液对胃癌术后化疗患者胃肠功能及免疫功能的影响 [J]. 中国肿瘤临床与康复, 2021, 28 (9): 1079-1081.

[131] 李杰宝, 张家衡. 复方苦参注射液治疗乳腺癌术后化疗患者的临床疗效及其对外周血 T 细胞亚群的影响研究 [J]. 中国医院药学杂志, 2015, 35 (21): 1945-1949.

[132] 李彦楠, 谢雁鸣, 张寅, 等. 复方苦参注射液老年人群临床应用与联合用药特征分析: 一项基于医院信息系统的真实世界研究 [J]. 长春中医药大学学报, 2019, 35 (2): 255-260.

[133] 李程, 应伟. 复方苦参注射液联合 XELOX 方案对晚期结肠癌患者疗效及免疫功能的影响 [J]. 标记免疫分析与临床, 2019, 26 (2): 318-321.

[134] 李斌. 复方苦参注射液联合化疗治疗非小细胞肺癌临床研究 [J]. 辽宁中医杂志, 2022, 49 (4): 138-139.

[135] 杨向, 张华茂. 复方苦参注射液联合化疗对人胰腺癌的抑制作用 [J]. 中国医院

用药评价与分析，2012，12（1）：50-52．

［136］杨秀娥，叶进科．复方苦参注射液联合化疗治疗中晚期胃癌50例［J］．中国中医药信息杂志，2013，20（7）：80-81．

［137］杨青廷，熊文婧，旷满华，等．复方苦参注射液联合放化疗治疗鼻咽癌疗效及安全性的Meta分析［J］．中南医学科学杂志，2016，44（6）：630-636．

［138］杨杰智．FOLFOX4化疗方案联合复方苦参注射液治疗晚期胃癌59例［J］．中国民族民间医药，2017，26（20）：112-113，116．

［139］杨洁文，蒋沈君，陈婧．复方苦参注射液在胃癌术后化疗过程中的辅助作用［J］．中国中医药科技，2012，19（3）：251-252．

［140］杨雪艳，胡宝玉，姜亚涛．复方苦参注射液联合新辅助化疗对宫颈癌临床效果及生存期的影响［J］．中华中医药学刊，2018，36（10）：2520-2524．

［141］杨辉．复方苦参注射液在乳腺癌术后化疗患者中的应用价值［J］．深圳中西医结合杂志，2019，29（1）：28-30．

［142］杨勤，张亚声．复方苦参注射液对胃癌SGC-7901细胞VEGF、CXCR4表达的影响［J］．现代肿瘤医学，2010，18（8）：1481-1484．

［143］杨蝶，张禹森，张晓春．复方苦参注射液对胃癌患者生存期的影响——一项真实世界回顾性、多中心队列研究［J］．中医杂志，2022，63（23）：2259-2265．

［144］何津，刘晓刚，张大为，等．复方苦参注射液与TACE联合防治原发性肝癌复发转移的临床研究［J］．2020．

［145］何新梅，袁惠芳，寇亚楠．复方苦参注射液联合介入栓塞治疗肝癌破裂出血的临床疗效［J］．癌症进展，2022，20（10）：1069-1072．

［146］佟柳，李玉兰，郭星，等．紫杉醇联合复方苦参注射液对结肠癌疗效及对细胞增殖和免疫系统的影响［J］．解放军医药杂志，2018，30（11）：36-39．

［147］沈玉静．复方苦参注射液在乳腺癌术后化疗患者治疗中的应用价值［J］．中国药物经济学，2016，11（6）：69-70．

［148］沈泽天，武新虎，李兵，等．复方苦参注射液联合适形调强放疗治疗局部晚期鼻咽癌的临床观察［J］．肿瘤研究与临床，2011，（9）：623-625．

［149］宋士军，申家辉，赵红丹，等．复方苦参注射液联合化疗治疗胃癌患者的疗效观察［J］．中外健康文摘，2013，（39）：189．

［150］张月晓，李萍，李炳庆，等．基于PI3K/AKT通路探讨复方苦参注射液对食管癌模型大鼠的保护机制［J］．中药材，2021，44（1）：196-199．

［151］张丹，吴嘉瑞，张冰，等．基于Meta分析的复方苦参注射液联合FOLFOX化疗方案治疗大肠癌临床评价研究［J］．药物流行病学杂志，2016，25（11）：685-690．

［152］张文谨，海丽娜，连增林．复方苦参注射液抗肿瘤作用及其机制实验研究进展［J］．中国中医药信息杂志，2012，19（8）：101-103．

［153］张汀荣，曾洁，赵韬，等．三维适形放疗联合复方苦参注射液治疗转移性骨肿瘤疗效观察［J］．山东医药，2011，51（9）：90-91．

［154］张丽，单国用，刘兴安，等．高强度超声聚焦刀联合复方苦参注射液治疗局部晚期胰腺癌的疗效［J］．辽宁中医杂志，2019，46（11）：2375-2377．

［155］张利强，田素清，于艳华，等．复方苦参注射液联合FOLFOX-4方案治疗胃癌的临床观察［J］．中国医院用药评价与分析，2010，10（11）：1030-1031．

［156］张林超，孙继建，潘世杰，等．复方苦参注射液对膀胱癌细胞增殖、侵袭的影响及相关机制分析［J］．中药材，2017，40（5）：1208-1211．

［157］张虹，张华．复方苦参注射液对乳腺癌术后化疗患者的疗效、免疫功能的影响价值分析［J］．中国医药指南，2019，17（27）：236-237．

［158］张晕生，刘志伟，朱波，等．放疗联合复方苦参注射液治疗晚期胰腺癌近期疗效及对生活质量的影响［J］．现代中西医结合杂志．2017，26（30）：3370-3372．

［159］张敬伟，段冬梅，任中海．复方苦参注射液与顺铂腹腔灌注化疗联合治疗胃癌恶性腹水［J］．中国实验方剂学杂志，2016，22（11）：179-183．

［160］陆晓，马保庆，郭永坤，等．复方苦参注射液辅助吉西他滨与顺铂化疗方案治疗晚期膀胱癌患者的临床效果［J］．慢性病学杂志，2018，19（12）：1706-1707，1711．

［161］陈壮忠．复方苦参注射液联合化疗治疗食管癌的临床效果分析［J］．中国实用医药，2017，12（33）：3-5．

［162］陈英华，邓媛，廖毅，等．复方苦参注射液联合DP方案治疗晚期非小细胞肺癌对患者血清VEGF水平的影响［J］．现代肿瘤医学，2018，26（17）：2699-2702．

［163］陈国唤，李尚日，杨玲．复方苦参注射液辅助双介入治疗原发性肝癌疗效观察［J］．中国中西医结合消化杂志，2007，15（4）：239-241．

［164］陈学艺．复方苦参注射液对乳腺癌化疗毒副作用的影响［J］．中国医药科学，2014，4（13）：67-69．

［165］陈敏，倪梦蔚，周唯，等．基于Meta分析的复方苦参注射液联合化疗方案治疗非小细胞肺癌系统评价研究［J］．中国医院用药评价与分析，2019，19（9）：1051-1056，1064．

［166］陈绪元，代晓波，张玲，等．复方苦参注射液联合放射治疗食管癌的临床研究［J］．药学服务与研究，2006，6（1）：45-47．

［167］范英杰，杜宗哲，陈洪雷，等．复方苦参注射液联合伽玛刀治疗食管癌的临床疗效［J］．现代肿瘤医学，2016，24（18）：2899-2901．

［168］林丽珠，周岱翰，陈瑶，等．复方苦参注射液对肺癌和肝癌细胞抑瘤作用研究［J］．中药新药与临床药理，2009，20（1）：21-23．

［169］林燕，张华．复方苦参注射液在晚期胃癌患者辅助化疗中的作用［J］．川北医学院学报，2017，32（3）：412-415．

［170］金丹．复方苦参注射液对人乳腺癌细胞 MCF-7 和 MDA-MB-231 作用的实验研究［D］．沈阳：辽宁中医药大学，2017．

［171］周燕群．复方苦参注射液联合化疗治疗乳腺癌术后患者的疗效及安全性的 meta分析［D］．杭州：浙江中医药大学，2019．

［172］郑丹，昝莉．复方苦参注射液联合化疗治疗 106 例中晚期胃癌的疗效观察［J］．医药卫生（引文版），2015，1（4）：16-17．

［173］郑佳彬．复方苦参注射液对恶性 T 细胞淋巴瘤作用机制研究［D］．北京：中国中医科学院，2020．

［174］郑剑霄，郭伟伟，李清娟，等．复方苦参注射液增加肺癌 H1299 细胞放射敏感度的研究［J］．实用医学杂志，2019，35（20）：3139-3142．

［175］郑剑霄，詹文婷，周晓春，等．复方苦参注射液对鼻咽癌 CNE-2 细胞的放射增敏作用［J］．吉林大学学报（医学版），2019，45（6）：1384-1388，1484．

［176］郑娟，周梁．复方苦参注射液在抗头颈部恶性肿瘤中的应用［J］．复旦学报（医学版），2016，43（2）：236-240．

［177］郑捷文，刘姝羽，王凯欢，等．基于 Meta 分析的复方苦参注射液治疗胃癌的系统评价［J］．中国医院用药评价与分析，2018，18（9）：1160-1165．

［178］郑捷文，张丹，吴嘉瑞，等．基于 Meta 分析的复方苦参注射液辅助治疗肝癌临床评价研究［J］．药物流行病学杂志，2017，26（11）：745-750．

［179］郑慧禹，侯向生．复方苦参注射液联合化疗治疗食管癌术后复发疗效观察［J］．中国中医药信息杂志，2012，19（9）：85-86．

［180］郎万吉，郎枫．近 5 年来复方苦参注射液治疗肿瘤应用状况及本草分析［J］．光明中医，2014，29（12）：196-197．

［181］孟宪宇，张萍．乳腺癌术后放疗联合复方苦参注射液治疗对患者免疫功能及生存质量的影响分析［J］．航空航天医学杂志，2018，29（3）：337-338．

［182］赵月．复方苦参注射液联合化疗改善胃癌患者生活质量的疗效观察［D］．济南：山东中医药大学，2011．

［183］郝琦，阿达来提·麻合苏提．复方苦参注射液联合斑蝥酸钠维生素 B$_6$ 治疗鼻咽癌放射性口腔黏膜损伤效果观察［J］．现代中西医结合杂志，2016，25（18）：1992-1995．

［184］胡万宁，王晓红，王建功，等．复方苦参注射液体外诱导鼻咽癌 CNE2 细胞凋亡的作用及机制［J］．山东医药，2011，51（9）：92-93．

［185］胡文兵，高清平．复方苦参注射液对肝癌 HepG2 细胞放疗的增敏作用观察［J］．山东医药，2010，50（45）：32-34．

［186］胡和平，陈贵明．复方苦参注射液治疗晚期恶性肿瘤 56 例［J］．临床医药实践，2003，12（6）：440．

［187］柯怀，李平球，高焕云，等．复方苦参注射液雾化吸入联合 NP 方案治疗晚期非小细胞肺癌的疗效观察［J］．中国药房，2011，22（8）：723-725．

［188］郜明月，谢雁鸣，张寅，等．基于电子医疗数据的复方苦参注射液治疗适应症（恶性肿瘤）真实世界临床应用特征研究［J］．中草药，2018，49（13）：3143-3147．

［189］段哲萍，于新江，吕艳玲，等．复方苦参注射液对非小细胞肺癌放疗患者放射性肺损伤及骨髓抑制的防治作用及机制［J］．山东医药，2016，56（32）：81-83．

［190］段哲萍，于新江，刘媛媛．复方苦参注射液联合放射治疗对肺癌 Lewis 细胞株在体外的放射增敏作用研究［J］．中国全科医学，2013，16（42）：4284-4287．

［191］侯炜，刘杰，石闻光，等．复方苦参注射液防治原发性肺癌放射性肺炎的多中心、随机对照临床研究［J］．中国新药杂志，2013，22（17）：2065-2068．

［192］侯静霞．复方苦参注射液联合化疗治疗中晚期食管癌的临床研究［J］．中医学报，2012，27（9）：1085-1086．

［193］姜明，陆炜，程国兵，等．复方苦参注射液诱导胃癌细胞株 MGC803 增殖抑制和细胞凋亡的实验研究［J］．中国肿瘤临床，2011，38（16）：943-946．

［194］洪青，王洪洲，初晓红，等．复方苦参注射液穴位注射联合刺血疗法治疗胃癌疼痛的临床研究［J］．辽宁中医杂志，2020，47（1）：150-152．

［195］姚得顺，王志武，胡万宁，等．复方苦参注射液联合 TAC 方案新辅助化疗对局部晚期乳腺癌患者疗效及预后的影响［J］．辽宁中医杂志，2019，46（3）：556-559．

［196］骆雯．复方苦参注射液联合化疗在晚期胃癌治疗中的应用［J］．医学信息，2014，27（12）：265-266．

［197］秦海运，潘淑云，李政，等．复方苦参注射液联合拉帕替尼治疗 Her2 阳性晚期乳腺癌疗效及对肿瘤标志物的影响［J］．世界中医药，2018，13（6）：1472-1476．

［198］顾锡冬，赵虹，谢小红．复方苦参注射液联合新辅助化疗对局部晚期乳腺癌患者疗效观察［J］．浙江中医杂志，2015，50（1）：74．

［199］钱锋，周立新，饶云．复方苦参注射液对胃癌术后辅助化疗患者免疫功能的影响［J］．肿瘤研究与临床，2006，18（5）：335-336．

［200］倪峰，徐健，郜国梅，等．复方苦参注射液联合放疗治疗老年中晚期食管癌临床

疗效及对患者血清 CEA、CA199 及 CA50 水平的影响［J］.湖北中医药大学学报，2022，24（1）：38-41.

［201］徐宁.应用复方苦参注射液治疗乳腺癌术后化疗患者的临床疗效及对其外周血 T 细胞亚群的影响研究［J］.中国民康医学，2017，29（7）：16-18.

［202］徐秋平，傅绍艳，袁松松.复方苦参注射液辅助同期放化疗对局部晚期鼻咽癌患者外周血中基质金属蛋白酶 2、骨性碱性磷酸酶及血管内皮生长因子水平的影响［J］.中国医院用药评价与分析，2019，19（1）：39-41.

［203］高小平.复方苦参注射液联合化疗治疗胃癌疗效的研究［J］.医药前沿，2014，（8）：107-108.

［204］高星儿.化疗联合复方苦参注射液治疗侵袭性非霍奇金淋巴瘤的临床疗效［J］.辽宁中医杂志，2017，44（10）：2124-2125.

［205］高海祥，闫莉，苏艳.复方苦参注射液增加耐克唑替尼 ALK 阳性肺癌细胞 H2228 对克唑替尼的敏感性［J］.中国老年学杂志，2016，36（17）：4159-4161.

［206］郭占芳，张红武，杨如意，等.复方苦参注射液治疗原发性肝癌疼痛 30 例临床观察［J］.辽宁中医杂志，2016，43（11）：2322-2323.

［207］郭红，张全乐，巩苓苓，等.复方苦参注射液对人肝癌 SMMC-7221 细胞体外增殖、转移和侵袭的抑制作用及其机制［J］.中西医结合肝病杂志，2021，31（4）：356-360.

［208］郭彦伟，张晓勇，潘晓红.复方苦参注射液治疗轻中度癌痛的疗效观察［J］.医学理论与实践，2005，18（2）：165-166.

［209］唐玉琦，郑玲.复方苦参注射液的抗肿瘤临床应用现状［J］.肿瘤药学，2015，5（2）：92-96.

［210］唐晓丽，刘真君，周鹏，等.复方苦参注射液联合 GEMOX 方案治疗中晚期胰腺癌临床疗效及对肿瘤标志物指标的影响［J］.湖北中医药大学学报，2021，23（2）：56-59.

［211］海丽娜，王鹏飞，王京辉，等.复方苦参注射液 UPLC 指纹图谱检测及 6 种成分含量测定［J］.中国药学杂志，2022，57（14）：1198-1204.

［212］黄灿红，谭程，蔡晶.复方苦参注射液联合放疗治疗老年局部晚期食管癌的临床价值［J］.南通大学学报（医学版），2016，36（6）：600-602.

［213］黄奕雪，郭玉明，桑秀秀，等.复方苦参注射液治疗癌性疼痛的系统评价［J］.中国实验方剂学杂志，2016，22（2）：172-179.

［214］黄晨，陈小兵.复方苦参注射液联合紫杉醇对胃癌 SNU-601 细胞增殖和凋亡的影响［J］.中国临床药理学杂志，2022，38（17）：1994-1998.

［215］黄智芬，刘俊波，黎汉忠，等．复方苦参注射液配合化疗治疗晚期胃癌30例临床观察［J］．华西医学，2009，24（11）：2883-2885．

［216］曹晟丞，张海盛，柳江英．复方苦参注射液对卵巢癌化疗患者免疫功能及生存质量的影响［J］．中国中医药信息杂志，2015，22（8）：35-37．

［217］常占国，马磊，陈小兵，等．复方苦参注射液联合奥沙利铂及替吉奥治疗Ⅳ期胃癌的临床研究［J］．中华肿瘤防治杂志，2021，28（16）：1242-1246．

［218］董俊，晏菲，邓洁，等．复方苦参注射液抗肿瘤机制及其临床应用进展［J］．天津药学，2019，31（1）：71-74．

［219］蒋晓芳，林山，卢航超，等．宫颈癌应用放化疗联合复方苦参注射液治疗对细胞免疫功能影响分析［J］．中国医院药学杂志，2016，36（2）：119-121．

［220］韩全利，张龙方，李静，等．复方苦参注射液联合化疗在治疗胃癌中的疗效观察［J］．中国医药导报，2011，8（8）：68-69．

［221］韩黎丽，陈小兵，吕慧芳，等．紫杉醇联合复方苦参注射液同步放化疗对食管癌老年患者的近期疗效及毒副作用［J］．中医药学报，2018，46（2）：70-73．

［222］覃红斌，张洁，张京伟．复方苦参注射液联合FOLFOX4化疗方案治疗晚期胃癌的作用［J］．武汉大学学报（医学版），2012，33（2）：215-218．

［223］覃桂珍，王芦萍，王淼，等．FOLFOX方案辅助复方苦参注射液治疗胃癌疗效及不良反应系统评价［J］．中华肿瘤防治杂志，2019，26（12）：881-887．

［224］程凯，蒋刚．复方苦参注射液辅助治疗乳腺癌的Meta分析［J］．中国药房，2012，23（12）：1128-1130．

［225］鲁欣芬．复方苦参注射液、化疗联合治疗胃癌疗效的临床疗效及可行性分析［J］．医学信息，2015，28（10）：78-79．

［226］曾经章，杨勤，谢汝佳，等．复方苦参注射液对原发性肝癌合并肝损伤和癌性疼痛的治疗效果［J］．贵州医科大学学报，2021，46（1）：67-71．

［227］谢茂高．复方苦参注射液对晚期胃癌化疗患者疗效、免疫功能、血清肿瘤标志物及毒副反应的观察［J］．中国中西医结合消化杂志，2016，24（12）：933-937．

［228］靳峰．复方苦参注射液对腹腔镜胃癌根治术患者免疫功能及肝肾功能的影响［J］．中国合理用药探索，2019，16（9）：92-95．

［229］阙劲松，王战会，刘宏，等．复方苦参注射液联合化疗治疗乳腺癌68例的临床观察［J］．中国保健营养（临床医学学刊），2008，17（6）：123-124．

［230］裴锋．复方苦参注射液联合顺铂治疗恶性胸腔积液的疗效观察［J］．时珍国医国药，2012，23（6）：1580．

［231］谭晓云，谢婉军，李航森．复方苦参注射液对癌性胸水CA125指标影响的临床

观察［J］. 辽宁中医杂志，2016，43（5）：1008-1009．

［232］翟晓建. 复方苦参注射液对乳腺癌术后化疗患者毒副反应及免疫功能的影响［J］. 中国中医基础医学杂志，2014，20（6）：829-831．

［233］熊芬，冯时茵，张俊仪，等. 复方苦参注射液联合放疗治疗恶性肿瘤骨转移的循证药物经济学分析［J］. 中医肿瘤学杂志，2019，1（5）：41-48．

［234］潘毅，马吉安，邹华，等. 复方苦参注射液联合 TACE 对中晚期肝癌患者预后、生存质量和血清 AFP、AFP-L3 水平的影响［J］. 现代生物医学进展，2021，21（23）：4454-4457．

［235］薛天朗，史高锋，冯秀岭，等. 复方苦参注射液联合替吉奥、奥沙利铂方案治疗进展期胃癌效果及对免疫功能的影响［J］. 中医药临床杂志，2023，35（1）：169-174．

［236］薛迪，韩利文，何秋霞，等. 复方苦参注射液联合顺铂对斑马鱼血管生成的协同作用［J］. 时珍国医国药，2015，26（7）：1585-1587．

［237］戴玉娜，田妍，陈雪皎，等. 复方苦参注射液联合新辅助化疗治疗乳腺癌疗效观察［J］. 山西中医，2020，36（4）：23-24．

［238］戴玉娜，冯晓旭，刘伟光，等. 复方苦参注射液联合新辅助化疗对三阴型乳腺癌患者不良反应的分析研究［J］. 辽宁中医杂志，2020，47（10）：83-85．

［239］戴玉娜，刘伟光，熊悦，等. 新辅助化疗联合复方苦参注射液对中晚期乳腺癌患者免疫功能的影响［J］. 辽宁中医杂志，2020，47（6）：121-123．

［240］戴玉娜，韩建军，李菊梅，等. 复方苦参注射液应用于乳腺癌新辅助化疗的疗效观察［J］. 辽宁中医杂志，2019，46（10）：2121-2123．

［241］于彦威. 半夏泻心汤调控 LncRNA TUC.338 抑制人胃癌 AGS 细胞侵袭转移研究［D］. 扬州：扬州大学，2021．

［242］马婷玉. 基于多组学解析黄花蒿核心种质及青蒿素生物合成调控机制［D］. 北京：中国中医科学院，2020．

［243］王卫刚，李知浩，邹勇根. 血清 miR-146a 表达水平与膝关节骨性关节炎患者中医辨证及病情严重程度的关系［J］. 慢性病学杂志，2022，23（7）：990．

［244］王文娟. 长白山人参水煎液中 microRNA 测序分析及其对气虚疲劳大鼠模型部分基因表达的影响［D］. 广州：广东药科大学，2018．

［245］王甲南，崔大炜，吴曰清，等. 膀胱癌相关转录物 1 在胃癌组织中的表达及其对胃癌细胞增殖和自噬水平的影响［J］. 肿瘤基础与临床，2020，33（2）：93-98．

［246］王宇亮，王颖芳，杨泽民，等. 丹参、生地黄中 miRNA 在人体血液中分离、鉴定及表达分析［J］. 中国实验方剂学杂志，2012，18（19）：121．

[247] 王欢. Ⅱ型心肾综合征患者中医证候学特征与 circRNA 表达谱关系研究 [D]. 北京: 中国中医科学院, 2017.

[248] 王驰, 陈鸿雁, 叶琳, 等. 氧化苦参碱与抗肿瘤药物相互作用对 HNE-1、HNE-1 (200) 细胞周期的影响 [J]. 中国医药指南, 2008, (16): 1-3.

[249] 王明. 肾康丸对糖尿病肾病 miR-192 信号通路的影响 [D]. 广州: 南方医科大学, 2011.

[250] 王明远. 补益肝肾方对骨质疏松症大鼠 miRNA 表达及软骨下骨组织学影响的研究 [D]. 北京: 中国中医科学院, 2022.

[251] 王忠俊. 长链非编码 RNA-H19 与胃癌相关成纤维细胞活化的相关性研究 [D]. 上海: 第二军医大学, 2016.

[252] 王佳璐. microRNA-126、microRNA-21 在胸痹心痛 (不稳定型心绞痛) 不同证型患者表达的研究 [D]. 郑州: 河南中医药大学, 2021.

[253] 王奕力. 电针深刺 "腰突五穴" 有效治疗腰椎间盘突出症的数字基因表达谱及分子网络研究 [D]. 北京: 北京中医药大学, 2016.

[254] 王娇娇. 电针介导 lncRNA TUG1 靶向 miR-127/NF-κB 轴调节腹泻型肠易激综合征炎性因子的研究 [D]. 合肥: 安徽中医药大学, 2022.

[255] 王莉. 急性缺血性脑卒中后 miR-126 表达与中医证型相关性及其作用及机制的研究 [D]. 扬州: 扬州大学, 2020.

[256] 王健. LncRNA SNHG4 与大肠癌临床证型和预后的相关分析及促进肠癌细胞增殖、迁移及 EMT 的实验研究 [D]. 南京: 南京中医药大学, 2022.

[257] 王娟. 浅议中医药国际传播的挑战和策略 [J]. 国际公关, 2022 (17): 117-119.

[258] 王睿. 电针控瘤效应的 miR-409-5p 靶向抑制 TGF-β1 分子调控机制研究 [D]. 成都: 成都中医药大学, 2016.

[259] 王鑫森. 基于代谢组学与转录组学研究人参防治糖尿病肾脏损伤的作用机制 [D]. 长春: 吉林大学, 2023.

[260] 巨枫, 杜文花, 杨晨光, 等. 上皮-间充质转化促进恶性肿瘤进展的机制及中药调控的研究进展 [J]. 癌症进展, 2023, 21 (3): 233-237, 243.

[261] 方杰, 胡毅翔, 应华忠, 等. 米碎花药效微小核糖核酸的鉴定及其靶基因功能分析 [J]. 中草药, 2015, 46 (1): 80-85.

[262] 尹硕鑫, 张涛, 王舒萍, 等. 胃癌干细胞研究的文献计量学和可视化分析 [J]. 中国组织工程研究, 2023, 27 (6): 941.

[263] 孔令平, 李潮, 黄金忠. 氧化苦参碱对人鼻咽癌 CNE-2 细胞抗增殖作用及机制研究 [J]. 中药药理与临床, 2013, 29 (5): 36-39.

[264] 孔晨玥, 杨文娜, 闫秀丽, 等. 基于转录组学探讨华蟾酥毒基抑制肝癌细胞增殖

的作用机制［J］.上海中医药杂志，2023，57（8）：49-56.

［265］邓欢，曹博，崔昊，等.敲低长链非编码 RNA CCAT2 抑制胃癌细胞的糖代谢重编程和增殖能力［J］.解放军医学院学报，2021，42（11）：1157.

［266］古联，陈敏丽，郭晓婧，等.lncRNA SH3BP5-AS1 单核苷酸多态性与中国汉族人缺血性中风血瘀证显著相关［J］.中华中医药学刊，2022，40（4）：6-10.

［267］石云舟.针刺治疗慢性自发性荨麻疹临床效应及差异表达基因研究［D］.成都：成都中医药大学，2020.

［268］叶太生，向楠，姚琼，等.当归补血汤干预 miRNA-21 调控自噬保护早期糖尿病肾病大鼠肾功能的研究［J］.时珍国医国药，2019，30（2）：282-286.

［269］申志华，揭伟，陈锦，等.苦参碱对鼻咽癌细胞 CNE1-GL 增殖及转移相关能力的影响［J］.实用癌症杂志，2008，（2）：126-128.

［270］代君怡，方潇，朱瑶，等.基于非标记定量蛋白质组学技术研究茯苓三萜对小鼠腹水瘤抑瘤作用机制［J］.世界科学技术 - 中医药现代化，2023，25（9）：3114-3124.

［271］代彦林，丁樱，韩姗姗，等.基于蛋白质组学探讨双补丸佐制雷公藤多苷片生殖毒性的机制研究［J］.中华中医药杂志，2023，38（7）：3093-3098.

［272］朱珠，陈敏，张晓琦，等.siRNA 沉默 PKM2 抑制人胃腺癌 SGC-7901 细胞增殖能力和糖酵解水平［J］.胃肠病学，2014，19（8）：458-463.

［273］向静，黄洁嫦，徐畅，等.甘草水提物中 miRNA 对人免疫细胞基因表达的影响［J］.中国中药杂志，2017，42（9）：1752.

［274］邬仲鑫，蔡炜龙，尹磊.长链非编码 RNA BC015134 调控胃癌细胞侵袭与迁移的研究［J］.浙江医学，2023，45（3）：235-238，250，338.

［275］刘军莲，宋剑南.蛋白质组学及基因组学与中医现代化研究［J］.辽宁中医药大学学报，2006，（4）：42.

［276］刘远达.Linc02657 在胃癌发展中促癌作用的机制研究［D］.长春：吉林大学，2021.

［277］刘志强，朱国琴，陈冉，等.转录组学研究方法在药用植物银杏中的应用［J］.上海中医药大学学报，2020，34（1）：88-93.

［278］刘芬，邹长棪，胡丹，等.长链非编码 RNA-RNU12 在 EB 病毒相关胃癌中的表达及其意义［J］.临床与实验病理学杂志，2020，36（11）：1290.

［279］刘艳慧.针刺对帕金森病转基因小鼠行为学改变及其纹状体 miRNA-124 表达的影响［D］.衡阳：南华大学，2018.

［280］刘敏，肖珂，王玎，等.血清外泌体长链非编码 RNA RN7SK 在胃癌中的诊断价值［J］.中国现代普通外科进展，2021，24（8）：594.

［281］许楠.术前乳腺癌肝郁证与相关 lncRNA 的初步研究［D］.南京：南京中医药大

学，2015.

[282] 孙仪萱.补肾益气法干预老年高血压病肾气亏虚证的临床疗效观察及转录组学理论探讨[D].济南：山东中医药大学，2022.

[283] 孙莹，左茜茜，刘杨杰，等.原发性痛经气滞血瘀证患者血浆蛋白质组学研究[J].中华中医药杂志，2022，37（11）：6757-6763.

[284] 寿釜.基于转录组测序技术对电针调节2型糖尿病小鼠血浆外泌体CircRNA的作用机制研究[D].上海：上海中医药大学，2019.

[285] 麦海燕，钟运超，黄静静.复方苦参注射液对乳腺癌术后化疗患者免疫功能的影响研究[J].基层医学论坛，2014，18（7）：877-878.

[286] 芮阳刚.缺血性脑卒中后EEF1A1（LncRNA RGD1566344）表达与中医证型相关性及其神经保护作用研究[D].扬州：扬州大学，2019.

[287] 严石林，沈宏春，王浩中，等.3种疾病肾阳虚证"同证异治"的信号通路调控研究[J].云南中医学院学报，2012，35（1）：5-9.

[288] 严石林，沈宏春，王浩中，等.肾阳虚证的转录组特征研究[J].华西医学，2012，27（4）：61-64.

[289] 李一桐.健脾清化化瘀汤对HP相关PLGC大鼠胃黏膜miR-21及其靶基因PTEN表达的影响[D].北京：北京中医药大学，2021.

[290] 李扬.益肾排浊方治疗慢性肾脏病的临床疗效观察及miRNA-21表达的影响[D].南京：南京中医药大学，2020.

[291] 李江.长链非编码RNA-XIST与胃癌相关成纤维细胞活化的相关性研究[D].上海：海军军医大学，2018.

[292] 李军，卜亚飞，周海宁，等.LINC01060对人胃癌BGC-823细胞系生物学行为的作用研究[J].现代肿瘤医学，2023，31（5）：800.

[293] 李秀勤，施章时，伍亮，等.胃癌外泌体lncRNA MM2P诱导STAT6磷酸化而促进M2型巨噬细胞极化[J].胃肠病学和肝病学杂志，2022，31（3）：304.

[294] 李沐，李一平，宿晓云，等.基于转录组学的中药药理机制分析方法及其在金花清感颗粒药理机制研究的应用[J].中国医药导刊，2022，24（2）：164-169.

[295] 李明珠，柴瑞婷，任朝莹，等.基于整体观念论辨证微观化的发展[J].时珍国医国药，2022，33（7）：1686.

[296] 李钦，梁永林，史晓伟，等.基于转录组学探讨糖止丸调控PI3K/Akt改善T2DM大鼠肝脏胰岛素抵抗的效应机制[J].中国实验方剂学杂志，2024，30（2）：99–109.

[297] 李莉.代谢组学联合转录组学研究淫羊藿素治疗骨关节炎的作用机制[D].长

春：吉林大学，2024.

［298］李益.单细胞转录组测序揭示长春花叶中单萜吲哚生物碱合成途径的空间分布特异性［D］.北京：北京协和医学院，2022.

［299］李海英，张力，吴式琇，等.苦参碱抗人鼻咽癌CNE2细胞的作用及其机制研究［J］.浙江中医杂志，2009，44（1）：27-29.

［300］李潇影.人参蛋白质组学、多肽组学和糖基化修饰的初步研究［D］.长春：吉林大学，2020.

［301］李燕燕.LncRNA NEAT1通过miR-17-5p/TGFβR2轴促进胃癌血管生成的分子机制研究［D］.广州：南方医科大学，2022.

［302］杨子长.lncRNA-UCA1在低氧微环境中促进胃癌细胞迁移的机制研究［D］.沈阳：中国医科大学，2018.

［303］杨伟，张娜，金丽娟，等.Hsa-microRNA-138-5p抑制胃癌细胞增殖与糖代谢机制探讨［J］.中华肿瘤防治杂志，2019，26（1）：19-23.

［304］杨斯漫.三七总皂苷通过STAT1调控circRNA-0001824在阿尔茨海默病Aβ形成中的作用研究［D］.南宁：广西中医药大学，2020.

［305］吴芊，邱文琪，宋明，等.转录组学与中医证候研究现状分析［J］.中华中医药杂志，2017，32（9）：4094-4097.

［306］吴芊颖.长链非编码RNA EIF3J-AS1调控自噬介导胃癌多重耐药的机制研究［D］.广州：南方医科大学，2019.

［307］吴驻林，谭婉君，连宝涛，等.复方苦参注射液联合含奥沙利铂化疗方案治疗大肠癌疗效与安全性的系统评价［J］.中国药房，2017，28（3）：369-373.

［308］何小泉，苏保林.左归丸对老年糖尿病肾病患者外周血miRNA-21表达影响及临床疗效研究［J］.辽宁中医杂志，2020，47（3）：124-127.

［309］何光耀，谢貌，唐安洲，等.苦参碱对人鼻咽癌CNE2细胞裸鼠移植瘤生长及凋亡相关基因表达的影响［J］.郑州大学学报（医学版），2014，49（2）：169-172.

［310］何浩强，陈光，高嘉良，等.中医证候的转录组学研究进展与探析［J］.世界科学技术-中医药现代化，2018，20（1）：1-6.

［311］汪沛.基于网络药理学和转录组学探讨内异膏治疗子宫内膜异位症的机制研究［D］.广州：广州中医药大学，2023.

［312］宋璐.补肾祛风通络治疗糖尿病肾脏病（气阴虚血瘀证）的临床观察及转录组学分子机制研究［D］.成都：成都中医药大学，2023.

［313］张力，李海英，吴式琇，等.苦参碱对人鼻咽癌CNE2细胞增殖的抑制作用研究［J］.江西中医药，2009，40（6）：75-76.

[314] 张小珍, 尤崇革. 下一代基因测序技术新进展 [J]. 兰州大学学报 (医学版), 2016, 42 (3): 73-80.

[315] 张方, 张淑艳, 高雅琪, 等. miR-598 靶向 FGFR2 对乳腺癌细胞增殖、凋亡及糖代谢的调控作用 [J]. 中国免疫学杂志, 2021, 37 (17): 2109.

[316] 张书萌, 江雨洁, 于子璇, 等. 家系早发冠心病血瘀证患者的血浆蛋白质组学分析 [J]. 中华中医药杂志, 2022, 37 (10): 5983-5988.

[317] 张先稳. 薏苡仁油注射液抑制 LncRNA-PVT1 表达影响胃癌细胞耐药性的研究 [D]. 扬州: 扬州大学, 2017.

[318] 张红月, 刘文兰, 马赟, 等. 运用现代技术手段进行中医"四诊"客观化初探 [J]. 首都医科大学学报 (社会科学版), 2011: 128.

[319] 张丽媛, 李家秋, 蔡锦威, 等. 基于生物信息学分析 KCNQ1OT1 在胃癌中的作用 [J]. 中国生物化学与分子生物学报, 2022, 38 (7): 949-958.

[320] 张丽媛, 郭舒静, 伊雪, 等. LncRNA EIF3J-AS1 通过靶向调控 miR-597-5p 对胃癌细胞增殖、周期分布和凋亡的实验研究 [J]. 现代消化及介入诊疗, 2022, 27 (4): 457.

[321] 张昕卓, 陶雪莹, 黄凤玉, 等. 基于转录组学探索瘀血痹片治疗类风湿关节炎滑膜炎症的作用机制 [J]. 中国中药杂志, 2024, 49 (6): 1446-1454.

[322] 张明发, 沈雅琴. 苦参碱和氧化苦参碱对鼻咽癌患者的药理作用研究进展 [J]. 抗感染药学, 2020, 17 (8): 1085-1089.

[323] 张学政, 吴冬冰, 张学娟, 等. 胃癌细胞外泌体 lncRNA LOXL1-AS1 诱导 M2 型巨噬细胞极化功能及机制研究 [J]. 现代肿瘤医学, 2022, 30 (8): 1374.

[324] 张俊, 唐安洲. 苦参碱及其衍生物对人鼻咽癌细胞的耐药逆转作用 [J]. 中药材, 2012, 35 (12): 1989-1994.

[325] 张莹, 王东岩, 霍宏, 等. 微小核糖核酸在针灸干预疾病机制研究中的应用进展 [J]. 针灸临床杂志, 2023, 39 (1): 110-114.

[326] 张晓萌, 李健春, 王琼, 等. 转录组测序技术在中医药领域的应用 [J]. 中国现代中药, 2016, 18 (8): 1084-1087.

[327] 张峻. 缺氧诱导胃癌细胞外泌体中 lncRNA PCGEM1 差异表达影响 SNAI1 泛素化介导胃癌侵袭转移的分子机制 [C] // 中国抗癌协会肿瘤标志专业委员会. 2019 年中国肿瘤标志物学术大会暨第十三届肿瘤标志物青年科学家论坛论文集. 天津: 中国抗癌协会, 2019: 177.

[328] 张梦玉, 侯加卫, 王春辉, 等. 基于蛋白质组学研究红花黄色素抗阿尔茨海默病的作用机制 [J]. 石河子大学学报 (自然科学版), 2023, 41 (6): 763-771.

［329］张雯雯，杨圣，姚文卓，等．长链非编码 RNA LOC101928316 对胃癌细胞 BGC-823 细胞周期和靶基因的调控［J］．毒理学杂志，2020，34（2）：103．

［330］张燕媚，蔡寸，刘嘉玲，等．基于代谢组学中医湿证不同分期糖尿病肾病患者生物标志物研究［J］．中国中西医结合杂志，2023，43（2）：143．

［331］陆炳旭．活血化瘀方治疗冠心病稳定型心绞痛心血瘀阻证的 circRNA 机制研究［D］．北京：北京中医药大学，2020．

［332］陈仁龙．健脾活血方治疗慢性萎缩性胃炎癌前病变的疗效观察及基于转录组测序的机制研究［D］．南京：南京中医药大学，2023．

［333］范渊，吴海龙，竹梦，等．lncRNA XIST 通过靶向 miR-3666 调控胃癌细胞增殖、侵袭转移机制［J］．中国免疫学杂志，2022，38（8）：964．

［334］金晓．参术冠心方联合西药治疗气虚痰瘀型冠脉临界病变患者的临床研究及基因组学研究［D］．广州：广州中医药大学，2020．

［335］周杰．基于网络药理学及蛋白质组学的肝龙胶囊抗肝纤维化作用机理研究［D］．大理：大理大学，2024．

［336］周茜，赵惠新，李萍萍，等．独行菜种子转录组的高通量测序及分析［J］．中国生物工程杂志，2016，36（1）：38-46．

［337］周媛，徐京育，李启注，等．中医药防治冠心病的蛋白质组学研究进展［J］．世界中医药，2024，19（1）：109-115．

［338］赵瑞南．长链非编码 RNA HNF1A-AS1 在胃癌细胞干性维持中的作用及相关机制研究［D］．济南：山东大学，2021．

［339］赵霞，岳庆喜，谢正兰，等．蛋白质组学技术在中药复杂体系研究中的应用［J］．中国科学：生命科学，2013，25（3）：334-341．

［340］郝大程，马培，穆军，等．中药植物虎杖根的高通量转录组测序及转录组特性分析［J］．中国科学：生命科学，2012，42（5）：398-412，431-433．

［341］姜云耀，孙明谦，马博，等．组学技术在现代中药药理研究中的应用与思考［J］．世界科学技术 - 中医药现代化，2018，20（8）：1287-1295．

［342］姚重界．针灸干预结肠炎相关性癌变的肿瘤增殖相关 circRNA 表达谱的研究［D］．上海：上海中医药大学，2019．

［343］贾文瑞，边猛，贾羲，等．基于蛋白质组学技术探讨通关藤注射液治疗小鼠肺癌的作用机制［J］．中医药信息，2024，41（5）：24-30．

［344］贾敏，蒋跃绒，苗阳．microRNA 在中医证候诊断、疗效评价及预后研究中的应用进展［J］．中国中西医结合杂志，2018，38（5）：636．

［345］夏荣钧，欧英富，邢维山，等．长链非编码 RNA H19 促进胃癌干细胞的增殖和

转移［J］．中国组织工程研究，2019，23（13）：2022．

［346］倪超．长链非编码 RNA DGCR9 通过糖代谢调节胃癌细胞增殖和迁移［D］．宁波：宁波大学，2018．

［347］高嘉良，陈光，何浩强，等．环状 RNA：人类疾病研究的新领域［J］．中国中药杂志，2018，43（3）：457．

［348］高嘉良．气滞血瘀证诊断量表及其 circRNA 差异表达研究［D］．北京：中国中医科学院，2017．

［349］唐世磊，李岩，刘丹，等．microRNA 调控肿瘤细胞能量代谢机理的研究进展［J］．中国普外基础与临床杂志，2014，21（7）：905．

［350］唐汉庆，窦锡彬，李克明，等．壮医针挑对哮喘小鼠 miRNA-126、IL-4、IFN-γ 及 IgE 的影响［J］．上海针灸杂志，2014，33（8）：769-771．

［351］海云翔，宋敏，蒋宜伟，等．组学技术在中药防治骨质疏松症中的研究进展［J］．中华中医药杂志，2023，38（10）：4843–4846．

［352］黄宇贤，王杨，孙明，等．苦参碱对高表达 ABCG2 人耐药鼻咽癌细胞 NKG2D 配体表达的诱导作用［J］．中国肿瘤临床，2009，36（5）：279-282．

［353］黄艳霞．LncRNA AK023391 介导氧化苦参碱调控胃癌的分子机制研究［D］．上海：上海交通大学，2018．

［354］黄路瑶．真菌对铁皮石斛生长的影响及铁皮石斛有菌苗中 circRNA 的差异性表达［D］．杭州：浙江理工大学，2020．

［355］黄静妍．急性缺血性脑卒中痰瘀互结兼火热证 circRNA、lncRNA 和 mRNA 表达谱研究［D］．广州：广州中医药大学，2021．

［356］董文静．LncRNA FALEC 通过调控 miR-203b/PIM3 轴促进胃癌细胞恶性行为的研究［D］．广州：南方医科大学，2022．

［357］焦松林，任建国，王俊丽．药用植物药效活性成分积累调控的蛋白质组学研究进展［J］．现代中药研究与实践，2021，35（2）：91-95．

［358］谢晶日，刘思邈，李孟，等．长链非编码 RNA 参与胃癌多药耐药及中药复方干预研究进展［J］．医学研究杂志，2022，51（12）：1-5．

［359］廖洋，张娜，谭宁华，等．系统发育及其在药用植物中应用的研究进展［J］．现代中药研究与实践，2023，37（4）：97-102．

［360］熊亮，易生富．浅谈马克思主义哲学教学中融入中医药文化核心理念［J］．护理研究，2011，25（31）：2833-2834．

［361］霍宏，董旭，崔一之，等．转录组学应用于针灸作用机制研究的探讨［J］．针灸临床杂志，2022，38（1）：1-7．